Verlag Hans Huber
Programmbereich Gesundheit

Bücher aus verwandten Sachgebieten

Geburtshilfe – Hebammenliteratur

Enkin/Keirse/Renfrew/Neilson
Effektive Betreuung während Schwangerschaft und Geburt
Handbuch für Hebammen und Geburtshelfer
1998. ISBN 3-456-83273-7

Nolan
Professionelle Geburtsvorbereitung
Geburtsvorbereitungskurse erfolgreich planen, durchführen und bewerten
2001. ISBN 3-456-83401-2

Simkin/Anchetta
Schwierige Geburten – leicht gemacht
2001. ISBN 3-456-83529-9

Dittrich
Freie Hebamme
Ein Wegweiser in die Selbständigkeit
2001. ISBN 3-456-83301-6

Groß
Gebären als Prozess
2001. ISBN 3-456-83619-8

Böckmann
Fortpflanzung, Geburtshilfe und Gynäkologie
1996. ISBN 3-456-83063-7

Friedrich/Hantsche/Henze/Piechotta (Hrsg.)
Betreuung von Eltern mit belastenden Geburtserfahrungen
Band 1: Lehrbuch
1997. ISBN 3-456-82834-9

Friedrich/Hantschke/Henze/Piechotta (Hrsg.)
Betreuung von Eltern mit belastenden Geburtserfahrungen
Band 2: Unterrichtseinheiten
1997. ISBN 3-456-82849-7

Friedemann/Köhlen
Familien- und umweltbezogene Pflege
2., überarb. Neuauflage
2003. ISBN 3-456-83671-6

Holoch/Gehrke/Knigge-Demal/Zoller (Hrsg.)
Lehrbuch Kinderkrankenpflege
1999. ISBN 3-456-83179-X

Sparshott
Früh- und Neugeborene pflegen
Stress- und schmerzreduzierende, entwicklungsfördernde Pflege
2000. ISBN 3-456-83372-5

Tucker (Hrsg.)
Pflegestandards in der Gynäkologie und Geburthilfe
2000. ISBN 3-456-83330-X

Forschungsmethoden

Glaser/Strauss
Grounded Theory
1998. ISBN 3-456-82847-0

Hart/Bond
Aktionsforschung
2001. ISBN 3-456-83309-1

Morse/Field
Qualitative Pflegeforschung
1998. ISBN 3-456-83272-9

Notter/Hott
Grundlagen der Pflegeforschung
3. vollst. überarb. Auflage
1997. ISBN 3-456-82879-9

Weitere Informationen über unsere Neuerscheinungen finden Sie im Internet unter:
http://Verlag.HansHuber.com oder per E-Mail unter: verlag@hanshuber.com

Elizabeth R. Cluett
Rosalind Bluff
(Herausgeberinnen)

Hebammenforschung

Grundlagen und Anwendung

Aus dem Englischen von Katja Stahl

Deutschsprachige Ausgabe herausgegeben
von Friederike zu Sayn-Wittgenstein

Verlag Hans Huber
Bern · Göttingen · Toronto · Seattle

Elizabeth R. Cluett. MSc, SRN, SCM, PGCEA, Dozentin für Hebammenwesen, School of Nursing and Midwifery, University of Southampton, Southampton, UK

Rosalind Bluff. SRN, SCM, ADM, MTD, CertEd(FE) ResDip, Dozentin und Lernbegleiterin für Hebammenwesen, School of Nursing and Midwifery, University of Southampton, Southampton, UK

Friederike zu Sayn-Wittgenstein. Prof. Dr. PH., M.P.H., M.Sc., S.M., Hebamme, Professorin für Pflegewissenschaft, Fachhochschule Osnabrück, Fachbereich Wirtschaft, Postfach 1940, D-49009 Osnabrück, fwittgen@uos.de

Lektorat: Jürgen Georg, Dr. Klaus Reinhardt, Elke Steudter
Bearbeitung: Dr. Mechthild Groß, Manfred Dahlmann
Übersetzung: Katja Stahl
Herstellung: Peter E. Wüthrich
Titelillustration: Harald Schröder, Wiesbaden
Satz: sos-buch, Mainz
Druck und buchbinderische Verarbeitung: Hubert & Co, Göttingen
Printed in Germany

Bibliografische Information der Deutschen Bibliothek
Die Deutsche Bibliothek verzeichnet diese Publikation in der Deutschen Nationalbibliografie; detaillierte bibliografische Daten sind im Internet über ‹http://dnb.ddb.de› abrufbar.

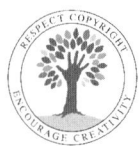

Dieses Werk, einschließlich aller seiner Teile, ist urheberrechtlich geschützt. Jede Verwertung außerhalb der engen Grenzen des Urheberrechtes ist ohne Zustimmung des Verlages unzulässig und strafbar. Das gilt insbesondere für Vervielfältigungen, Übersetzungen, Mikroverfilmungen sowie die Einspeicherung und Verarbeitung in elektronischen Systemen.

Anregungen und Zuschriften bitte an:
Verlag Hans Huber
Lektorat: Pflege
Länggass-Strasse 76
CH-3000 Bern 9
Tel: 0041 (0)31 300 4500
Fax: 0041 (0)31 300 4593
E-Mail: georg@hanshuber.com
Internet: http://verlag.hanshuber.com

Das vorliegende Buch ist eine Übersetzung aus dem Englischen. Der Originaltitel lautet «Principles and Practice of Research in Midwifery» von Elizabeth R. Cluett und Rosalind Bluff.
© 2000. Harcourt Publishers Limited

1. Auflage 2003
© 2003 by Verlag Hans Huber, Bern
ISBN 3-456-83684-8

Inhaltsverzeichnis

Autorinnen	9
Geleitworte	11
Einführung: Die Bedeutung von Hebammenforschung in Deutschland	15
1. Einleitung	29
1.1 Einführung	29
1.2 Geschichte der Hebammenforschung	30
1.3 Ziel und Zweck des Buches	32
1.4 Definition und Zweck von Forschung	34
1.5 Evidenzbasierte Praxis	36
1.6 Aufbau des Buches	38
2. Von der Praxis zur Forschung	41
2.1 Einführung	41
2.2 Braucht Hebammentätigkeit Forschung?	42
2.3 Formen des Wissens	43
2.4 Theorie	46
2.5 Was ist Forschung?	48
2.6 Paradigmen, Ansätze, Methodologie und Methoden: Begriffsdiskussion	50
2.7 Die Hauptannahmen in jedem Forschungsansatz	52
2.8 Von der Praxis zur Forschung – der Beginn des Forschungsprozesses	53
2.9 Schlussfolgerung	57
3. Experimentelle Forschung	61
3.1 Einführung	61
3.2 Ursprünge der experimentellen Forschung	62
3.3 Wesen und Aufgabe experimenteller Forschung	63
3.4 Vorgehen bei experimenteller und quasi-experimenteller Forschung	64

3.5	Schlussfolgerung	93
4. Surveys		97
4.1	Einführung	97
4.2	Zweck eines Surveys	98
4.3	Vor- und Nachteile eines Surveys	99
4.4	Die einzelnen Schritte des Forschungsprozesses	99
4.5	Spezielle Instrumente und Methoden	103
4.6	Reliabilität und Validität	118
4.7	Schlussfolgerung	119
5. Einführung in Statistik in der Hebammenforschung		123
5.1	Einführung	123
5.2	Ethik und Statistik	125
5.3	Statistische Darstellung	126
5.4	Einteilung der Statistik	127
5.5	Weiterführende Literatur	160
5.6	Schlussfolgerung	160
6. Grounded Theory		165
6.1	Einführung	165
6.2	Ursprünge der Grounded Theory	166
6.3	Ziele der Grounded Theory	168
6.4	Der Ansatz der Grounded Theory	169
6.5	Ethische Aspekte	181
6.6	Schlussfolgerung	181
7. Ethnografie		185
7.1	Einführung	185
7.2	Ursprünge der ethnografischen Forschung	186
7.3	Ziele der Ethnografie	187
7.4	Charakteristische Merkmale des ethnografischen Ansatzes	188
7.5	Vorgehensweise bei einer ethnografischen Studie	191
7.6	Schlussfolgerung	203
8. Phänomenologie		207
8.1	Einführung	207
8.2	Ursprünge der Phänomenologie	208
8.3	Ziele der Phänomenologie	210
8.4	Merkmale des phänomenologischen Ansatzes	211
8.5	Vorgehen bei der Durchführung einer phänomenologischen Studie	213

8.6	Ethische Aspekte	219
8.7	Schlussfolgerung	221

9. Weitere Forschungsansätze — 225
9.1	Einführung	225
9.2	Integration quantitativer und qualitativer Ansätze	226
9.3	Triangulation	227
9.4	Historische Forschung	228
9.5	Feministische Forschung	230
9.6	Aktionsforschung	233
9.7	Evaluationsforschung	235
9.8	Fallstudien	237
9.9	Schlussfolgerung	238

10. Kritische Beurteilung der Literatur — 243
10.1	Einführung	243
10.2	Titel	244
10.3	AutorInnen	245
10.4	Fachzeitschrift	245
10.5	Abstract	246
10.6	Literaturrecherche und Begründung der Studie	246
10.7	Das Forschungsthema	247
10.8	Der Forschungsansatz	248
10.9	Methode	249
10.10	Ergebnisse, Diskussion und Implikationen für die Praxis	255
10.11	Schlussfolgerung	261

11. Von der Forschung zur Praxis — 263
11.1	Einführung	263
11.2	Dissemination der Information	264
11.3	Evidenzbasierte Praxis	267
11.4	Traditionelle Praxis	270
11.5	Eine neue Arbeitsweise	271
11.6	Forschung als Strategie für Veränderungen	271
11.7	Schlussfolgerung	272

Hinweise zur Hebammenforschung — 277

Glossar — 287

Sachwortverzeichnis — 305

Autorinnen

Rosalind Bluff. SRN, SCM, ADM, MTD, CertEd (FE), Res Dip
Dozentin und Lernbegleiterin für Hebammenwesen, School of Nursing and Midwifery, University of Southampton, Southampton, UK

Elizabeth R. Cluett. MSc, SRN, SCM, PGCEA
Dozentin für Hebammenwesen, School of Nursing and Midwifery, University of Southampton, Southampton, UK

Patricia Donovan. MA (Ed), MPhil, RGN, RM, ADM, PGCEA
Leitende Dozentin
University of Central Lancashire, Preston, UK

Ann Robinson. MSc, RGN, RM, ADM, PGCEA
Lernbegleiterin und Tutorin für Hebammenwesen, European Institute of Health and Medical Studies, University of Surrey, Guildford, UK

Pam Wagstaff. BA(Hons) MSc, PGCEA, RGN
Dozentin Neugeborenenpflege, School of Nursing and Midwifery, University of Southampton, Southampton, UK

Friederike zu Sayn-Wittgenstein. Prof., Dr., PH., M.P.H., M.Sc., S.M., Hebamme, Professorin für Pflegewissenschaft, Fachhochschule Osnabrück, Fachbereich Wirtschaft. Arbeitsschwerpunkte: Theorie- und Wissensentwicklung im Hebammenwesen, familien- und frauengerechte Gesundheits- und Versorgungsforschung.

Geleitwort zur deutschen Ausgabe

Die Forschung braucht Hebammen – Hebammen brauchen die Forschung – so lautet das Thema des ersten Forschungsworkshops in Deutschland im September 1989 in Tübingen. Veranstaltet von den Vertreterinnen der deutschsprachigen Region des Internationalen Hebammenverbandes (ICM) kann dieses Event als der Startschuss für die Hebammenforschung in Deutschland gesehen werden. Über 120 Kolleginnen aus zehn europäischen Ländern diskutierten über drei Tage von simplen Forschungsfragen in Sachen Dammschnitt und routinemäßiger Einlauf, über Fragen des wissenschaftlichen Arbeitens bis hin zu der Forderung der Hebammen, mehr Zugang zur Forschung zu bekommen, um mit den Ergebnissen den geburtshilflichen Alltag frauenorientiert verändern zu können.

Zu den Geburtshelferinnen der ersten Stunde gehören namhafte Vertreterinnen der internationalen Hebammenforschung wie Ulla Waldenström, Mavis Kirkham, Mary Renfrew, Jennifer Sleep, Karen Kaufmann und Ann-Marie Widström. Ihre Starthilfe, ihre Ermutigung und ihre Begleitung, zum Teil bis heute, waren und sind von unschätzbarem Wert für die Entwicklung der Hebammenforschung in Deutschland.

Wo stehen wir heute? – Der Forschungsworkshop jährt sich dieses Jahr zum 13. Mal, er hat sich etabliert als Tagung, fast eine Normalität in der Fortbildungslandschaft der Hebammen in Deutschland. Die Themen sind breit gefächert aus allen Bereichen der Hebammenarbeit. Die Akademisierung der Hebammen schreitet voran, allerdings immer noch nicht im eigenen Fach – Hebammenwissenschaft in Deutschland zu studieren ist noch Zukunftsmusik genauso wie auch die grundständige akademisierte Hebammenausbildung. Dagegen promovieren Hebammen in verwandten Disziplinen wie Pflegewissenschaften oder Gesundheitswissenschaften, und es bleibt zu hoffen, dass mit zunehmend mehr wissenschaftlich arbeitenden Hebammen auch die eigene Wissenschaft näher rückt.

Dieses wunderbare Buch kommt zur rechten Zeit! Fast ausschließlich von Hebammen für Hebammen und Hebammenschülerinnen geschrieben, zeigt es, wie elementar wichtig der Beitrag ist, den Forschungsergebnisse für die Praxis und für den Forschungsprozess leisten und wie dringend Forschungsinstrumente in die Hände von Hebammen gehören, um die derzeitige brisante Situation in Schwangerenbetreuung und Geburtshilfe durch Hebammen selbst entschärfen zu können. Ein Buch, das entscheidend beitragen kann zur Emanzipation der Hebammen in ihrem täglichen Berufsalltag.

Das Buch zeigt auch, wie förderungswürdig und gleichzeitig auf Förderung angewiesen Hebammenforschung ist. Ein Jahr vor dem ersten Forschungsworkshop in Deutschland wurde in Oxford in einer multidisziplinären Einrichtung von der englischen Regierung die Stelle einer Hebammenforscherin geschaffen. Ein Zeichen der Anerkennung und Unterstützung der Hebammenperspektive und der Auswirkungen von Hebammenarbeit auf die Gesundheit von Frauen und ihren Kindern. Es ist für unsere britischen Kolleginnen nur eines von vielen Zeichen, wie ihre Sichtweise anerkannt und einbezogen wird in Planungen und Überlegungen der Gesundheitspolitik und sie von derselben in vielerlei Hinsicht unterstützt werden. Ein solches Signal steht bei uns bis heute aus!

Möge das vorliegende Buch den Bewusstseinsprozess für die Notwendigkeit der Unterstützung von Hebammenforschung in Deutschland schärfen und den Weg ebnen für eine zukunftsgerichtete Weiterentwicklung der Hebammenausbildung und des Hebammenwesens. Frauen und ihre Familien werden es danken!

Magdalene Weiß
Präsidentin des Bundes Deutscher Hebammen
Tübingen, im Oktober 2002

Geleitwort

Die Hebammenforschung hat in den letzten zwei Jahrzehnten eine enorme Weiterentwicklung erfahren, sowohl hinsichtlich der Anzahl der Studien, an denen Hebammen in führender Funktion beteiligt waren, als auch hinsichtlich der Qualität der Arbeiten. Ein beredtes Zeugnis hiervon legt die *Midwifery Research Database* (MIRIAD) ab (McCormick & Renfrew 1998), ebenso wie die zunehmende Anzahl von Hebammen, die regelmäßig in peer-reviewed Journals publizieren. Diese Arbeiten spiegeln die Bereitschaft von Hebammen wider, die eigene Arbeit zu hinterfragen und transparent zu machen und damit ihr Bestreben, die bestmögliche Betreuung für Frauen und ihre Familien anzubieten.

Eine der größten Stärken der Hebammenforschung liegt in der großen Bandbreite an Methodologien und Methoden, die Verwendung sowohl naturalistischer (qualitativer) als auch positivistischer (quantitativer) Ansätze. Auch wenn die randomisierte kontrollierte Studie in letzter Zeit zunehmend als Goldstandard der evaluativen Forschung gepriesen wird, hat doch jeder Ansatz und jede Forschungsmethode einen ganz eigenen Beitrag für ein tieferes Verständnis der täglichen Praxis anzubieten.

In diesem Sinne erscheint dieses Buch, das eine Einführung in eine Vielzahl verschiedener Forschungsmethoden gibt und dabei jeder Methode die gleiche Aufmerksamkeit schenkt, genau zum richtigen Zeitpunkt. Die Autorinnen sind sich bewusst, dass es bereits viele allgemeine Einführungen in Forschungsmethoden gibt, sind aber der Ansicht, dass das Erlernen und Verstehen neuer Konzepte leichter fällt, wenn sie im Kontext des eigenen Erfahrungsbereiches eingeführt werden. Entsprechend werden viele Beispiele aus dem Bereich der Geburtshilfe angeführt, ohne dabei die von Hebammen durchgeführten Studien isoliert zu betrachten und ohne den weiteren Kontext der Gesundheitsforschung und globale Themen wie die allgemeine Gesundheit von Mutter und Kind zu vernachlässigen.

Ein weiterer positiver Aspekt dieses Buches ist, dass es sich nicht allein auf die Erklärung der Anwendung verschiedener Forschungsmethoden beschränkt, sondern auch eine, wenn auch kurze, Einführung in die evidenzbasierte Praxis gibt und sich der schwierigeren Themen wie der kritischen Beurteilung von Studien und der Dissemination und Implementation von Forschungsergebnissen annimmt. In Großbritannien ist dies im Licht der Forderungen des *Department of*

Health hinsichtlich des Qualitätssicherungsprogramms *Clinical Governance* umso wichtiger, da dieses Programm die NHS-Trusts und damit die dort arbeitenden Menschen zu dem Nachweis verpflichtet, dass sich ihre Arbeit auf fundierte wissenschaftliche Evidenzen gründet. Die im Gesundheitsbereich Tätigen können es sich nicht länger leisten, Forschungsergebnisse zu ignorieren, insbesondere wenn es sich dabei um Evidenzen handelt, die ihren eigenen persönlichen Erfahrungen und liebgewonnen Überzeugungen widersprechen. Hebammen müssen lernen, den Wert, den Forschungsergebnisse für ihre tägliche Praxis haben können, anzuerkennen. Die Forderung einer zunehmend besser informierten Öffentlichkeit nach evidenzbasierten Informationen wird ihnen letztlich auch keine Wahl lassen. Medien wie das Internet, die *Cochrane Library* und die von MIDIRS herausgegebenen *Informed Choice Leaflets* erleichtern den Zugang zu Forschungsergebnissen für alle Interessierten. Für die Arbeit der Hebammen heißt das, ihre Bemühungen um den Aufbau von starken und ehrlichen Partnerschaften sowie um eine gleichberechtigte Zusammenarbeit mit den Frauen und ihren Familien noch zu verstärken. Es bedeutet, den Frauen die Kontrolle und Entscheidungsbefugnis über ihre Betreuung zurück zu geben und die Bereitschaft, sowohl die Grenzen wie auch die Stärken des derzeit verfügbaren Wissens anzuerkennen.

Wenn Hebammen ihre Arbeit auf fundierten Forschungsergebnissen aufbauen, wird dies dazu beitragen, dass die Schwangerschafts- und Geburtserfahrungen der Frauen den höchsten Standard der Hebammenbetreuung widerspiegeln. Eine Mutter wird die Hebamme, die sie bei der Geburt ihres Kindes betreut hat, nie vergessen.

Jennifer Sleep BA, RN, RM, MTD
Professorin für Pflege- und Hebammenforschung, Wolfson Institute of Health Sciences, Thames Valley University, Reading, UK

Literatur

McCormick F Renfrew MJ (1998). *The Midwifery Research Database, MIRIAD. A register of information about research in midwifery.* Books for Midwives Press, Hale

Einführung:
Die Bedeutung von Hebammenforschung in Deutschland[1]

Friederike zu Sayn-Wittgenstein

Bereits der 22. Kongress der International Confederation of Midwives (ICM) stellte die Forderung auf, dass der Qualitätsstandard von Hebammenarbeit, -ausbildung und -management auf *Forschung* basieren soll (Thompson 1989; WHO 1991; Groß 1995). Der Beitrag von Forschung kann daraus bestehen, dass erstens Hebammenleistungen auf der Grundlage wissenschaftlich begründeter Erkenntnisse erfolgen, zweitens der in Deutschland eigenständige Beruf der Hebammen sich mit einer wissenschaftlichen Disziplin etabliert, und dass dadurch drittens die Berufsgruppe der Hebammen vermehrt in die Lage versetzt wird, Aufgaben im Bereich der Theorien-, Methoden- und Forschungsentwicklung zu lösen. Das durch Forschung gewonnene Wissen trägt somit zur Weiterentwicklung einer Professionalisierung unseres Berufstandes bei; denn eine Profession ist unter anderem dadurch gekennzeichnet, dass ihr Handeln auf wissenschaftlichen Erkenntnissen beruht. Gleichzeitig wird dadurch ermöglicht, dass die Erwartungen und Ansprüche derjenigen Frauen, auf die sich das Erkenntnisinteresse bezieht, nämlich Schwangere, Gebärende und Wöchnerinnen, verstärkt untersucht werden.

Damit könnten zugleich zwei gesundheitspolitische Aufträge erfüllt werden. Zum einen stellen Hebammen ein niedrigschwelliges Angebot zur Begleitung in der Schwangerschaft, unter der Geburt und im Wochenbett bereit, was auch Gegenstand der Münchner Erklärung ist (EURO 2000). Zum anderen wird

---

1 Hebammenforschung (midwifery research) kann als Arbeitsbegriff für die in Deutschland noch junge Wissenschaft gelten. Wenn man sich an einer wörtlichen Übersetzung orientieren wollte, müsste von «Forschung im Hebammenwesen» beziehungsweise «Forschung zur Hebammentätigkeit» gesprochen werden. Im Folgenden soll der kürzere Begriff Hebammenforschung in diesem Sinne verwendet werden.

im Zuge einer verstärkt eingeforderten evidenzbasierten Praxisausübung den Frauen – unter dem neuen Aspekt als «Klientinnen» – zu Gute kommen, über Kosten und Nutzen aller Interventionen umfassend informiert zu werden. Es ist bedeutsam, sowohl die Bedürfnisse der Klientinnen zu kennen und darauf adäquat eingehen, als auch langfristig – neben den medizinischen Angeboten – die Hebammenleistungen entsprechend benennen zu können. Wenn als allgemein akzeptiert vorausgesetzt werden kann, dass das Ziel darin besteht, die Hebammenleistungen auf eine fundierte Wissensgrundlage zu stellen, so muss damit das weitere Ziel einhergehen, Hebammen mit wissenschaftlicher Kompetenz auszubilden und wissenschaftlichen Nachwuchs zu fördern. Um über eine so genannte Hebammenforschung in Deutschland sprechen zu können, ist es unverzichtbar, den derzeitigen Diskussionsstand einer Wissenschaft, die als besonderen Gegenstand das Hebammenwesen hat, zu betrachten.

Stand der Hebammenforschung in Deutschland

Als Reaktion auf die internationale Empfehlung des ICMs sowie der WHO forderten zu Beginn der 1990er Jahre einige engagierte Hebammen die Etablierung einer Hebammenforschung in Deutschland. Zu jenem Zeitpunkt wurde ein Hebammenforschungsworkshop ins Leben gerufen, der mittlerweile ein über 10-jähriges Bestehen aufweist. Ziel dieses jährlich stattfindenden Workshops ist es, einer Gruppe von forschungsinteressierten Hebammen ein Forum zu geben, um Ergebnisse ihrer Studien zu präsentieren und sich fachlich sowie methodisch auszutauschen. Diese Initiative könnte als so genannte «grass-root level»-Forschung verstanden werden.

Zeitgleich gab es praktizierende Hebammen, die in verschiedenen Studiengängen hebammenrelevante Themen zum Gegenstand ihrer jeweiligen wissenschaftlichen Qualifikationsarbeit (Diplom- oder Magister-Arbeit, Promotion) machten. In diesem Zusammenhang ist es aufschlussreich, sich detaillierter anzuschauen, in welchen Wissenschaftsdisziplinen und zu welchen Fragestellungen Hebammen bisher in Deutschland gearbeitet haben: in den 1980er und 1990er Jahren vorwiegend in den Studiengängen der Medizinpädagogik, Gesundheitswissenschaften, Ethnologie, Sozialwissenschaften und Psychologie, mittlerweile zunehmend in den Studiengängen Pflegewissenschaft, -pädagogik und -management, was mit der Entwicklung und Etablierung von Pflegewissenschaft seit den 1990er Jahren einhergeht.

Eine Untersuchung der vorliegenden Arbeiten von Hebammen zu Themenstellung und Methodik zeigt, dass in ihrer Forschung vorrangig Themen der Berufsgeschichte und anderer berufsbezogener Aspekte aufgegriffen werden (zu Sayn-Wittgenstein 2001). Auffallend ist, dass die Mehrheit der Fragen zu den

Kontextbedingungen der Praxisausübung gestellt werden, wie zum Beispiel die Promotion von Loytved zum Thema «Hebammen und ihre Lehrer» (2001) oder die Magister-Arbeit von Tiedemann zum Thema «Hebammen im Dritten Reich: Über die Standesorganisation für Hebammen und ihre Berufspolitik» (2001). Bei diesen beiden Arbeiten findet sich der Ansatz der historischen Forschung anhand von Dokumentenanalysen wieder.

Andere Arbeiten beschäftigen sich nicht so sehr mit den Kontextbedingungen, sondern mehr mit konkreten Aspekten zu den Tätigkeiten von Hebammen, wie zum Beispiel die kürzlich veröffentlichte Promotionsarbeit von Groß zum Thema «Gebären als Prozess» (2001) und eine laufende Studie von Kirchner zum Thema «Das Geburtsritual im Kreißsaal», in der sowohl die Geburt als auch die Geburtshilfe in ihrer Qualität als Übergangsrituale untersucht werden (Kirchner, laufende Studie). Auch diese beiden Arbeiten sind wissenschaftliche Qualifikationsarbeiten.

Als ein weiteres aktuelles Beispiel aus dem Bereich der angewandten Forschung kann im Rahmen der Qualitätssicherung in der außerklinischen Geburtshilfe das Vorhaben genannt werden, das die vollständige Erfassung aller geplanten und von Hebammen begleiteten außerklinischen Geburten im Bundesgebiet zum Ziel hat (Frick et al. 1999). Die Notwendigkeit zur Dokumentation von wichtigen diagnostischen Ergebnissen und Behandlungsmaßnahmen in der außerklinischen Geburtshilfe wurde von freiberuflich praktizierenden Hebammen erkannt, allein schon um einen fundierten Beitrag für die polarisierte Diskussion zur Sicherheit dieser Form der Geburtshilfe leisten zu können.

In Niedersachsen wurde mit Unterstützung des Sozialministeriums in einer Arbeitsgruppe von freiberuflich tätigen Hebammen, Vertreterinnen der Landeshebammenschaft Niedersachsen, der Hebammengemeinschaftshilfe (HGH), Mitarbeiterinnen der Perinatologischen Arbeitsgemeinschaft Niedersachsen (PAG) sowie Vertreterinnen und Vertretern der Abteilung Medizinische Informatik der Phillips Universität Marburg ein Konzept zur Dokumentation aller betreuten Frauen und aller außerklinischen Geburten erarbeitet. Seit 1995 ist die Verpflichtung zur Qualitätsdokumentation in der Neuen Niedersächsischen Hebammenberufsordnung verankert (Hieber 1995). Die Dokumentation wird seit 1999 sogar bundesweit eingesetzt, obgleich noch keine flächendeckende Repräsentativität erreicht werden konnte. Die zur gleichen Zeit gegründete Gesellschaft «Qualität in der außerklinischen Geburtshilfe» (QUAG e.V.) unterstützt – unter Hinzuziehung eines wissenschaftlichen Beirats seit 2002 (Wiemer 2002) – den Prozess der flächendeckenden Erfassung und Dokumentation außerklinischer Geburtshilfe (zu Sayn-Wittgenstein & Müller-Rockstroh, in Vorbereitung).

Der Entwicklungs- und Umsetzungsprozeß dieses Dokumentationsverfahrens spiegelt das Engagement derjenigen Hebammen wider, die in den 1980er Jahren erkannten, dass der zur Klinikgeburt routinemäßig ausgefüllte Perinatalerhebungsbogen nicht die Besonderheiten der außerklinischen Geburtshilfe berücksichtigte und infolgedessen auch keine ausreichende Beurteilung der Qualität dieser geburtshilflichen Versorgungsstruktur ermögliche. Durch das bundesweite Dokumentationsverfahren besteht die Aussicht, über einen repräsentativen Datensatz zu verfügen, der als Grundlage weiterer Forschungsarbeiten dienen kann. Von zentraler Bedeutung wird weiterhin sein, durch regelmäßige Reevaluierungen zu prüfen, inwiefern derzeitig eingesetzte Indikatoren der Dokumentation ausreichend die Besonderheiten der Hebammengeburtshilfe widerspiegeln.

Ebenso gibt es Forschung zu Themen des Hebammenwesens, die nicht federführend aber unter Mitwirkung von Hebammen sowie Forscherinnen und Forschern anderer Wissenschaftsbereiche durchgeführt wurden. Hier sind vorrangig Studien zur Ausbildung von Hebammen (Zoege 1997), zur Entwicklung, Implementierung und Evaluierung der Familienhebamme (Collatz et al 1981; Collatz & Rohde 1986; Allhoff 1999), zur Auswertung der hessischen außerklinischen Daten zur Geburtshilfe (Dangel-Vogelsang, Holthaus, Kolleck & Korporal 1997) sowie zur Auswertung der niedersächsischen Perinatalerhebungsbögen (Schücking & Schwarz 2001) zu nennen.

Als *Primärstudie* und Beispiel der Evaluationsforschung ist die Untersuchung zum Tätigkeitsfeld von Familienhebammen und deren Auswirkung auf die Gesundheit von Frauen und ihren Kindern anzugeben, die auf einen besonderen thematischen Bereich der erweiterten Praxisausübung von Hebammen zielte. Demgegenüber sind die Auswertungen der außerklinischen hessischen und der klinischen niedersächsischen Daten zur Geburtshilfe als ein Beispiel für Sekundäranalysen zu nennen. *Sekundäranalysen* sind Studien, die typischerweise große Datensätze, die ursprünglich mit einer anderen Fragestellung und für einen anderen Zweck erhoben wurden, unter einer neuen Fragestellung auswerten (Bortz & Döring, 1995: 626) und über das Ausmaß von bestimmten Ereignissen in einer Studienpopulation Auskunft geben. Der Studie zur außerklinischen Geburtshilfe in Hessen kann zum Beispiel entnommen werden, dass nur ein geringer Anteil (circa fünf Prozent) der freiberuflichen Hebammen eine Schwangerenvorsorge anbieten (Dangel-Vogelsang et al 1997). Die vorläufigen Ergebnisse zur Auswertung der niedersächsischen Geburtshilfe heben das hohe Ausmaß von medizinischen Interventionen bei so genannten «Normal Gebärenden» hervor (Schücking & Schwarz 2001). Auch wenn es in beiden Studien jeweils um die durch Erhebungsbögen standardisierte, statistisch erfass- und auswertbare Dokumentation von individuellen Fällen in der Geburtshilfe geht, können durchaus wichtige wissenschaftliche Erkenntnisse daraus abgeleitet werden.

Besonders Forschung, die kritische Fragen zur bestehenden Praxisausübung der Hebammengeburtshilfe stellt, ist noch gering vertreten und zukünftig für die Professionalisierung des Hebammenwesens von großer Bedeutung. Denn solche Studien reflektieren aufgrund der Berufserfahrung einer forschenden Hebamme eine spezielle Sichtweise. Kritischere Forschungsfragen als bisher können sich zum Beispiel auf das Handeln der Hebammen im klinischen Umfeld und die Bedingungen ihrer Praxisausübung beziehen. Dazu gehört zum Beispiel das systematische Hinterfragen, auf welcher Entscheidungsgrundlage Hebammen in den Prozess der normalen Geburt eingreifen. Weitere Fragestellungen können sich auf Machtverhältnisse zwischen GynäkologInnen und Hebammen, Fremdbestimmung der Frau und auch der Hebamme sowie das allgemeine gesellschaftliche Verständnis zum Gebären beziehen. Diese wissenssoziologischen und praxisbezogenen Fragestellungen bilden eine Basis für eine konstruktive Auseinandersetzung mit der derzeitig vorherrschenden geburtsmedizinischen Praxis und gesellschaftlichen Trends.

Die Entwicklung der Hebammenforschung ist besonders aufschlussreich im Ausland am Beispiel USA und Großbritannien zu betrachten. Zwar sind die europäischen Nachbarländer Niederlande und Schweden in dieser Entwicklung beachtenswert fortgeschritten und interessant, aber auf Grund der geringen Anzahl in Englisch veröffentlichter Studien leider noch nicht im praktikablen Maße darzustellen.

Stand der Hebammenforschung im Ausland

Die Bemühungen, eine Hebammenforschung in Großbritannien zu etablieren, erhielten bereits in den 1970er Jahren mit der Durchführung einer ersten nationalen Forschungskonferenz «Research and the Midwife» einen entscheidenden Impuls. Ebenso trugen die vehementen und kontinuierlichen Forderungen von Konsumentinnengruppen dazu bei, eine umfassende und an den Frauen orientierte Versorgung durch die Hebammen im System der nationalen Gesundheitsversorgung zu sichern (Fuhr 2000). In Großbritannien wurden diese Bewegungen ferner durch die Veröffentlichung des viel zitierten Berichtes des Gesundheitsausschusses – Winterton Report oder später auch «Changing Childbirth Report» – gestützt, der in seinen Empfehlungen explizit die Rolle der Hebammen sowie ihre Verantwortung in der Forschung ansprach (House of Commons Health Committee 1992).

Verschiedene strukturelle Bedingungen erleichtern das Forschen für Hebammen in Großbritannien. Zum einem wurde eine Literaturdatenbank eingerichtet (MIRIAD), die Forschungsarbeiten von Hebammen aufnahm (Renfrew 2000). Die Leiterin dieser Datenbank, Professor Renfrew, wertete die Arbeiten für den Zeitraum 1994 bis 1996 aus. Ihre Analyse zeigt, dass die Mehrheit der Studien klinischen Fragestellungen nachging, während weitere Hebammenmanagement, -ausbildung und -geschichte thematisierten. Neben Studien mit ethnologischem Ansatz kamen auch Doppelblind-, Fall- und Fallkontroll-Studien zum Einsatz.

Eine fundierte Zusammenfassung über den Stand der Forschungsarbeiten von Hebammen in den USA wird von Thompson (1986) vorgestellt. Sie analysierte 50 Studien, die von Hebammen durchgeführt und veröffentlicht wurden für den Zeitraum 1925 bis 1984. Die Studien wurden nach Themen, Forschungsdesign und methodischer Vorgehensweise ausgewertet. Erkenntnisse aus dieser Literaturauswertung waren unter anderem, dass vermehrt randomisierte, prospektive, experimentelle und Langzeit-Studien durchgeführt wurden. Schon damals schlug Thompson vor, vermehrt den Prozess der Hebammenarbeit zu untersuchen und hier primär die Auswirkungen eines bestimmten Prozesses der Hebammenarbeit auf seine Ergebnisse (Outcomes). Ein weiteres zentrales Ergebnis der Auswertung dieser frühen Studien bestand darin, dass die Versorgung durch Hebammen effektiv in Bezug auf die Wirksamkeit ihrer Leistungen ist.

Raisler (2000) setzte die Analyse für den Zeitraum 1984 bis 1998 fort und wertete 140 – in 60 Prozent der Fälle von Hebammen veröffentlichte – Studien aus. Sie zog die schon bereits von Thompson aufgestellten Kriterien zur Auswertung wissenschaftlicher Literatur heran (siehe auch Kapitel 10) und ordnete die Studien Themenbereichen zu. Eine allgemeine Feststellung war, dass retrospektive, beschreibende Studiendesigns weiterhin die Mehrheit bildeten, zugleich aber auch prospektive, randomisiert-kontrollierte sowie quasi-experimentelle Studienentwürfe zunahmen (Raisler 2000). Das Themenspektrum erstreckte sich von administrativen Aspekten der Hebammenarbeit (midwifery management), Strukturen in der Hebammenbetreuung (structure of care), Bereiche der Hebammenarbeit (midwifery practice), Vergleiche zwischen Hebammenbetreuung und ärztlicher Betreuung (midwife-physician comparisons), dem Geburtsort (place of birth) bis zur Versorgung von so genannten vulnerablen Gruppen (im amerikanischen Kontext zum Beispiel schwangere Teenager, politische Flüchtlinge, Migrantinnen). Diese Studien liefern Erkenntnisse vorwiegend über die intra-partale Phase, wobei Themen wie die Normalität der Geburt, die negativen Konsequenzen von medizinischen Interventionen sowie die Eigenkompetenz der Gebärenden im Mittelpunkt stehen (Raisler 2000). Studienergebnisse zeigten zum Beispiel ferner, dass diejenigen Frauen, die eine Betreuung durch eine Hebamme wählten, unter anderem die Geburt als normalen Prozess verstanden sowie Selbstbestimmung und Autonomie wertschätzten.

Ein Vergleich zwischen den Auswertungen dieser zwei Zeitabschnitte dokumentiert sowohl eine quantitative Zunahme an empirischen Studien mit unterschiedlichen Studienansätzen als auch ein qualitativ vergrößertes Themenspektrum. Während Studien aus der früheren Analyse (Thompson 1986) unterstreichen, dass die Hebammengeburtshilfe im Vergleich zur ärztlichen Geburtshilfe «sicher» ist in Bezug auf die mütterliche und kindliche Sterberate, dokumentieren spätere Studien, dass diese Ergebnisse nicht allein dadurch zu erklären sind, dass Hebammen typischerweise für Frauen mit gesundheitlich niedriger Risikokollektiveinstufung («low-risk women») zuständig sind, sondern weil diese Ergebnisse unabhängig von dem jeweiligen Gesundheitsstatus einer Schwangeren und Gebärenden vorzufinden sind.

Studien, die die Effektivität von Hebammen untersuchten (Diers & Burts 1983), belegten, dass Hebammen oft in geografischen Gebieten tätig waren, in denen die Bevölkerung (ansonsten) medizinisch nicht adäquat versorgt war. Da in den USA fast 37 Millionen Amerikaner nicht krankenversichert sind, handelt es sich hier primär um sozial schwache Bevölkerungsgruppen in ländlichen und innerstädtischen Regionen (Ewers 1996). Ergebnisse dieser Studien waren, dass durch die Tätigkeit von Hebammen die Sterblichkeit von Neugeborenen und Müttern reduziert wurde. Ebenso nahm die Stillfrequenz der Mütter zu. Spätere Studien nahmen weitere medizinische Ergebniskriterien, beispielsweise den Verbrauch von Analgesia unter der Geburt oder den Geburtmodus, als Zielgrößen hinzu. Auch hier konnte die effektive Arbeitsweise der Hebammen dokumentiert werden. Diese Erkenntnisse führten dazu, dass eine Hebammenversorgung für bestimmte Zielgruppen durch politische Rahmenbedingungen gesichert bzw. durch die staatliche Krankenversicherung Medicaid gewährt wurde (Diers & Burst 1983). In Großbritannien bewirkte eine systematische Bewertung der Geburtshilfe (House of Commons Health Committee 1992), dass die Betreuung durch Hebammen explizit im Rahmen der nationalen Gesundheitsversorgung angeboten werden sollte.

In Deutschland zeigt sich ein anderes Bild. Auch wenn Ergebnisse von Evaluationsforschung am Beispiel der Effektivität von Familienhebammen aufzeigten, dass deren Tätigkeitsspektrum von breiten Bevölkerungsgruppen in Anspruch genommen, Risikogruppen erreicht sowie intensiv betreut wurden, konnte sich dieses Betreuungsmodell nicht bundesweit als Regelleistung der gesetzlichen Krankenkassen durchsetzen (Collatz & Rohde 1986; Allhoff 1999). Vor dem Hintergrund einer von Gynäkologinnen und Gynäkologen stark befürworteten Schwangerenvorsorge ist der Umsetzungsstand von einem großen Defizit gekennzeichnet.

Weiterführende Themenbereiche zur Hebammenforschung

Das Spektrum der Forschungsthemen ist so vielfältig wie die Tätigkeit der Hebammen. Hierbei richtet sich der Forschungsansatz nach der jeweiligen Forschungsfrage. Zu der Forschungsfrage, wie Hebammen einen abwartenden Geburtsbeginn erleben, kann mit einem *induktiven* Forschungsansatz gearbeitet werden: ethnographisch, phänomenologisch oder mit der Grounded Theory. Besteht hingegen das Interesse darin, herauszufinden, inwiefern beispielsweise dieses Phänomen für angestellte Hebammen zutrifft, so wird ein Ansatz der *deduktiven* Forschung gewählt; denn hier interessiert das Ausmaß des Phänomens in einer bestimmten Population bzw. Gruppe.

Themenbereiche für induktive und deduktive Forschung wurden bereits 1991 von Paine (Paine 1991a; Paine 1991b) vorgestellt, die weiterer empirischer Studien bedürfen:

- Validierung der Fertigkeiten von Hebammen, insbesondere derjenigen nicht-technologischen Verfahren, die durch die Technisierung der Geburtshilfe verdrängt wurden,
- Evaluation der Verteilungsmuster von Mütter- und Perinatalmortalität und -morbidität und dem Zusammenhang zu praktizierenden, qualifizierten (Familien-) Hebammen,
- Populationsbasierte Forschung, um zu untersuchen, ob die Ergebnisse von Studien mit einer Gruppe von Frauen (z. B. alte Erstgebärende) auf andere (junge Erstgebärende) übertragen werden können,
- Durchführung von Studien an mehreren klinischen und außerklinischen Einrichtungen (so genannte multizentrische Studien),
- Untersuchungen zu Themenbereichen wie Kindesmissbrauch, Gewalt gegen Frauen in der Familie, Drogenmissbrauch.

Diesen fünf Themenbereichen können drei weitere hinzugefügt werden:

- Die Identifizierung von Methoden und Instrumenten für die Entwicklung, Implementierung sowie Evaluation von hebammengeburtshilflicher Konzepte, die eine frauen- und familiengerechte Versorgung berücksichtigen,
- Evaluation von Kooperationsmodellen zur lückenlosen, gemeindenahen Versorgung während Schwangerschaft, Geburt und Wochenbett,
- Evaluation der Anwendung komplementärer Heilverfahren in der Geburtshilfe.

Wenn die Motivation von Hebammen daraus besteht, eine frauen- und familiengerechte Versorgung effektiv anzubieten, dann ist es wichtig zu untersuchen, welche Erfahrungen Schwangere, Gebärende sowie Wöchnerinnen mit der Betreuung durch Hebammen machen – unabhängig von dem Aspekt der Qualitätssicherung. Diese Motivation sollte nicht vorrangig darauf basieren, so «effektiv» wie die ärztliche Geburtshilfe oder vom Kostenaspekt her «wirtschaftlicher» zu sein. Künftige Untersuchungen sollen darüber hinaus zeigen, dass durch eine frauen- und familiengerechte Hebammengeburtshilfe ein neuer Standard für eine umfassende Betreuung gewährleistet wird, der von Frauen und ihren Familien *präferiert* wird.

Entwicklung von strukturellen Rahmenbedingungen für Hebammenforschung

Im Rahmen der Ausbildung für Hebammen gibt es sowohl in den USA als auch in Großbritannien eine langjährige Tradition von Forschung im Hebammenwesen. Zu bemerken ist, dass Forschung, die von Hebammen durchgeführt wurde, dort größtenteils in pflegewissenschaftlichen Studiengängen verortet ist. Das ist dadurch begründet, dass die Ausbildung mehrheitlich in Form einer kombinierten Pflege- und Hebammenausbildung existiert. Daher können Hebammen – ohne Umwege und Zeitverzögerungen durch ein Studium in anderen Wissenschaftsbereichen – Forschungsfragen *ihres* beruflichen Interesses nachgehen.

Interessanterweise zeichnet sich derzeit in einigen Ländern (z. B. Großbritannien und Neuseeland), in denen eine kombinierte oder gestufte Pflege- und Hebammenausbildung existiert, ein «Sich-Herauslösen» der Berufsgruppe der Hebammen aus der Pflege ab. Seit Anfang der 1990er Jahre existiert ein so genanntes «direct-entry» Programm für Hebammen in Neuseeland (Pairman 1991). Auch in Großbritannien sind Anfänge eines solchen Ausbildungsangebotes zu beobachten. Mit dieser Entwicklung geht einher, dass Forschungszentren für Mutter-Kind-Gesundheit etabliert werden (Mother and Infant Research Unit 2001). Durch diese strukturellen Entwicklungen bestehen für Hebammen verstärkt die Möglichkeiten, anwendungsorientierte Forschung sowie Grundlagenforschung in ihrem Fachgebiet durchführen zu können, ohne sich zwingend einer anderen Wissensdisziplin unterzuordnen.

Durch die Entwicklung der Pflegewissenschaft in Deutschland gibt es derzeit eine große Anzahl von pflegewissenschaftlichen Studiengängen an Hochschulen und eine wachsende Gruppe von Pflegewissenschaftlerinnen und Pflegewissenschaftlern, die Positionen an Hochschulen bekleiden. Auch wenn diese Studiengänge für die Berufsgruppe der Hebammen und Entbindungspfleger zugänglich sind, so gibt es bislang keine hebammenspezifischen Lehrgebiete in diesen Studienprogrammen, wodurch erschwert wird, dieses Gebiet wissenschaftlich aufzubauen. Kirchner (1998) warnt, dass in berufsfremden Studiengängen das ursprüngliche Erfahrungswissen von Hebammen in den Hintergrund rücken kann (Fuhr 2000). Im Gegensatz zu den USA und anderen europäischen Nachbarländern existiert derzeit in Deutschland kein Lehrstuhl für «Hebammenwesen» und infolgedessen ist es schwierig, eine weiterführende hebammenspezifische Lehre zu entwickeln und anzubieten. In hebammenspezifischen Studiengängen, beispielsweise Maternal and Child Health («Mutter und Kind Gesundheit»), bestünde die Möglichkeit, vermehrt Praxisfragen aus Sicht der Hebamme wissenschaftlich zu untersuchen.

Hierzu ist entscheidend, dass zukünftig entsprechende Professuren für wissenschaftlich qualifizierte Hebammen eingerichtet werden, damit wissenschaftliche

Arbeiten bis hin zur Promotionsarbeit von «Hebammendozentinnen» betreut werden können. Die daraus gewonnenen Erkenntnisse müssen dann in Lehre und Praxis einfließen. Dieses zusätzliche Wissen stellt somit eine zwingende Notwendigkeit dar, um die inhaltliche Weiterentwicklung der Berufspraxis für Hebammen zu gewährleisten (zu Sayn-Wittgenstein 2001).

Es ist erforderlich, die notwendigen strukturellen Rahmenbedingungen zur Etablierung einer Hebammenforschung vehement einzufordern. In Deutschland besteht das Gros der derzeitigen Forschungsarbeiten von Hebammen aus Qualifikationsarbeiten, davon bisher erst sieben Promotionsarbeiten. Obwohl eine Anzahl von sieben promovierten Hebammen trotz der begrenzten strukturellen Möglichkeiten beachtlich ist, kann keine – im Vergleich zu Schweden oder Großbritannien – einen Abschluss in «Midwifery» vorweisen. Bemerkenswert ist, dass in einer schwedischen Publikation bereits 1994 einer zehnten schwedischen Hebamme zu ihrer Promotion in «Midwifery» gratuliert wurde (Christensson 1994).

Hebammen mit wissenschaftlichen Abschlüssen müssen sich in Deutschland entsprechende berufliche Positionen erst erschließen, um dort ihre Expertise einbringen zu können. Es gibt wenige Drittmittel-finanzierte Studien und Forschungsverbünde, die eine Zusammenarbeit von interessierten, wissenschaftlich qualifizierten Hebammen – zum Beispiel in einem Netzwerk – ermöglichen. Denn Berufsfelder wie Forschung, Verwaltung, Ausbildung, Öffentliche Gesundheit sollten zukünftig auch mit wissenschaftlich qualifizierten Hebammen besetzt werden, damit ihr Beitrag auf allen Ebenen im Gesundheitswesen eingebracht werden kann.

Beiträge einer Hebammenforschung zur Professionalisierung des Berufstandes

Die Entwicklung, die im Ausland stattgefunden hat, sollte von ihrem derzeitigen Zwischenstand und nicht von ihrem Ausgangspunkt betrachtet werden. Die Diskussion, ob Hebammen forschen sollen oder nicht, wurde bereits geführt und durch zahlreiche Veröffentlichungen dokumentiert (Hart 1981; Thomson 1989; Sleep 1992; Hicks 1992, 1993, 1995; Meah et al 1996; Berggren 1996). Auch wenn die Erkenntnisse dieser Studien aufgrund der unterschiedlichen Rahmenbedingungen in der grundständigen Hebammenausbildung nicht analog auf Deutschland übertragbar sind, können sie richtungsweisend dafür sein, welche Aspekte in einer hiesigen Diskussion berücksichtigt werden sollten.

Folgend werden weitere Argumente aufgezeigt, warum sich die Berufsgruppe der Hebammen an Forschung beteiligen sollte. Es muss zukünftig ein ausgewogenes Verhältnis von induktiver und deduktiver Forschung bestehen. Die Mehrheit der von Hebammen durchgeführten Studien basieren auf einem *qualitativen*

Forschungsansatz. Auch wenn diese noch erforderlich sind, um das Erleben der von Hebammen betreuten Frauen oder die Phänomene des Handlungsfelds der Hebamme zu erschließen, müssen zusätzlich vermehrt quantitative Studienansätze eingesetzt werden, um Aussagen darüber treffen zu können, welche Auswirkung zum Beispiel die Hebammengeburtshilfe auf das Wohlbefinden von Frauen hat. Denn durch eine einseitige Ausrichtung auf qualitative Studien würde Hebammenforschung innerhalb von Forschungsprogrammen, die auf eine evidenzbasierte Berufspraxis ausgerichtet sind, zunehmend marginalisiert.

Sollte sich die Berufsgruppe der Hebammen nicht an der Entwicklung einer evidenzbasierten Praxisausübung (evidence-based midwifery care) mit *quantitativen* Forschungsansätzen beteiligen, werden andere Berufsgruppen – GynäkologInnen, GesundheitsökonomInnen und EpidemiologInnen – Leitlinien für ein evidenzbasiertes Handeln in der Geburtshilfe erarbeiten. Wenn solche evidenzbasierte Leitlinien für die Geburtshilfe ohne einen Beitrag von Hebammen entstehen, wird ihre Tätigkeit von anderen Berufsgruppen evaluiert werden, ohne dass dabei auf ihren originären Beitrag ausreichend eingegangen wird; und das kann langfristig ein Verdrängen der Hebammengeburtshilfe bedeuten.

Neben einer intendierten Weiterentwicklung der strukturellen Rahmenbedingungen muß gleichzeitig die Forderung nach Forschung von der gesamten Berufsgruppe der Hebammen *ideell* getragen werden. Denn es ist nicht nur wichtig, dass einige einzelne interessierte Hebammen forschen, sondern dass auch die praktizierende Hebamme in ihrer grundständigen Ausbildung das für das kritische Lesen von Forschungsliteratur erforderliche Wissen vermittelt bekommt, um in ihrem Berufsalltag objektive Informationen erhalten zu können.

Ein weiterer Grund, warum die Forderung nach Hebammenforschung von der gesamten Berufsgruppe getragen werden sollte, ist, dass nur durch Forschung langfristig eine spezifische Wissenschaftsausprägung – vielleicht eine so genannte «Hebammenwissenschaft» – etabliert werden kann, die zugleich eine Wissensgrundlage für die grundständige Hebammenausbildung bildet. Diese Entwicklung könnte dazu beitragen, den Spielraum zu schaffen, den sich diese Berufsgruppe erhofft, um ihren originären Beitrag zur Gesundheit von Frauen und ihren Familien zu verdeutlichen und langfristig zu sichern.

Vor dem hier skizzierten Hintergrund und aus der Fülle der genannten Postulate heraus ist dieses Buch sehr begrüßenswert. Es gibt zwar zahlreiche Bücher über die Methoden der empirischen Sozialforschung. Dennoch ist es das Einzigund Neuartige dieses Buches, dass in allen Kapiteln ein Bezug zum Tätigkeitsfeld der Hebammen hergestellt wird. Somit werden alle methodischen Aspekte von den Autorinnen aus der reinen Abstraktion auf eine praxisbezogene Ebene der Hebammentätigkeit transferiert. Dieses Buch beginnt mit Fragen aus der Praxis, geht vom Allgemeinen zum Speziellen und schließt den Bogen mit einer Diskussion zum Theorie-Praxis-Transfer. Damit kommt der Aufbau des Buches auch forschungsunerfahrenen Hebammen entgegen und bietet nicht nur eine Anregung, sondern zugleich auch eine Forschungsorientierung sowohl für praktizierende als auch studierende Hebammen, die auf der Suche danach sind, einer Fragestellung ihrer Berufserfahrung systematisch und wissenschaftsgerecht nachzugehen.

Literatur

Allhoff P (1999) *Fortführung des Familienhebammen-Modellprojekts nach dem Landesprogramm «Gesundheit von Mutter und Kind».* Abschlussbericht. Im Auftrag des Ministeriums für Frauen, Jugend, Familie und Gesundheit des Landes Nordrhein-Westfalen

Berrgren AC (1996) Swedish midwives' awareness of, attitudes to and use of selected research findings. *Journal of Advanced Nursing,* 23 (3): 462–470

Bortz J & Döring N (1995) *Forschungsmethoden und Evaluation.* Springer

Christensson K (1994) Congratulations to Kyllike! You are the 10th PhD in midwifery in Sweden. *Jordemodern,* 107 (7–8): 7–8

Collatz J, Klie K, Rohde JJ, Skoeries I, Sußbauer W & Wilken M (1981) *Durchführung und Auswertung eines Modellversuchs zur Verbesserung der Schwangerenvorsorge und der Nachsorge von Säuglingen durch die Aktion Familien-Hebamme.* BPT-Bericht 3/81. Gesellschaft für Strahlen- und Umweltforschung mbH München

Collatz J & Rohde JJ (1986) *Ergebnisse der Aktion Familien-Hebammen im Überblick: Evaluation eines Modellversuchs zur Verbesserung der medizinischen Versorgung und gesundheitsdienlichen Lebensweisen in der Schwangerschaft und im Säuglingsalter.* BPT-Bericht 12/86. Gesellschaft für Strahlen- und Umweltforschung München

Dangel-Vogelsang B, Holthaus E, Kolleck B & Korporal J (1997) *Außerklinische Geburtshilfe in Hessen: wie modern ist die Hebammen-Geburtshilfe?* E. B. Verlag

Diers D & H V Burst (1983) Effectiveness of Policy-Related Research: Nurse-Midwifery as Case Study. *Image: The Journal of Nursing Scholarship,* Vol. XV, No 3: 68–74

Europäisches Regional Büro der Weltgesundheitsorganisation (EURO) (2000) *Erklärung von München: Pflegende und Hebammen – ein Plus für die Gesundheit.* Überarbeiteter Entwurf vom 16.6.2000. Kopenhagen

Evers M (1996) *Case Management: Anglo-amerikanische Konzepte und ihre Anwendbarkeit im Rahmen der bundesdeutschen Krankenversorgung.* Veröffentlichungsreihe der Arbeitsgruppe Public Health. Wissenschaftszentrum Berlin für Sozialforschung, P96–208: 1–99

Frick E, Chemaitis E, Kirchhoff U & Wietrychowski R (1999) Hebammengeleitete Geburten außerhalb der Klinik in Niedersachsen. In: *NPExtra* 1999, Version 1.0: 217–229

Fuhr C (2000) *Hebammenforschung in Deutschland: Eine Untersuchung ihrer historischen Grundlagen und Bestandsaufnahme der ersten 10 Jahre (1988–1998).* Magisterarbeit. Universitat Hannover, Fachbereich Soziologie

Groß M (1995) Angewandte Hebammenforschung: Wissenschaftliches Argumentieren im Hebammenberuf. In: *Hebamme – aktiv für die Familie, Kongressband* VII Hebammenkongress des Bund Deutscher Hebammen e.V. vom 15.05.–17.05.1995, Karlsruhe

Groß M (2001) *Gebären als Prozess.* Verlag Hans Huber. Bern

Hart E (1981) Why research in midwifery? *Journal of Nurse-Midwifery*, 26 (4): 37–38.

Hicks C (1992) Research in midwifery: are midwives their own worst enemies? *Midwifery*, 8 (1): 12–18.

Hicks C (1993) A survey of midwives' attitudes to an involvement in research: the first stage in identifying needs for a staff development programme. *Midwifery*, 9 (2): 51–62.

Hicks C (1995) A factor analytic study of midwives' attitudes to research, *Midwifery*, 11 (1): 11–17

Hieber M (1995) Berufsordnung für Hebammen und Entbindungspfleger in Niedersachsen. *Deutsche Hebammenzeitschrift*, 6: 283–286.

House of Commons Health Committee (1992) *The Winterton Report.* Second Report on the Maternity Services. London: HSMO

Kirchner S (laufende Studie) Dissertationsvorhaben im Fachbereich Kulturwissenschaften Arbeitsitel: Das Geburtsritual im Kreißsaal. Universität Bremen

Loytved Ch (2001) *Hebammen und ihre Lehrer.* Dissertation, Universität Osnabrück, Fachbereich Gesundheitswissenschaften

Meah S, Luker K & Cullum NA (1996) An exploration of midwives' attitudes to research and perceived barriers to research utilisation. *Midwifery*, 12 (2): 73–84

Mother and Infant Research Unit (2001) Report 2000–2001 University of Leeds. School of Medicine. Leeds

Paine LL (1991a) Hebammenausbildung und -forschung in der Zukunft. *Deutsche Hebammen-Zeitschrift* 12: 497–501

Paine LL (1991b) Midwifery Education and research in the future. *Journal of Nurse-Midwifery*, 36 (3):199–203

Pairman S (1991) Midwifery Preamble. In: *Degree in Midwifery. Curriculum Document. Otago Polytechnic,* Department of Nursing (ed). Southern Region Midwifery. Neuseeland

Raisler J (2000) Midwifery care research: what questions are being asked? What lessons have been learned? *J Midwifery Womens Health,* Jan–Feb; 45 (1): 20–36

Renfrew MJ (2000) Developing high-quality research in midwifery: lessons learned from the midwifery research database. MIRIAD *Midwifery;* 16 (3): 229–236

Schücking B & Schwarz C (2001) Die Entwicklung der «normalen» Geburt 1984–1999. Erste Ergebnisse eines Forschungsprojekts. In: *NPExtra 1999 Version 1.0 (15.01.2001) Niedersächsische und Bremer Perinatal- und Neonatalerhebung,* Zentrum für Qualitätsmanagement im Gesundheitswesen (ed.), Hannover

Sleep J (1992) Research and the practice of midwifery. *J Adv Nurs,* 17 (12): 1465–1471

Thomson A (1989) Research gives concrete reason for our practice. *Midwifery*, 5 (4): 153–154

Thompson JE (1986) Nurse-Midwifery Care: 1925 to 1984. *Annual Review of Nursing Research;* 4: 153–173

Tiedemann K (2001) *Hebammen im Dritten Reich: Über die Standesorganisation für Hebammen und ihre Berufspolitik.* Mabuse Verlag

Wiemer A (2002) Beiratssitzung QUAG *Hebammenforum* Juni: 397–398

World Health Organization (1991) *Midwifery Education: Action for Safe Motherhood.* WHO/MCH/91.3, Geneva

Zoege M (1997) *Bestandsaufnahme der qualitativen und der äußeren Rahmenbedingungen der Hebammenausbildung in Deutschland.* Eine Befragung der Hebammenschulen im Auftrag der Hebammengemeinschafthilfe. Linden-Druck Verlagsgesellschaft mbH. Hannover

zu Sayn-Wittgenstein F (2001) Gebären zwischen Selbstbestimmung und gesellschaftlicher Kontrolle In: IX. Hebammenkrongress 21.–23. Mai 2001 *Kongressband, Bund Deutscher Hebammen* (Hrsg.): 8–18.

zu Sayn-Wittgenstein F & Müller-Rockstroh B (in Vorbereitung) *Handlungsformen und Entwicklungspotentiale in der außerklinischen Geburtshilfe.* Abschlussbericht des Teilprojektes 7 des AGIP Forschungsschwerpunkts zur Systematisierung in der Pflegepraxis.

1. Einleitung

Elizabeth Cluett, Rosalind Bluff

Themen dieses Kapitels
- Geschichte der Hebammenforschung
- Ziel und Zweck des Buches
- Definition und Zweck von Forschung
- Evidenzbasierte Praxis
- Aufbau des Buches

1.1 Einführung

Eine Hebamme ist «in der Lage, Frauen während der Schwangerschaft, der Geburt und des Wochenbettes die notwendige Überwachung, Betreuung und Beratung zukommen zu lassen, Geburten selbstständig zu leiten und das Neugeborene und den Säugling zu betreuen» (UKCC 1998: 25).

Jede britische Hebamme kennt diese Berufsdefinition des UKCC *(United Kingdom Central Council for Nursing, Midwifery and Health Visiting)*, deren ersten Teil wir an den Anfang dieses Buches, in dem es um Forschung aus Hebammenperspektive geht, gestellt haben. Wir sind der Ansicht, dass Forschung dieser Berufsdefinition implizit ist. Um ihrer Rolle gerecht zu werden, muss eine Hebamme über das notwendige Fachwissen, sowie über die zur Betreuung und Beratung notwendigen Fähigkeiten verfügen. Außerdem muss sie in der Lage sein, sowohl ihr Wissen wie auch ihre Fähigkeiten zu evaluieren und auf dem aktuellen Erkenntnisstand zu halten, was Forschung zu einem integralen Bestandteil der Hebammentätigkeit und damit des Berufslebens einer Hebamme macht. Der Bericht der *Taskforce on the Strategy for Research in Nursing, Midwifery and Health Visiting (Department of Health 1993)* unterstreicht dies, indem er von den Gesundheitsberufen ein Grundwissen zum Thema Forschung fordert. Immer wenn in dem vorliegenden Buch von «Hebammentätigkeit» *(midwifery)* die Rede ist, ist das gesamte Arbeitsspektrum einer Hebamme gemeint. Das bedeutet, der Schwerpunkt liegt auf der klinischen Praxis *(clinical practice)*, es gehören aber auch Themen wie Aus- und Weiterbildung, Organisation und Berufspolitik dazu. [Der Begriff *klinisch* steht hier nicht nur für den stationären Sektor. Vielmehr geht es um das professionelle Handeln insgesamt. Anm. d. Hrsg.]

1.2 Geschichte der Hebammenforschung

Die Hebammentätigkeit im weitesten Sinne ist «älter als die Geschichtsschreibung» (Donnison 1988: 11). Im Verlauf der Geschichte hat sich das Hebammenwissen kontinuierlich weiterentwickelt, verändert, ist verloren gegangen und wurde wiederentdeckt. Doch trotz dieser langen Tradition, oder vielleicht gerade deswegen, ist die Hebammenforschung, wie sie heute verstanden wird, noch sehr jung. Florence Nightingale könnte als eine der ersten bezeichnet werden, die Hebammenforschung betrieben hat. Die Untersuchungen dieser berühmten Krankenschwester zur Müttersterblichkeit von Frauen, die nicht zu Hause geboren hatten, haben zu einem besseren Verständnis der Gefahren von Infektionen und schlechter Hygiene – unabhängig von Armut und Geburtsrisiken – geführt (Duff 1998). In jüngerer Zeit ist der Briggs Report *(Department of Health and Social Security 1972)* als ein wichtiger Stimulus für die Hebammenforschung zu nennen, in dem empfohlen wird, dass alle Tätigkeit im Gesundheitsbereich forschungsbasiert sein sollte.

Hierzu sollte angemerkt werden, dass die Medizin, einschließlich der Geburtshilfe, bereits auf eine lange Forschungstradition zurückblicken kann. Während neues Wissen über Jahrhunderte im wesentlichen auf der Basis von Versuch und Irrtum gewonnen wurde, kann man ab dem Ende des 18. Jahrhunderts durchaus von einer wissenschaftlichen Ausrichtung der Medizin sprechen. Tatsächlich hatte die Medizin und insbesondere ihre wissenschaftliche Tradition einen starken Einfluss auf die Forschungsstrategien in allen Gesundheitsbereichen, und sowohl Pflegende als auch Hebammen haben auf das Forschungswissen und die Erfahrung verwandter Disziplinen zurückgegriffen.

Nach der Publikation des Briggs Reports konzentrierten sich von Hebammen durchgeführte Studien vornehmlich auf die Rolle der Hebamme und die Anzahl der für die Gewährleistung einer angemessenen Betreuung notwendigen Hebammen (Walker 1976). Es gab jedoch auch einige Hebammen, die das Potenzial von Forschung zur Verbesserung der Praxis erkannten und die Herausforderung annahmen. So kann zum Beispiel Jennifer Sleep als eine der Pionierinnen der Hebammenforschung bezeichnet werden, war sie doch eine der ersten, die hebammenrelevante Forschung durchgeführt hat. Sie hat des Weiteren viel zur

Unterstützung anderer Forschungshebammen und zur Dissemination ihrer Arbeiten beigetragen und hat die Forschung stärker in das Bewusstsein von Hebammen gerückt. Eine ganze Reihe weiterer Hebammen könnten an dieser Stelle genannt werden, wie zum Beispiel Sarah Robinson oder Ann Thomson. Diese beiden Hebammen riefen die *Annual Research and the Midwife Conference* ins Leben, die erstmalig 1978 stattfand. Auf diese Weise wollten sie ein Forum für die zunehmende Zahl an Hebammenforschungen schaffen, eine Möglichkeit zur Dissemination der Ergebnisse bieten sowie andere Hebammen zur Forschung ermutigen (Robinson et al 1988). Die Konferenzen, sowie die zunehmende Zahl von Veröffentlichungen in Fachzeitschriften verdeutlichen die stetig steigende Qualität und Quantität hebammengeleiteter Forschung. Konferenzen, auf denen Forschungsarbeiten von Hebammen vorgestellt werden, bieten die Möglichkeit, sich mit forschenden Hebammen über die Erfahrungen bei der Durchführung von Studien, über Erfolge und Misserfolge auszutauschen und so ein besseres Verständnis des Forschungsprozesses, der Bedeutung von Forschung für den Arbeitsalltag sowie ihrer Grenzen zu fördern. Diese einmalige Gelegenheit sollte von allen Hebammen, wann immer es ihnen möglich ist, wahrgenommen werden.

Die Schaffung der Stelle einer Hebammenforscherin an der *National Epidemiology Unit* in Oxford 1988 durch die britische Regierung war ein weiteres Schlüsselereignis in der Entwicklung der Hebammenforschung. Die Stelle wurde mit Mary Renfrew besetzt. Die *National Epidemiology Unit* war und ist bekannt für ihre Forschung zu perinatalen Themen. Die Berufung einer Hebamme in dieses Team stellt eine offizielle Anerkennung der Existenz einer eigenen Hebammenperspektive dar, die in besonderer Form zu dem Wohlergehen der Frauen und ihrer Familien und damit dem der Gesellschaft beitragen kann. Es ist außerdem die Anerkennung, dass die Sichtweisen der Hebammen in entsprechende Überlegungen und Planungen mit einbezogen werden müssen. Der multidisziplinäre Charakter der *Unit* machte Forschungsexpertisen für die verschiedenen Berufsgruppen verfügbar und zugänglich. Das Profil der Hebammenforschung gewann in vielen Organisationen, die mit der Betreuung von Schwangeren, Gebärenden und ihren Familien betraut waren, an Konturen und die *Midwifery Research Database* wurde geboren. Es gibt inzwischen mehrere gut etablierte Quellen für Forschungsergebnisse, wie zum Beispiel den *Midwifery Information and Resource Service* (MIDIRS) oder die *Cochrane Collaboration Pregnancy and Childbirth Database*, und es lässt sich daher trotz der erst jungen Tradition der Hebammenforschung fordern, dass Hebammen Forschung in ihre tägliche Arbeit einbeziehen. [Ein ähnliches Angebot wird in Deutschland von dem Hebammenliteraturdienst *(HeLiDi)* übernommen. Hier werden von Hebammen für Hebammen aktuelle, hebammenrelevante Studien, oft aus englischen Fachzeitschriften, in Deutsch zusammengefasst. Diese Zusammenfassungen erscheinen jeweils in der März- und Oktoberausgabe der Fachzeitschriften *Die Hebamme, Hebammen-*

forum, Österreichische Hebammenzeitung und Schweizer Hebamme. Anm. d. Hrsg.]
Die *Cochrane Collaboration Pregnancy and Childbirth Database* umfasst systematische Reviews, Abstracts von Reviews zur Effektivität von Betreuungsmaßnahmen, ein Register kontrollierter Studien und eine Methodologiedatenbank. Sie wird kontinuierlich aktualisiert und ist als CD-Rom erhältlich (Cochrane Collaboration 1998). Trotz der zunehmenden Verfügbarkeit und Verbreitung ist Forschung jedoch für viele Hebammen etwas Neues, und es kommen immer neue Hebammen in den Beruf, was uns zu dem Ziel dieses Buches führt.

1.3 Ziel und Zweck des Buches

Es gibt viele Bücher zum Thema Forschung, meist mit medizinischem oder pflegerischem Schwerpunkt. Das vorliegende Buch ist fast ausschließlich von Hebammen für Hebammen und Hebammenschülerinnen geschrieben, obwohl es auch für andere Berufe mit Interesse an Forschung im geburtshilflichen Kontext von Nutzen sein kann. Es gibt keine Forschungsansätze oder -methoden speziell für die Forschung im Bereich der Hebammentätigkeit, aber die Darstellung der Ansätze und Methoden in einem für Hebammen vertrauten Kontext soll ihr Verständnis erleichtern. Dieses Buch will Hebammen in die Lage versetzen, Bereiche in ihrem Arbeitsalltag, in denen Forschungsbedarf besteht, zu erkennen, und das Wissen um adäquate Ansätze und Methoden der Durchführung vermitteln. Vor allem aber sollen das Bewusstsein und der Blick für den Beitrag, den Forschungsergebnisse für die Praxis und auch für den Forschungsprozess leisten können, geschärft werden.

Nach Ansicht von Hicks (1992) tendieren Hebammen dazu, von Kolleginnen durchgeführte Forschungen zu unterschätzen, was möglicherweise an einer ungerechtfertigterweise geringen Wertschätzung von Hebammenforschung allgemein liegen kann. Dieses Buch soll Hebammen das Spektrum und die Qualität von Hebammenforschung bewusster machen. Auf diese Weise soll nicht nur die Offenheit und Aufmerksamkeit, sondern auch die Wertschätzung gegenüber Forschungen im Rahmen der Hebammentätigkeit gefördert werden, unabhängig davon, ob die Forschung von Hebammen oder anderen Berufsgruppen mit entsprechender Expertise durchgeführt wurde.

Wissenschaft und Medizin werden stark durch Forschung beeinflusst, beide gelten traditionell als männliche Domänen. Nach Ansicht von Rogers (1986) bekommt Forschung dadurch den Charakter eines männlichen Arbeitsfeldes. Dies würde die zunächst zögerliche Akzeptanz und die mangelnde Wertschätzung von Forschung durch Hebammen zu einem Problem der Geschlechterdebatte machen, dem wir mit diesem Buch entgegenzutreten hoffen.

Nach Ansicht von Meah et al (1996) sind das mangelnde Selbstvertrauen hinsichtlich der Beurteilung von Forschungsergebnissen und der Entscheidung über ihre Implementierung in der Praxis ein Grund für den zurückhaltenden Umgang mit Forschung. Dieses Buch soll Hebammen einen Zugang zur Forschung eröffnen, sowie Hebammen in die Lage versetzen, Forschungsergebnisse besser verstehen und beurteilen zu können und damit letztlich die Betreuung der Frauen und ihrer Familien zu verbessern. Bedenken hinsichtlich der Manipulierbarkeit von Forschungsergebnissen sind sicher bis zu einem gewissen Grad berechtigt, aber mit der Fähigkeit zur kritischen Beurteilung von Studien haben Hebammen die Möglichkeit, den Wert einer Studie einzuschätzen und müssen Forschung nicht mehr auf Grund von mangelndem Selbstvertrauen, Angst oder Unwissenheit prinzipiell ablehnen.

Die Bedeutung eines Forschungsbewusstseins bei Hebammen wurde inzwischen mehrfach betont. Bei Clark (1987) findet sich sehr gut beschrieben, was dies inhaltlich bedeutet. Der Artikel wurde ursprünglich für Pflegende verfasst, lässt sich aber genauso auf Hebammen und ihre Arbeit anwenden. Forschungsbewusstsein bedeutet, in der Lage zu sein

- die Bereiche in der eigenen Arbeit, in denen Forschungsbedarf besteht, zu erkennen,
- die Bereiche im Rahmen der Dienstleistungsangebote für Schwangere, Gebärende und Wöchnerinnen, in denen Forschungsbedarf besteht, zu erkennen,
- zu erkennen, welche neuen Maßnahmen und Technologien einer wissenschaftlichen Untersuchung bedürfen,
- praxisrelevante Studien lesen und die Eignung für eine Implementierung der Ergebnisse beurteilen zu können,
- eine Literaturrecherche durchzuführen, um den Bedürfnissen der Frauen gerecht zu werden,
- Frauen und ihren Familien Forschungsergebnisse in einer für sie verständlichen Form zugänglich zu machen (zum Beispiel in Geburtsvorbereitungskursen),
- anderen die Stärken und Schwächen von Forschungsergebnissen verständlich darzulegen,
- Frauen, die an Studien teilnehmen, zu beraten und zu unterstützen,
- Hebammen, die Forschung durchführen, zu unterstützen,
- zu beurteilen, ob die Forschung, an deren Datenerhebung man beteiligt ist, korrekt geplant und im Interesse der TeilnehmerInnen ist.

Diese Liste ist möglicherweise nicht vollständig, macht aber deutlich, dass ein Bewusstsein für Forschung eine breite Palette von Fähigkeiten und Wissen umfasst. Die erforderlichen Fähigkeiten und Fertigkeiten können nicht «ein für allemal» gelernt werden, sie werden in einem kontinuierlichen Prozess von Aneignung und Anwendung geschult und vertiefen stetig das Verständnis von Forschung. Dieses Buch versucht der Tatsache Rechnung zu tragen, dass die LeserInnen sich an unterschiedlichen Punkten dieses Prozesses befinden und hat zum Ziel, das Bewusstsein für Forschung zu festigen und zu vertiefen.

1.4 Definition und Zweck von Forschung

Nach der Feststellung, dass alle Hebammen ein Bewusstsein für Forschung entwickeln sollten und dass Forschung ein integraler Bestandteil der Hebammenarbeit sein sollte, ist es nun notwendig zu erörtern, was Forschung ist und in welcher Beziehung sie zu anderen Formen der Literatur steht.

Es gibt viele Definitionen von Forschung. Die einfachste ist «etwas sorgfältig zu untersuchen» (Burns und Grove 1993: 3). Die meisten Definitionen sind umfassender und beinhalten sowohl eine Erklärung als auch eine Definition:

- «der Versuch, das verfügbare Wissen durch die Aufdeckung neuer Fakten oder Zusammenhänge im Rahmen einer systematischen wissenschaftlichen Untersuchung zu erweitern» (Macleod Clark und Hockey 1996: 4)
- «systematische Untersuchung unter Verwendung anerkannter wissenschaftlicher Methoden zur Beantwortung von Fragen oder zur Lösung von Problemen» (Polit und Hungler 1997: 467)
- «gründliche und systematische Untersuchung unter Verwendung von für den zu untersuchenden Gegenstandsbereich angemessenen Methoden mit dem Ziel, einen Beitrag zu verallgemeinerbarem Wissen zu leisten» (Department of Health 1993: 6).

Dies sind nur einige der möglichen Definitionen, aber allen ist ein Aspekt gemeinsam: der des Erkenntnisgewinns mittels einer geplanten Strategie. Auch sie definieren Forschung allerdings nicht umfassend, denn in der Forschung geht es nicht nur um die Aufdeckung von Fakten, sondern auch um die Untersuchung von zwischen den Fakten bestehenden Beziehungen und die Bestätigung der Gültigkeit der Fakten für verschiedene Situationen, Personen und Zeitpunkte. Es ist daher sinnvoll, sich das Ziel von Forschung in Verbindung mit der Hebammentätigkeit zu verdeutlichen und nicht nur nach einer allgemeinen Definition zu suchen. Das übergeordnete Ziel ist die Verbesserung der Outcomes und der Erfahrungen aller Beteiligten im Rahmen der Prozesse von Schwangerschaft, Geburt und Wochenbett. Diese übergeordnete Zielsetzung kann in verschiedene miteinander zusammenhängende Ziele unterteilt werden. Diese Ziele lassen sich

nicht nur auf die Hebammentätigkeit, sondern auch auf viele andere Lebensbereiche anwenden:
- ein sich kontinuierlich vertiefendes Verständnis der physiologischen, psychologischen und soziologischen Aspekte der Prozesse um Schwangerschaft, Geburt und Elternsein gewinnen,
- eine Philosophie der Hebammentätigkeit entwickeln,
- ein Zugewinn an Optionen für alle in die Prozesse von Schwangerschaft, Geburt und Elternsein Involvierten,
- Entwicklung von Betreuungsstandards und damit das Leisten eines Beitrags zur Qualitätssicherung,
- einen Beitrag zu einer kosteneffektiven Betreuung leisten.

Diese Liste kann noch erweitert werden. In den von Hockey (1996) angeführten Zielen der Pflegeforschung findet sich zum Beispiel noch die Etablierung und Förderung multidisziplinärer und internationaler Zusammenarbeit zur Verbesserung der Betreuung. Hockey (1996) ist auch der Ansicht, dass die Verbesserung des professionellen Status der Pflegenden ein Ziel der Pflegeforschung darstellt. Während eine qualitativ hochwertige Forschung zur Verbesserung des Status eines Berufsstandes beitragen kann, sollte doch das Hauptziel von Forschung im Gesundheitsbereich die Verbesserung des Wohlbefindens der Zielgruppe sein, wobei jeder weitere Nutzen willkommen ist. Ein Blick in die Geschichte der Hebammenforschung zeigt, dass es ihr vorrangiges Ziel ist, die Qualität der Betreuung zu verbessern. Nun lässt sich argumentieren, dass, wenn Hebammen Advokatinnen für eine qualitativ hochwertige, frauenzentrierte Betreuung sein wollen, sie dies von einer mit anderen Berufsgruppen gleichberechtigten Position aus tun müssen. Ein durch Forschung gestütztes Hebammenwissen als Zeichen einer Professionalisierung und Akademisierung des Berufsstandes kann daher indirekt zu einer Verbesserung der Qualität der Hebammenbetreuung beitragen.

Die bisherige Diskussion kann den Eindruck vermitteln, dass Forschung die Antwort auf alle Probleme der Hebammentätigkeit ist. Leider ist sie dies nicht. Es wird nie genug Forschung geben, um die Frage beantworten zu können: Was sollen wir in dieser Situation für diese Frau tun? Wir werden bestenfalls hoffen können, dass Forschungsergebnisse verfügbar sind, die uns bei den häufigsten Problemen leiten können. Sie werden nie für die einzelne Frau spezifisch sein. Das bedeutet, dass Forschungsergebnisse im Kontext mit anderen Informationsquellen gesehen werden müssen; dies können zum Beispiel klinische **Audits**, die bisherige Arbeitsweise oder auch die persönliche Erfahrung sein. Das Wissen aus all diesen Quellen wird durch persönlichen Kontakt, Fachzeitschriften und Lehrbücher in Form von Artikeln, Editorials, Reviews und Leserbriefen weiter gegeben. Sie können von Regierungen verfasst worden sein, von Berufsorganisationen, Experten oder Einzelpersonen. Alle haben einen wertvollen Beitrag zu leisten, aber es liegt in der Verantwortung jedes bzw. jeder einzelnen, die Quelle zu evaluieren, ihre Qualität zu prüfen und zu entscheiden, ob sie Einfluss auf die Praxis nehmen sollte oder nicht.

Forschung und Audits weisen gewisse Ähnlichkeiten auf, da sie beide auf die gleichen Datenerhebungsmethoden und Instrumente zurückgreifen, was zu Verwirrung führen kann. Forschung kann als ein Prozess betrachtet werden, der darauf abzielt, neue Informationen aufzudecken und zu bestätigen, während Audits überprüfen, ob Ressourcen in der Praxis angemessen eingesetzt werden. Sie reflektieren bereits bestehendes Wissen und bestehende Standards (Crombie et al 1993, Hundley und Graham 1997). Auf diese Weise ergänzen sich Forschung und Audits. Qualitativ hochwertige Forschung und klinische Audits sind die Eckpfeiler des Qualitätssicherungsprogramms *Clinical Governance* und tragen zusammen zu einer qualitativ hochwertigen und effektiven Betreuung der Frauen und ihrer Familien bei, was mittlerweile von allen Einrichtungen des britischen National Health Service (NHS) gefordert wird (Department of Health 1998). Audits finden sich häufig im Zusammenhang mit der Qualitätssicherung von Dienstleistungsangeboten. Dieses Buch wird nicht auf die Durchführung von Audits eingehen, dennoch kann es sein, dass die Teilnahme an einem Audit für eine Hebamme den ersten Berührungspunkt mit systematischer Datenerhebung und -analyse darstellt. Zur Erklärung der Vorgehensweise bei Audits sei auf die entsprechende Literatur verwiesen (Buckley 1997). Die Methoden, die im Rahmen eines Audits angewandt werden, können sich jedoch mit denen in der quantitativen Forschung angewandten überschneiden, wie zum Beispiel die in Surveys eingesetzten Fragebögen oder auch Methoden der deskriptiven und schließenden Statistik, die in späteren Kapiteln besprochen werden.

1.5 Evidenzbasierte Praxis

Bisher wurde betont, dass die Hebammentätigkeit durch Erkenntnisse aus der Forschung geleitet sein soll. Es wurde aber auch bereits angedeutet, dass zu einem bestimmten Thema möglicherweise keine Forschungsergebnisse verfügbar sind und daher etwas Umfassenderes benötigt wird: das Konzept evidenzbasierten Arbeitens. Eine sehr gute Definition findet sich bei Sackett et al (1997: 71). Evidenzbasiertes Arbeiten ist demnach «der bewusste, explizite und angemessene Einsatz der gegenwärtig besten Evidenz bei Entscheidungen über die medizinische Versorgung einzelner Patienten.»

Diese Definition umfasst mehr als nur die Ausrichtung der eigenen Tätigkeit an den Erkenntnissen aus der Forschung. Evidenzbasiertes Arbeiten berücksichtigt ebenso den Wert von Erfahrung, professionellen Feingefühls und interpersoneller Dynamik zwischen Frauen und ihren Betreuungspersonen. Nach Gray (1997) meint evidenzbasiertes Arbeiten, den Klienten oder die Klientin in den Entscheidungsfindungsprozess mit einzubeziehen – eine Philosophie, die der einer partnerschaftlichen Beziehung zwischen der Frau und der Hebamme entspricht. Evidenzbasiertes Arbeiten bedeutet nicht nur, die Forschungsterminologie und die neuesten Forschungsergebnisse zu kennen und sie ungebrochen in die Praxis umzusetzen, sondern sie in einem so genannten «ganzheitlichen Ansatz» auf die Bedürfnisse der Frau abzustimmen. [Der Gebrauch des Begriffes «ganzheitlich» ist problematisch, da er nicht ausreichend definiert ist. Statt dessen werden oft Begriffe wie umfassend, individuell und patienten- bzw. frauenorientiert gebraucht. Anm. d. Hrsg.] Die einzigartigen und fast unendlich vielen Wege, auf denen Wissen und Fähigkeiten zusammengeführt werden können, um den Bedürfnissen der Frauen in ihrer individuellen Situation gerecht zu werden, sind das, was als Hebammenkunst bezeichnet werden kann (Magill-Cuerden 1993). Nachdem nun die Wissenschaft der Forschung betrachtet wurde, soll es jetzt um die Kunst der Umsetzung von Forschungsergebnissen in die Praxis gehen. Genauso wie es nicht die Farben sind, die einen Maler groß machen, sondern wie er sie einsetzt, so machen auch Wissen und Fähigkeiten allein noch keine gute Hebamme: die Kunst besteht in der Art und Weise, wie sie dieses Wissen und die Fähigkeiten in der Betreuung von Frauen einsetzt. Page (1997) sieht zwischen evidenzbasiertem Arbeiten und der Kunst und der Wissenschaft der Hebammentätigkeit deutliche Parallelen, denn eine Hebamme muss für ihre Arbeit über bestimmte Fähigkeiten und Eigenschaften verfügen:

- eine gute Beobachtungsgabe, sowie ein gutes Einfühlungsvermögen, um die Bedürfnisse der einzelnen Frau zu erkennen,
- Empathie, um Bedürfnisse zu erkennen, die die Frau möglicherweise nicht in Worte fassen kann,
- effektive Kommunikationsstrategien, um den Raum für eine gleichberechtigte Position der Frau in der Betreuung zu schaffen,
- Reflexionsfähigkeit, um klinische Expertise basierend auf persönlicher Praxis und Erfahrung entwickeln zu können,
- kritische Offenheit gegenüber allen Fragen der klinischen Praxis,
- Bereitschaft zu lebenslangem Lernen – Wissen ist nie statisch, eine Hebamme muss sich kontinuierlich und gewissenhaft auf dem neuesten Stand halten,
- Bewusstsein für, Verständnis von und Offenheit gegenüber Forschung.

Nur dann wird eine Hebamme in der Lage sein, Forschungsergebnisse effektiv *und* in geeigneter Weise auf die Bedürfnisse des oder der Einzelnen abgestimmt

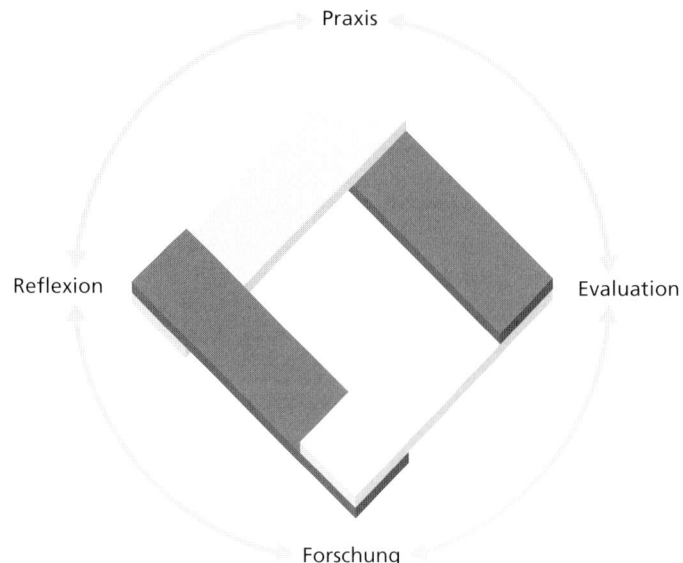

Abbildung 1-1: Die Stufen evidenzbasierten Arbeitens in der Hebammentätigkeit

anzuwenden. Das Ziel dieses Buches ist es, zur Entwicklung und Verbesserung des Bewusstseins für, der Offenheit gegenüber und des Verständnisses von Forschung und damit zu evidenzbasiertem Arbeiten beizutragen. Evidenzbasiertes Arbeiten ist allerdings keine Fähigkeit, die einmal abschließend erreicht werden kann: Man könnte evidenzbasiertes Arbeiten mit einer nie endenden Treppe vergleichen, auf der es kontinuierlich weiter geht **(Abb. 1-1)**.

Reflexion und Evaluation als zwei der vier Stufen sind für die anderen beiden, eine qualitativ gute Praxis und Forschung, essenziell. Die Endlosigkeit der Treppe verdeutlicht, dass dieser Prozess immer weitergeht, entsprechend dem Prinzip des lebenslangen Lernens. Die Pfeile zeigen an, dass alle Punkte miteinander in Verbindung stehen und gleich wichtig sind. Mit diesem Konzept im Hinterkopf möchten wir Sie einladen, dieses Buch zu lesen.

1.6 Aufbau des Buches

Die Autorinnen der einzelnen Kapitel kommen alle aus der Praxis, haben sowohl klinische Erfahrung als auch Erfahrung mit dem von ihnen vorgestellten Forschungsansatz. Ihr Schwerpunkt liegt entweder auf der Arbeit mit den Frauen oder im neonatalen Bereich. Dies hat zur Folge, dass die Schreibstile in den einzelnen Kapiteln unterschiedlich sind, die Struktur der Kapitel ist jedoch immer gleich. Das Buch kann entweder im ganzen durchgearbeitet werden, die Kapitel können aber auch jedes für sich gelesen werden.

Kapitel 2 stellt die Grundlage für alle weiteren Kapitel dar. Hier geht es um das Wesen der Hebammenarbeit, sowie um das Wesen von Wissen und Theorie. Anschließend werden der quantitative und der qualitative Forschungsansatz als die zwei wichtigsten Forschungsparadigmen dargestellt. Die Beziehung zwischen der Hebammentätigkeit und diesen Ansätzen, sowie ihre Beziehung untereinander werden erörtert. In diesem einführenden Kapitel wurde darauf hingewiesen, dass Forschung für die Hebammentätigkeit von entscheidender Bedeutung ist – eine Aussage, die sich wie ein roter Faden durch das gesamte Buch zieht. Daher schließt das zweite Kapitel mit Überlegungen zur Praxis als Ausgangspunkt jeder Forschung, als Beginn einer jeden Studie.

Kapitel 3 bis 8 beschäftigen sich jeweils mit einem bestimmten Forschungsansatz. Dabei wird zunächst auf das Wesen dieses Ansatzes, seine Ursprünge, sowie die Methoden und Instrumente eingegangen. Anschließend werden die Vor- und Nachteile und, soweit notwendig, die Praktikabilität diskutiert. In Kapitel 9 werden eine Reihe weniger verbreiteter Ansätze vorgestellt. Beispiele aus der Hebammenforschung dienen der Veranschaulichung der jeweils zur Diskussion stehenden Themen.

Ein Forschungsbericht kann nur kritisch eingeschätzt werden, wenn man über ein gewisses Verständnis der verwendeten Forschungsansätze, -methoden und -instrumente verfügt (Parahoo 1997). Entsprechend baut Kapitel 10 auf den Inhalten der vorangegangenen Kapitel auf und entwickelt einen Rahmen mit den wichtigsten Elementen zur kritischen Beurteilung von Studien. Im letzten Kapitel geht es schließlich darum, wie die Forschungsergebnisse an die Praxis weitergegeben werden können, womit sich der Kreis schließt und die Bedeutung der Verbindung zwischen Praxis und Forschung nochmals betont wird.

Neu eingeführte Fachtermini sind immer fett gedruckt und in dem Glossar am Ende des Buches zu finden.

Literatur

Buckley E R (1997) Delivering quality in midwifery. Baillière Tindall, London
Burns N, Grove S K (1993) The practice of nursing research. Conduct, critique und utilization, 2nd edn. WB Saunders, Philadelphia, PA
Clark E (1987) Research awareness: its importance in practice. Professional Nurse 2(11): 372–373
Cochrane Collaboration (1998) The Cochrane Library. Cochrane Collaboration and Software Ltd, Oxford
Crombie I K, Davies H T O, Abraham S C S, Florey C (1993) The audit handbook. Improving health care through clinical audit. John Wiley, Chichester

Department of Health (1993) Report of the Taskforce on the Strategy of Research in Nursing, Midwifery and Health Visiting. HMSO, London

Department of Health (1998) NHS to have legal duty of ensuring quality for the first time (Press Release 98/141, 13th April). HMSO, London

Department of Health and Social Security (1972) Report of the Committee into Nursing (The Briggs Report) HMSO, London

Donnison J (1988) Midwives and medical men. A history of the struggle for the control of childbirth. Historical Publication, London

Duff E (1998) Florence Nightingale: basing care on evidence. RCM Midwives Journal 1(6): 192–193

Gray M J A (1997) Evidence-based healthcare: how to make health policy and management decisions. Churchill Livingstone, Edinburgh

Hicks CM (1992) Research in midwifery: are midwives their own worst enemies? Midwifery 8(1): 12–18

Hockey L. (1996) The nature and purpose of research. In: Cormack DFS (ed) The research process in nursing, 3rd edn. Blackwell Science, Oxford, ch 1, p 3–13

Hundley V Graham W. (1997) Research and audit in midwifery: does the difference matter? British Journal of Midwifery 5(11): 664–668

Macleod Clark J Hockey L (1996) The relevance of research to nursing. In: Macleod Clark J Hockey L (ed) Further research for nursing. A new guide for the enquiring nurse. Scutari Press, London, ch 1, p 3–11

Magill-Cuerden J (1993) Midwifery is an old craft and a new science. In: International Confederation of Midwives 23rd International Congress, Vancouver, Canada, Proceedings, vol 2, p 1152–1165

Meah S, Luker K A, Cullum N A (1996) An exploration of midwives' attitudes to research and perceived barriers to research utilization. Midwifery 12(1): 73–84

Page L (1997) Evidence based maternity care: science and sensitivity in practice. New Generation Digest Dec 20: 2–3

Parahoo A K (1997) Nursing research. Principles, process and issues. Macmillan, Basingstoke

Polit D F, Hungler B P (1997) Essentials of nursing research. Methods, appraisal and utilization, 4th edn. JB Lippincott, Philadelphia, PA

Renfrew M (1988) Developing midwifery research: the role of the midwife researcher at the national perinatal epidemiology unit. Research and the Midwife Conference Proceedings: 86–89

Robinson S, Thomson A, Ticker V (1988) Midwives' views on directions and development in midwifery research. Research and the Midwife Conference Proceedings: 90–103

Rodgers C. (1986) Sex roles in education. In: Hargreaves D J Colley AM (ed) The psychology of sex roles. Harper & Row, London

Sackett D L, Richardson W S, Rosenberg W, Haynes R B (1997) Evidence-based medicine. How to practise and teach EBM. Churchill Livingstone, Edinburgh

UKCC (1998) Midwives' rules and code of practice. United Kingdom Central Council for Nursing, Midwifery and Health Visiting, London

Walker J (1976) Midwife or obstetric nurse? Some perceptions of midwives and obstetricians of the role of the midwife. Journal of Advanced Nursing 1: 129–138

2. Von der Praxis zur Forschung

Elizabeth Cluett, Rosalind Bluff

Themen dieses Kapitels
- Der Beruf der Hebamme und die Notwendigkeit von Forschung
- Theorie
- Von der Praxis zur Forschung
- Formen des Wissens
- Was ist Forschung?

2.1 Einführung

In diesem Kapitel soll der Zusammenhang zwischen Forschung und klinischer Praxis aufgezeigt werden, wie Forschungsfragen aus der Praxis entwickelt werden können und welche Rolle die Hebamme in diesem Prozess spielt. Die Hebammentätigkeit hat zu viele Facetten, als dass ihr ein einzelner Forschungsansatz gerecht werden könnte. Es werden daher eine Reihe verschiedener Ansätze benötigt. Die hinter diesem Gedanken stehende Philosophie geht davon aus, dass die unterschiedlichen Forschungsmethoden im Rahmen der Hebammenforschung gleichermaßen wertvoll sind. Ein einzelner Forschungsansatz kann in sich nicht falsch oder richtig sein (was nicht bedeutet, dass er nicht falsch angewendet werden kann, was aber ein anderes Thema ist). Er kann aber im Hinblick auf ein bestimmtes Projekt durchaus sinnvoller sein als ein anderer. Jede Studie ist in einen bestimmten Wissenskontext und eine bestimmte Philosophie eingebettet. Entsprechend werden in diesem Buch zunächst einige grundlegende, konzeptuelle Gedanken zur Praxis der Hebammentätigkeit, zu verschiedenen Formen des Wissens, zu Theorie und zu Forschung dargestellt.

2.2 Braucht Hebammentätigkeit Forschung?

Um die Generierung von Forschungsthemen aus der Praxis untersuchen zu können, muss zunächst die Frage beantwortet werden, was Hebammentätigkeit ist. Auf diese Frage gibt es wohl so viele Antworten wie es Hebammen und von ihnen betreute Frauen gibt. Der britische *Midwive's Code of Practice* (UKCC 1998) gibt eine auf breiter Ebene anerkannte Definition des Hebammenberufs sowie einen Katalog der Aufgaben und Tätigkeiten. Hebammentätigkeit umfasst jedoch viel mehr als jede Definition oder jeder Aufgabenkatalog beschreiben könnte. Bryar (1995) meint «*to be a midwife is to use the self*», mit anderen Worten, die Persönlichkeit der einzelnen Hebamme kann nicht von ihrer Arbeit getrennt werden. Aber Hebammentätigkeit ist auch mehr als nur das Zusammenwirken von Persönlichkeit und Arbeit einer einzelnen Person oder eine Gruppe von Personen. Eine Darstellung der Hebammentätigkeit und ihrer Entwicklung findet sich bei Donnison (1988) und Towler und Bramall (1986). In den verschiedenen Auflagen von Hebammenlehrbüchern wie *Mayes' Midwifery* (aktuelle Auflage, Sweet 1997) oder Myles' *Textbook for Midwives* (aktuelle Auflage, Bennett und Brown 1993) gibt es ebenfalls viele Hinweise. Die sich verändernden Haltungen verschiedener britischer Regierungen hinsichtlich der Gesundheitsdienstleistungen für Schwangere, Gebärende und Wöchnerinnen und gegenüber Hebammen, wie sie im *Changing Childbirth Report* (Department of Health 1993) und im Bericht des *Standing Nursing and Midwifery Advisory Committee* (SNMAC), *Midwifery: Delivering our Future*' (Department of Health 1998) deutlich werden, drücken eine bestimmte Vorstellung von Hebammentätigkeit aus. Das soziale und kulturelle Klima ebenso wie medizinischer und technologischer Fortschritt haben einen großen Einfluss auf die Hebammentätigkeit sowohl hinsichtlich dessen, was die Gesellschaft von ihr erwartet, als auch was sie anzubieten in der Lage ist. Man könnte argumentieren, dass die einzige Möglichkeit, sich ein Bild von der Hebammentätigkeit zu machen, ist, sie zu erfahren. Aber wie soll sie erfahren werden? Als Konsumentin, als Hebamme, als HausärztIn, als GeburtshelferIn, als Geburtsvorbereiterin? Die Liste ist endlos. Man könnte versuchen, durch Untersuchung, Beschreibung und Katalogisierung ein Bild von der Hebammentätigkeit zu gewinnen, aber was würde untersucht werden:

- die Anzahl der Frauen, die normal gebären,
- die Anzahl antepartaler/intrapartaler/postpartaler Ereignisse,
- die Anzahl der Arbeitsstunden einer Hebamme,
- Faktoren, die zu einer normalen Geburt beitragen,
- die Zufriedenheit der Frauen/ihrer Partner/der Hebammen,
- die Größe und Art der Kreißsäle einschließlich ihrer Inneneinrichtung,
- Erwartungen und Erfahrungen von Frauen und ihren Familien,

- die Anzahl der Dankesschreiben und Beschwerdebriefe,
- die Einrichtung von hebammengeleiteten Abteilungen,
- die Anzahl postnataler Depressionen/traumatischer Geburtserfahrungen,
- die Höhe finanzieller staatlicher Unterstützung der Hebammentätigkeit,
- der Umfang an Hebammenforschung?

Diese Liste ist nur ein Anfang: sicher könnte jede Frau und jede Hebamme ihr noch etwas hinzufügen. In jedem Fall zeigt sie deutlich, dass die Hebammentätigkeit ausgesprochen komplex und facettenreich ist. Sie hat außerdem einen dynamischen Charakter. Früher war das Ziel, dass Mutter und Kind die Geburt lebend überstehen. In einer Kultur, in der dieses Ziel inzwischen zur Norm geworden ist, geht es darum, der Frau ein erfülltes Geburtserlebnis zu ermöglichen und dafür zu sorgen, dass sie über die ihr zukommende Betreuung entscheiden kann sowie die Kontrolle darüber hat (Department of Health 1993). Auch die Hebamme hat sich verändert – viele haben ein Diplom und einen akademischen Grad und erwarten, im Rahmen eines multidisziplinären Teams eigenverantwortlich arbeiten zu können. Heutzutage wird von den in der Praxis Tätigen erwartet, dass sie «fit für ihre Aufgabe» sind und über «Kompetenzen» (Philips et al 1994, Fraser et al 1997) verfügen, die für den heutigen Arbeitsalltag erforderlich sind. Hebammen sollen aber auch einfühlsam (Flint 1986, Page 1997) sein, um jeder Frau das Gefühl geben zu können, etwas Besonderes zu sein. Ein Verständnis für ein so komplexes Phänomen wie die Hebammentätigkeit kann nur durch die sorgfältige Untersuchung der vielen einzelnen Facetten gewonnen werden. Hierbei bedarf es großer Detailgenauigkeit, genauer Dokumentation und der Identifikation interdependenter Komponenten. Des Weiteren ist ein Verständnis der Bedeutung von Hebammentätigkeit für die Menschen, Individuen oder Gruppen, die mit ihr in Kontakt kommen, notwendig. Es ist ebenso erforderlich, die Beziehungen zwischen den verschiedenen Aspekten und Ereignissen im Rahmen der Hebammentätigkeit, seien sie nun kausal, korrelativ oder zufällig, zu untersuchen. Hierzu gehört darüber hinaus die Prüfung aller Evidenzen, was Hebammentätigkeit ist oder sein kann. Dies umreißt den möglichen Gegenstandsbereich der Hebammenforschung, die für eine qualitativ hochwertige Praxis unerlässlich ist.

2.3 Formen des Wissens

Ein Ziel von Forschung ist es, das Wissen, auf dem die Hebammentätigkeit aufbaut, zu erweitern, zu konsolidieren und zu bestätigen. Zu selbstständigem und eigenverantwortlichem Arbeiten gehört, die eigene Arbeit mit Hilfe des vorhandenen Wissens begründen zu können. Für Hebammen bedeutet dies, die eigene Tätigkeit gegenüber den Frauen, der Gesellschaft, KollegInnen und anderen GesundheitsexpertInnen begründen zu können. Wissen und Forschung sind untrennbar miteinander verbunden, daher sollen zunächst die verschiedenen Formen des Wissens dargestellt werden. Die Lehre von den Grundlagen des Wissens oder Wissenschaftslehre ist ein eigenständiges Gebiet und wird als **Epistemologie** bezeichnet. Im Folgenden wird ein kurzer Überblick über die verschiedenen Formen des Wissens gegeben, um das Verständnis für die Bedeutung von Forschung im Rahmen der Hebammentätigkeit zu erleichtern.

2.3.1 Traditionelles Wissen

Ein großer Teil der Hebammenarbeit basiert auf Tradition (Department of Health 1993, Hurley 1998), das heißt auf Ansichten und Überzeugungen, die von einer Generation an die nächste weitergegeben wurden. Sie wurden schließlich zu anerkanntem Brauch oder Teil der Kultur und zur Routine oder zum Ritual. So kann zum Beispiel die Messung des Fundusstandes nach der Geburt und im Wochenbett zur Beurteilung des Involutionsprozesses bis 1895 (Cluett et al 1995) zurückverfolgt werden. Eine auf Tradition basierende Praxis spiegelt nicht notwendigerweise die beste derzeit verfügbare Evidenz wider und zu ihren Arbeitsweisen befragt antworten manche Hebammen: «Das haben wir schon immer so gemacht» (Bluff, laufende Studie). Hebammen, Hebammenschülerinnen und Frauen sind sich einig (Department of Health 1993), dass eine ausschließlich auf dieser Form von Wissen basierende Praxis den Bedürfnissen der Frauen nicht gerecht wird und in einer suboptimalen Betreuung resultiert. Traditionelles Wissen wird so lange Bestandteil der alltäglichen Praxis sein, wie keine Evidenzen zur Verfügung stehen (Jackson 1994), was durchaus angemessen sein kann. Es ist heute nicht mehr akzeptabel, neue Praktiken ohne vorherige Evaluation einzuführen und so neues traditionelles Wissen zu schaffen.

2.3.2 Gesunder Menschenverstand

Jackson (1994) ist der Ansicht, dass sich die Arbeit der Hebamme häufig auf gesunden Menschenverstand *(common sense)* gründet. Clark (1987) weist darauf hin, dass *common* (engl.: gemeinsam, häufig, nichts Besonderes, Anmerk. d. Ü.) impliziert, dass etwas für selbstverständlich gehalten wird und allgemein anerkannt ist, während *sense* (engl.: Sinn, auch im Sinne von: Vernunft, vernünftig, Anmerk. d. Ü.) auf Argumentation und logisches Denken hinweist, weswegen sie von einem Widerspruch in sich spricht. Denn *etwas als selbstverständlich betrachten* bedeutet, dass über die fragliche Sache nicht nachgedacht wurde.

Gesunder Menschenverstand kann auf Werten und Überzeugungen beruhen und damit eine Form traditionellen Wissens darstellen. Umgekehrt kann es sein, da Hebammen in unterschiedlichen Umgebungen und Kulturen praktizieren, dass das, was für die eine normal ist, für die andere nicht selbstverständlich ist.

2.3.3 Versuch und Irrtum

Ist über die jeweilige Betreuungsform nicht genug bekannt, werden Entscheidungen möglicherweise auf der Basis von Versuch und Irrtum getroffen. Wenn eine Betreuungsform nicht zufriedenstellend ist, wird sie durch eine andere ersetzt, bis eine Lösung gefunden wird. Auf diese Weise wird Wissen durch klinische Erfahrung gewonnen. Solange alle bisherigen Optionen vorher überprüft worden sind, kann dies eine sichere Vorgehensweise sein, jedoch kann die Einführung einer neuen Option die Frauen und ihre Kinder auch unbekannten Gefahren aussetzen. Da man nie weiß, welche Option den gewünschten Effekt haben wird, muss der Prozess außerdem bei jeder einzelnen Klientin wiederholt werden, was diese Methode des Erkenntnisgewinns in der Praxis sehr aufwendig macht.

2.3.4 Intuition

Benner (1984) ist der Ansicht, dass Wissen in die Praxis eingebettet ist. ExpertInnen handeln intuitiv. Polanyi (1958) und Benner (1984) bezeichnen Intuition als stummes Wissen *(tacit knowledge)*, etwas, das wir wissen, aber nicht artikulieren können. Dieses Wissen kann in der Schule gelernt worden sein, auf der eigenen klinischen Erfahrung beruhen oder sich aus einer Kombination verschiedener Quellen zusammensetzen. Das Bewusstsein für dieses stumme Wissen hat zu einer verstärkten Reflexion der Praxis beigetragen (Schön 1983, Boud et al 1985), um so den Einzelnen zu ermöglichen, dieses Wissen explizit zu machen und damit der Artikulation, der Diskussion und der Weitergabe an andere zu öffnen. Paul und Heaslip (1995) meinen, dass intuitives Wissen, das heißt Wissen, über das man nicht nachdenkt, oder eine falsche Einschätzung des eigenen Wissens zu falschen Schlussfolgerungen führen und sich damit negativ auf die Betreuung auswirken kann. Bei einem Zusammenwirken von Intuition, kritischem Denken und Reflexion können unangemessene Entscheidungen vermieden werden (Paul und Heaslip 1995). Entscheidend ist dabei, der eigenen Praxis immer wachsam und kritisch hinterfragend gegenüberzustehen.

2.3.5 Erfahrung

Aus klinischer Erfahrung gewonnenes Wissen ist für Hebammen von großer Bedeutung (Mander 1992). Trotz seines Stellenwertes darf aber nicht vergessen werden, dass solches Wissen veralten kann. Die Erfahrung einer Hebamme kann außerdem begrenzt sein, entweder weil sie Berufsanfängerin ist oder weil sie nur in einem bestimmten Setting oder mit einer bestimmten Gruppe von Frauen und Familien arbeitet. Erfahrung kann auch nicht losgelöst von der allgemeinen Lebenserfahrung und kommunikativen und organisatorischen Fähigkeiten betrachtet werden, sowie von Fähigkeiten, die durch persönliche Verluste oder Krisen gewonnen werden, um nur einige zu nennen. All diese Aspekte tragen zu dem Wissen bei, auf das in der Praxis zurückgegriffen wird und es steht in direktem Zusammenhang mit dem persönlichen Wissen.

2.3.6 Persönliches Wissen

Während Polanyi (1958) ein sehr weit gefasstes Verständnis von persönlichem Wissen hat, versteht Carper (1978) darunter das Wissen im Zusammenhang mit dem Bewusstsein für und Wissen über die eigene Person. Dies steht im Einklang mit Bryar's (1995) Konzept, dass das Wesen einer Hebamme untrennbar mit ihrer individuellen Persönlichkeit verbunden ist. Auf der Grundlage dieses Wissens sind Hebammen in der Lage, eine therapeutische Beziehung mit ihren KlientInnen zu entwickeln. Wenn man sich seiner eigenen Person bewusst ist, kann man das eigene Verhalten erkennen und einschätzen, wie man auf seine Umwelt und die Personen, die man betreut, wirkt sowie diese auf einen selbst. Sich seiner eigenen Person bewusst zu sein bedeutet auch, authentisch sein zu können. Nach Bluff (Bluff, laufende Studie) fehlt allerdings manchen Hebammen dieses Wissen.

2.4 Theorie

Genauso wie ein Verständnis über die verschiedenen Formen des Wissens zu einem allgemeinen Verständnis der Anwendung und der Ziele von Forschung im weitesten Sinne beiträgt, ist auch ein bestimmtes Verständnis davon, was Theorie bedeutet, erforderlich. Jede Forschung ist in bestimmte wissenschaftstheoretische Bezüge eingebettet. So wird entweder davon ausgegangen, dass Forschung darauf abzielt, etwas zu testen oder zu quantifizieren, wie dies in vielen quantitativen Studien geschieht, oder es wird gesagt, dass Forschung eine unbekannte Theorie zu erhellen versucht, wie dies in vielen qualitativen Studien der Fall ist.

Bryar (1995: 2) stellt fest, dass «häufig gesagt wird, dass die Hebammentätigkeit an einem Theoriemangel leidet», ohne dass die Quelle dieser Äußerungen benannt wird. Unabhängig davon, von wem diese Aussage stammt, beruht dieser Eindruck möglicherweise auf einem mangelnden Verständnis des Begriffs «Theorie». Die Tatsache, dass Hebammen in ihrer Arbeit Wissen und Fähigkeiten integrieren, impliziert, dass ihre Arbeit von einem gewissen Maß an Theorie untermauert wird (Bryar 1995). Gilbert (1993) meint, dass unter Theorie die Erklärung für eine gegebene Situation verstanden werden kann. Dies stimmt mit Bryars Ansicht (1995: 28) überein, derzufolge es bei Theorie «im wesentlichen um Erklärungen für Ereignisse, Handlungen und Phänomene» geht. Diese Erklärungen entstehen, wenn Konzepte miteinander in Verbindung gebracht werden. Konzept meint dabei eine auf der Basis unseres Wissens entstandene Idee oder einen abstrakten Gedanken, die oder der es uns ermöglicht, die Dinge um uns herum zu verstehen und damit unsere Praxis zu leiten. Allerdings betonen Bryar (1995) und andere (Chinn und Kramer 1991, Perry 1997) auch die Komplexität des Themas Theorie. Es existiert eine Vielzahl von Definitionen, und wer sich mit dem Wesen der Theorie näher befassen will, sei auf die umfangreiche Literatur zu diesem Thema, einschließlich der oben zitierten Texte, verwiesen. Es kann für die Erklärung eines bestimmten Phänomens immer mehr als eine Theorie geben, was die Unterschiede in der Praxis bis zu einem gewissen Grad erklären kann.

Man könnte sagen, dass das hebammenspezifische Wissen eine Theorie der Hebammentätigkeit liefert, während auf die Hebammentätigkeit angewandtes Wissen aus anderen Disziplinen wie Gesundheitswissenschaften, Soziologie, Psychologie, Medizin, Psychiatrie und vielen anderen Bereichen zusätzliche Theorie für die Praxis liefert. Die Art und Weise, wie dieses Wissen integriert wird, macht es schließlich zur Theorie der Hebammentätigkeit. Entsprechend ließe sich die Theorie der Hebammentätigkeit definieren als die Gesamtheit des Wissens, das Hebammen in ihrer Praxis umsetzen. Legt man Bryars (1995) Theorieverständnis zu Grunde, wird deutlich, dass die Hebammentätigkeit nicht unter Theoriemangel leidet. Denn Hebammen benutzen die verschiedenen oben genannten Formen des Wissens, um ihre eigenen Theorien auf der Basis von Beobachtung, Erfahrung und Reflexion zu entwickeln. Diese Theorien versuchen die Geschehnisse in Hebammensettings und bei der Betreuung der Frauen zu erklären. Das Problem dieser Theorien sind die oftmals fehlenden Evidenzen für die Angemessenheit ihrer Anwendung, dennoch müssen wir uns mangels Alternative in unserer täglichen Praxis auf sie verlassen. Theorien sind dynamisch: in dem Maße, in dem neues Wissen bekannt wird, können Theorien verworfen oder modifiziert und neue Theorien entwickelt werden. Um eine qualitativ hochwertige Betreuung anbieten zu können, ist die Kenntnis des aktuellen Wissensstandes für Hebammen daher unbedingt erforderlich. Manchmal fehlt das zur Entwicklung einer Theorie notwendige Wissen. In diesem Fall wird die Arbeit häufig an Vermutungen ausgerichtet, die die Gefahr einer Stereotypisierung in sich bergen, die wiederum die Hebammenarbeit in unerwünschter Weise beeinflussen kann.

2.5 Was ist Forschung?

Bisher wurden die verschiedenen Arten von Wissen und der Theoriebegriff besprochen. Aus den Darstellungen lässt sich nun schliessen, dass unter der Praxis der Hebammenarbeit die Umsetzung von Theorien durch Hebammen auf der Basis von Wissen aus unterschiedlichen, validierten oder nicht validierten Quellen zu verstehen ist. Forschung meint nun im weitesten Sinne den Prozess, mit dem versucht wird, das Wissen zu erweitern und zu validieren und auf diese Weise Evidenzen verfügbar zu machen, auf denen Theorie und Praxis der Hebammenarbeit aufgebaut werden können. Dies geschieht entweder durch das Testen vorhandener Theorien oder das Generieren neuer Theorien. Diese beiden grundlegenden Forschungsansätze sollen im Folgenden besprochen werden.

Ist eine Theorie vorhanden, zielt die Forschung darauf ab, ihren Geltungsbereich, ihre Stärke und die durch sie beschriebenen Beziehungen zu testen. Hierbei handelt es sich um ein **deduktives** Vorgehen: die Theorie wird formuliert und es werden Schritte unternommen, um sie entweder anzunehmen oder zu widerlegen. Liegt keine Theorie vor, wird **induktiv** vorgegangen: die fragliche Situation wird detailliert beschrieben und analysiert, um so die zu Grunde liegende Theorie zu erkennen und zu entwickeln.

Jede Theorie hat einen Ursprung. Normalerweise wurde sie aus einer beobachteten Situation heraus entwickelt. Eine Hebamme kann zum Beispiel beobachtet haben, dass Mehrgebärende eine kürzere Geburtsdauer haben als Erstgebärende. Die entsprechende Theorie würde hier lauten:

- «Die zweite Geburt sowie alle folgenden dauern weniger lang als die erste.»

Sie könnte getestet werden, indem die Geburtsdauer einer bestimmten Anzahl von Erst- und Mehrgebärenden verglichen wird. Bei diesem Vorgehen handelt es sich um einen deduktiven Prozess. Es wird eine vorläufige Theorie entwickelt, die dann getestet wird. Wird die Theorie widerlegt, wird eine Alternative vorgeschlagen und diese dann erneut getestet. Wird die ursprüngliche Theorie akzeptiert, werden weitere Theorien zu ihrer Begründung entwickelt und wiederum getestet. So geht es immer weiter. Dieser deduktive Ansatz ist traditionell in den Naturwissenschaften beheimatet, in denen das Testen der Theorie unter Laborbedingungen oder in einer kontrollierten Situation geschieht. Man spricht hier auch von einem positivistischen Ansatz, da der Schwerpunkt auf den allein durch Beobachtung des Gegebenen gewonnenen «positiven» Tatsachen liegt (Kaplan 1968, zitiert in Parahoo 1997). Dem Positivismus liegt die Philosophie zu Grunde, dass die «Wahrheit irgendwo da draussen» ist – dass Fakten objektiv sind und daher identifiziert und gemessen werden können. Dies ist der biomedizinische Ansatz, dessen Tradition in der Chemie, der Physik und der Biologie verortet ist und von den

Medizinern aufgegriffen wurde. Man spricht hier von dem **quantitativen** Forschungsansatz. Die induktive Forschung hingegen hat sich aus einem **humanistischen** Ansatz heraus entwickelt. Hier wird von einer Frage ausgegangen:

- «Erleben Frauen die Geburt des ersten Kindes anders als die des zweiten Kindes?»

Nachdem die Frage gestellt ist (qualitativ arbeitende ForscherInnen ziehen möglicherweise eine Aussage, die den interessierenden Gegenstandsbereich absteckt, einer Frage vor), werden Informationen gesammelt, um sie beantworten zu können. Die gesammelten Informationen dienen zunächst der Beschreibung der Situation und anschließend ihrer Klassifizierung nach bestimmten Kriterien sowie ihrer Interpretation. Daraus lässt sich dann möglicherweise eine Theorie entwickeln. Der humanistische Ansatz wird hauptsächlich den Sozialwissenschaften zugeschrieben und hat eine persönlichere Perspektive – es wird davon ausgegangen, dass die Wahrheit durch die jeweilige Person in einer bestimmten Situation bestimmt wird oder kontextspezifisch ist. Diese Herangehensweise ist zwar subjektiv, aber ihre Anhänger sind der Ansicht, dass sie einen *fairen* Ansatz darstellt. Man spricht hier von einem **qualitativen** Forschungsansatz. Qualitative Forschung beschäftigt sich primär mit der Erklärung, Interpretation und dem Verstehen, wie Menschen ihre Welt sehen. Da jeder Mensch die Welt anders sieht, gibt es viele verschiedene Realitäten bzw. Wahrheiten. Dieser Ansatz kommt der frauenzentrierten und auf die individuelle Betreuung ausgerichteten Philosophie von Hebammentätigkeit sehr nahe.

Nun könnte man sagen, dass der induktive und der deduktive Ansatz eigentlich zwei Seiten einer Medaille darstellen, das heißt unterschiedliche Perspektiven desselben Prozesses, und bis zu einem gewissen Grad ist das auch richtig. Gilbert (1993), in dessen Arbeit sich die Beziehung zwischen Praxis (die er als die soziale Welt bezeichnet), Daten und Theorie für induktive und deduktive Prozesse grafisch dargestellt findet, sagt auch, dass, obwohl die beiden Ansätze ihrer Definition nach unterschiedlich sind, sie sich in der Praxis überschneiden. Diese beiden Hauptrichtungen werden auch als Forschungs**paradigmen** bezeichnet, wobei Paradigma hier eine bestimmte Perspektive oder einen bestimmten Standpunkt meint. Kuhn (1970), dem der erstmalige Gebrauch des Paradigmenbegriffes zugeschrieben wird (Parahoo 1997), beschrieb damit eine bestimmte Denkschule. Seit dieser Zeit wurde der Begriff weiter entwickelt und umfasst nun alle Vorstellungen und Annahmen, die mit einer bestimmten Perspektive oder Haltung einhergehen. Heute geht man im Allgemeinen von zwei Hauptperspektiven oder -ansätzen aus, der **positivistischen** und der **interpretativen**, sie werden auch als quantitatives und qualitatives Forschungsparadigma bezeichnet. Wir sind der Ansicht, dass sie nicht völlig unabhängig voneinander sind, sondern sich gegen-

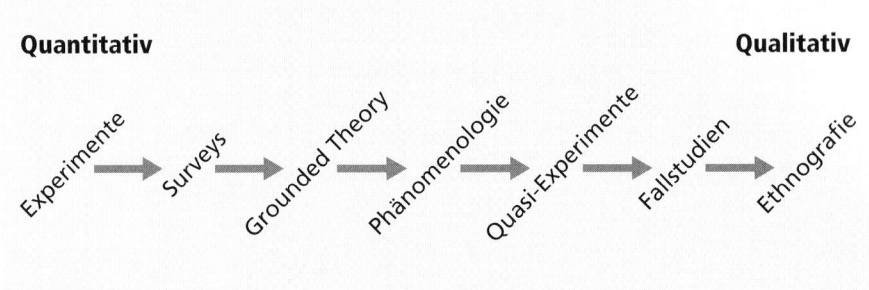

Abbildung 2-1: Kontinuum der Forschungsansätze

seitig ergänzen und das gleiche Ziel haben, nämlich die Erweiterung hebammenrelevanten Wissens. Die Beziehung zwischen diesen beiden Paradigmen lässt sich in Form eines Kontinuums darstellen, bei dem eine Progression in beide Richtungen möglich ist **(s. Abb. 2-1)**.

Diese Darstellung erhebt keinen Anspruch auf Vollständigkeit: es könnten durchaus noch andere Forschungsansätze mit einbezogen werden und es ist Raum für neu zu entwickelnde Ansätze.

2.6 Paradigmen, Ansätze, Methodologie und Methoden: Begriffsdiskussion

Bis jetzt wurden die beiden wesentlichen Forschungsparadigmen oder -perspektiven, das quantitative und das qualitative Paradigma, dargestellt. Im Rahmen jedes Paradigmas gibt es unterschiedliche Forschungsansätze, wobei ein Ansatz als eine bestimmte Form von Forschung verstanden werden kann. So sind zum Beispiel Experimente und Surveys dem quantitativen Paradigma und die Grounded Theory und Ethnographie dem qualitativen Forschungsparadigma zuzuordnen.

Methodologie ist ein weiterer häufig gebrauchter Begriff. Sidell (1989: 261) definiert Methodologie als «die theoretischen Annahmen, auf denen die Entscheidung für eine bestimmte Forschungsmethode gründet». Dies kann sowohl für das Forschungsparadigma als auch für den für eine Studie gewählten Ansatz gelten oder für beide. Methodologie wird häufig mit dem Begriff der **Methode** vermischt, der die spezifischen Instrumente und Techniken bezeichnet mit denen eine bestimmte Studie durchgeführt wird. So ist zum Beispiel ein Fragebogen eine Methode, die in verschiedenen Forschungsansätzen Anwendung finden kann. Häufig kommen im Rahmen einer Studie verschiedene Instrumente oder Methoden zum Einsatz, ihre Kombination wird als Forschungs**design** bezeichnet. Das Forschungsdesign ist der Plan, der die Durchführung der Forschung detailliert beschreibt. Anhand des Forschungsdesigns soll es anderen ForscherInnen möglich sein, den Forschungsprozess zu reproduzieren. Theoretisch könnte jede Studie ihr ganz eigenes Forschungsdesign haben, aber besonders in der quantitativen Forschung haben sich für bestimmte Fragestellungen inzwischen bestimmte Designs etabliert, wie zum Beispiel die randomisierte, kontrollierte Studie, die in Kapitel 3 besprochen wird. Das hat dazu geführt, dass die Begriffe «Design» und «Methode» manchmal synonym benutzt werden.

Auch andere zentrale Begriffe werden von einzelnen Autoren unterschiedlich benutzt. So bezeichnen zum Beispiel Reid (1993) und Cormack (1996) mit dem Begriff «Ansatz» das quantitative und das qualitative Forschungsparadigma. Mulhall (1994) scheint die Begriffe «Ansatz» und «Design» synonym zu benutzen, wobei sie im Zusammenhang mit qualitativer Forschung von «Ansatz» und in Verbindung mit quantitativer Forschung von «Design» spricht. Polit und Hungler (1997) verweisen auf eine methodologische Unterscheidung zwischen quantitativer und qualitativer Forschung und scheinen «Methodologie» mit «Ansatz» gleichzusetzen, sprechen aber im Weiteren von wissenschaftlichen und naturalistischen Methoden. Hicks (1996) benutzt den Begriff «Ansatz» im Zusammenhang mit der jeweils angewandten statistischen Auswertung. Die Terminologie wird also keineswegs einheitlich verwendet, die Bedeutung der Begriffe kann je nach Kontext leicht variieren. Es empfiehlt sich daher bei der Lektüre eines jeden Textes die Definition der entsprechenden Begriffe in dem jeweiligen Kontext abzuklären.

Die Klassifikation **(s. Kasten 2-1)** ist als Hilfe gedacht, sie ist allerdings recht rigide. Bei der Lektüre des Buches wird deutlich werden, dass es nicht immer möglich ist, einen Ansatz klar von einem anderen zu trennen oder auch eine Methode oder ein Design von einem anderem. Wo die Abgrenzungen zwischen den Ansätzen unscharf werden, spricht man im Englischen von *method slurring.* Damit ist die Modifikation eines Ansatzes oder einer Methode mit Blick auf die Anforderungen einer speziellen Studie oder eines klinischen Settings gemeint. Dieses Vorgehen ist durchaus akzeptabel: genauso wie Hebammen eine individuelle Betreuung anbieten, das heißt bestimmte Betreuungsformen den Bedürfnissen der Frau entsprechend modifizieren, so müssen ForscherInnen möglicherweise den Forschungsprozess anpassen. Genau wie in der praktischen Arbeit der Hebamme

---

Kasten 2-1: Verwendung der Forschungsterminologie in diesem Buch

- *Paradigma:* die Perspektive oder Sichtweise, quantitativ oder qualitativ
- *Ansatz:* die Art der Forschung im Rahmen der Paradigmen – Experiment/Ethnografie
- *Methode:* Instrumente und Techniken, die zur Durchführung einer Studie eingesetzt werden
- *Design:* der Forschungsplan, was wann getan wird

ist es dann aber von entscheidender Bedeutung, die Modifikationen klar zu benennen und zu dokumentieren, sowie ihre Auswirkungen auf den Forschungsprozess und die -ergebnisse sorgfältig zu erwägen und darzustellen.

2.7 Die Hauptannahmen in jedem Forschungsansatz

Nachdem die Hintergründe des qualitativen und des quantitativen Forschungsparadigmas dargestellt wurden, soll es jetzt um bestimmte Aspekte im Zusammenhang mit den verschiedenen Ansätzen gehen, die verdeutlichen, warum im Rahmen bestimmter Ansätze häufig bestimmte Methoden eingesetzt werden. Diese Aspekte werden in **Tabelle 2-1** einander gegenübergestellt.

Lange Zeit wurde davon ausgegangen, dass eine deduktive Vorgehensweise beziehungsweise quantitative Forschung der induktiven beziehungsweise qualitativen Forschung überlegen ist. Hier spielen allerdings traditionelle Machtverhältnisse und Fragen der geschlechtsspezifischen Rollenverteilung eine größere Rolle als der tatsächliche Wert der beiden Ansätze. Wir sind der Ansicht, dass sowohl die quantitative wie auch die qualitative Forschung ihre Stärken und ihre Schwächen haben, die sie für ein Vorhaben geeigneter machen als für ein anderes. Beide können jedoch einen wertvollen Beitrag zu einem besseren Verstehen der Hebammenarbeit leisten. Nach wie vor werden allerdings beide Herangehensweisen unterschiedlich bewertet. So wird die randomisierte, kontrollierte Studie (*randomized controlled trial*, RCT), die klassische quantitative Methode, als der «Goldstandard» (Sackett et al 1997) der Forschung angesehen und steht an der Spitze der Hierarchie von Forschungsdesigns für die Entwicklung evidenzbasierter Leitlinien für die Praxis.

Tabelle 2-1: Die wesentlichen Aspekte quantitativer und qualitativer Forschung

quantitative Forschung	qualitative Forschung
deduktiv	induktiv
positivistisch	humanistisch
Fakten werden als unabhängig betrachtet	Fakten werden als kontextabhängig betrachtet
strebt Objektivität an	erkennt Subjektivität an
testet eine Hypothese	beantwortet eine Frage oder erreicht ein Ziel
experimentelle Ansätze und Surveys (Designs)	Grounded Theory und phänomenologische Ansätze
statistische Analyse dominiert	Analyse von mündlichen und schriftlichem Textmaterial

> **Kasten 2-2: Mögliche Fragen zur Generierung einer Forschungsidee**
>
> ▶ Warum tun wir das?
> ▶ Ist A besser als B?
> ▶ Was wäre, wenn wir x tun würden?
> ▶ Was wäre, wenn y passieren würde?
> ▶ Was denken Frauen über z?

2.8 Von der Praxis zur Forschung – der Beginn des Forschungsprozesses

In Kapitel 1 wurde Forschung definiert. Unabhängig von ihrer Definition zielt Hebammenforschung direkt oder indirekt stets darauf ab, die Betreuung von Frauen und ihren Familien durch Hebammen zu verbessern. Forschung stellt *nicht* den Versuch dar, die Arbeit der einzelnen Hebammen zu standardisieren oder dafür zu sorgen, dass jede Frau ihre Schwangerschaft, ihre Geburt und die Zeit danach in genau der gleichen Weise erlebt. Abgesehen davon ist es extrem unwahrscheinlich, dass auch nur eines von beidem gelingen würde. In der Forschung geht es um ein Verstehen der physischen, psychischen oder sozialen Prozesse, die eine bestimmte Situation beeinflussen, um dann die besten Optionen für die Frauen in dieser Situation zu ermitteln. Das bedeutet, dass Hebammenforschung ihren Ausgangspunkt normalerweise in der Praxis nimmt. Unabhängig von dem gewählten Forschungsansatz muss immer eine initiale Idee vorhanden sein. Diese Idee kann aus der praktischen Arbeit heraus entstehen, durch Reflexion und kritische Analyse des Betreuungsangebots oder durch Literaturstudium **(s. Kasten 2-2)**.

Diese Art von Fragen wird häufig von Hebammenschülerinnen gestellt. Sie beobachten und erleben die Ereignisse während Schwangerschaft, Geburt und Wochenbett und versuchen mit Hilfe dieser Fragen ein Verständnis für die zu Grunde liegenden Theorien zu entwickeln und damit ihr Wissen zu erweitern. Auch die Frauen und ihre Familien stellen diese Fragen, um die Gründe für die verschiedenen Betreuungsoptionen zu verstehen. Die Entwicklung neuer Medikamente, moderner Technologie und Screeningmethoden, sowohl in der Geburtshilfe als auch in anderen Gesundheitsbereichen, bietet neue Optionen für die Frauen oder ihre Neugeborenen. Dennoch ist und bleibt Schwangerschaft, Geburt und die Zeit danach ein einzigartiges Ereignis, das wir nicht vollständig verstehen und entsprechend den ethischen Prinzipien von **Nonmaleficence** (das Bestreben, Schaden zu vermeiden) und **Beneficence** (der Wille, Gutes zu tun)

(Singleton und McLaren 1995) sollte keine Neuerung eingeführt werden, deren Nutzen beziehungsweise mögliche schädliche Wirkung nicht bekannt ist.

Die Frauen wollen Evidenzen dafür, dass sie die bestmögliche Betreuung erhalten und die Antwort «das haben wir schon immer so gemacht» ist heute nicht mehr akzeptabel. Frauen wollen ihre eigenen Entscheidungen treffen. Dies ist aber nur möglich, wenn sie Zugang zu den notwendigen Informationen haben sowie zu den Evidenzen, die diese Informationen stützen. Sowohl der *Changing-Childbirth-Report* (Department of Health 1993) als auch der *SNMAC-Report* (Department of Health 1998), die sich beide mit der Zukunft des Hebammenwesens beschäftigen, stellen dieses Konzept der *Informierten Entscheidung (informed choice)* und der Kontrolle über die eigene Betreuung dar und fordern es ein. Hieraus wird deutlich, dass die initiale Idee für eine Forschung vielen Quellen entspringen kann.

Eine initiale Idee für eine Forschungsarbeit zu entwickeln ist nicht so einfach wie es zunächst klingen mag. Einige Hebammen nehmen bestimmte Dinge in ihrem Arbeitsalltag möglicherweise gar nicht mehr wahr und erkennen daher auch nicht einen gegebenenfalls vorhandenen Forschungsbedarf. Gründe hierfür können die Arbeitsbelastung oder andere beeinträchtigende Faktoren sein, einschließlich der zahlreichen arbeitsplatzbedingten oder persönlichen Stressfaktoren. Andere sehen den Forschungsbedarf und ignorieren ihn. Wieder andere entwickeln eine Idee, setzen sie aber nie um, genau wie in der Parabel des Sämanns (Jerusalem Bible 1968, Mark 13: 1–9). Nicht jede Hebamme verfügt über die erforderlichen Fertigkeiten und die notwendige Zeit oder Unterstützung, um eine Forschung durchzuführen. Dennoch sollten alle ein waches Auge und ein offenes Ohr für die Themen haben, die der Evaluation bedürfen, sowie für Praktiken, die sich in den Arbeitsalltag eingeschlichen haben, ohne überprüft worden zu sein. Nun könnte man sagen, dass die Forderung nach gründlicher Erforschung aller Sachverhalte die Vorstellungskraft erstickt. Tatsächlich ist das Gegenteil der Fall: Fantasie und Kreativität sind für die Entwicklung einer anfänglichen Idee für eine Forschung essenziell. Die Entwicklung dieser Idee liegt nun nicht nur in der Verantwortung einiger weniger Hebammen, die forschen, sondern in der aller Hebammen (UKCC 1998). Die Idee für eine Forschung kann zum Beispiel aus einer Diskussion unter Kolleginnen entstehen, wie dies bei dem Delphi Survey zur Festlegung von Forschungsprioritäten in der Hebammenausbildung (Sleep et al 1995 a) oder in der Hebammenarbeit (Sleep et al 1995 b) der Fall war.

Was macht nun eine Hebamme, wenn sie eine gute Idee hat? Der nächste Schritt ist, sich mit der Literatur zu dem entsprechenden Thema zu beschäftigen, sowie mit Kolleginnen, Klientinnen und Freunden darüber zu sprechen. Wissen sie eine Antwort und sind die Antworten überzeugend? Möglicherweise sind die entsprechenden Informationen bereits vorhanden, wenn sie der Hebamme auch neu sein mögen. Diese eigenständige Recherche ist Teil des Prozesses lebenslangen Lernens, das heute von allen Hebammen gefordert wird und für eine kritische Reflexion der Praxis unabdingbar ist. Zusätzlich kann im Prozess der ersten Recherche das Forschungsthema eingegrenzt und die wesentlichen Aspekte, die weiterer Forschung bedürfen, können herausgefiltert werden.

Der nächste Schritt ist sehr groß und braucht Mut und Selbstvertrauen – Eigenschaften, um die alle Hebammen sich bemühen sollten. Die Idee muss an eine Person herangetragen werden, die sie entweder als ein potenzielles Forschungsthema in Betracht zieht oder derjenigen, von der die Idee stammt, hilft, die Forschung selbst auf den Weg zu bringen. Idealerweise sollte jede geburtshilfliche Abteilung über eine Person verfügen, die für die Koordination von Forschung oder Entwicklung verantwortlich ist und mit der die Idee besprochen und geprüft werden kann. Möglicherweise gibt es bereits ein Team, das an einer Forschung arbeitet, dessen MitarbeiterInnen um Rat und Unterstützung gebeten werden können. Oder es gibt ein Forum, das offen ist für Initiativen von Mitarbeitern, sowohl im Hinblick auf Forschung als auch hinsichtlich organisatorischer Fragen. Alternativ kann es sinnvoll sein, sich an eine Person in leitender Position zu wenden. In jedem Fall sollte man den Weg, der am eigenen Arbeitsplatz am erfolgversprechendsten ist, kennen. Das Finden der richtigen Ansprechpartner kann Hartnäckigkeit und Ausdauer erfordern. Hebammenschulen stellen ebenfalls eine gute Option dar, um Unterstützung zu finden. Viele Hebammenschulen in Großbritannien sind inzwischen den Universitäten angegliedert, die wiederum eine Forschungstradition aufweisen. Tatsächlich genießt die Forschung an vielen Universitäten oberste Priorität. Daher können die dort in der Hebammenaus- und Weiterbildung Tätigen bei der Forschung selbst Unterstützung oder Beratung hinsichtlich des weiteren Vorgehens anbieten.

Wenn vor Ort keine Unterstützung zu bekommen ist, kann es sinnvoll sein, andere in der Forschung tätige Hebammen mit gleichem Interessengebiet anzusprechen. Berufsorganisationen oder andere Verbände haben in Abhängigkeit vom Thema möglicherweise ebenfalls ein Interesse an der Durchführung der Forschung. MIRIAD und MIDIRS stellen hier hilfreiche Ressourcen dar und können auf der Suche nach Unterstützung möglicherweise weiterhelfen. Ein in Großbritannien bekanntes Forschungszentrum für hebammenrelevante Themen ist die *National Perinatal Epidemiology Unit*. Es kann allerdings sein, dass sie bereits mit laufender Forschung ausgelastet ist, weswegen es sich empfiehlt, mit der Suche nach Unterstützung auf lokaler Ebene zu beginnen. [In Deutschland gibt es noch keine entsprechende Einrichtung. Anm. d. Hrsg.]

Sowohl bei der Entwicklung der Forschungsfrage als auch bei der Suche nach Unterstützung sollte überlegt werden, ob das Thema von einem multidisziplinären Team untersucht werden soll. Hier könnte sich eine weitere Quelle der Unterstützung auftun, sowie ein Zusammenfließen von Sachverstand und Ressourcen. Die interdisziplinäre Zusammenarbeit wird zunehmend gefördert, da sie eine effektive Form zur Erstellung klinisch signifikanter Forschungsarbeiten darstellt. So stellt der britische *NHS Research and Development (R & D)* Mittel für interdisziplinäre Studien zur Verfügung. Die 1995 gestartete *Mother and Child Health Initiative* führte zu 51 Projekten, an denen eine Vielzahl von Berufsgruppen beteiligt waren (NHS Executive, 1997). Hebammenforschung hat sich in Großbritannien inzwischen national etabliert und in Zentren wie zum Beispiel Bristol, Leeds und Birmingham, um nur einige zu nennen, werden umfangreiche Studien durchgeführt.

Finanzielle Unterstützung kann ein Problem sein. Kleinere Studien sind häufig privat finanziert oder werden im Rahmen eines Studiums durchgeführt, bei dem die finanzielle Unterstützung aus verschiedenen Quellen kommt. Die Finanzierung größerer Projekte kann sich schwierig gestalten. Die Konkurrenz um die verfügbaren Geldmittel ist groß. Interdisziplinäre Studien sind hier im Hinblick auf die Qualität des Forschungsantrages im Vorteil, da das ForscherInnenteam über eine breit gefächerte Sachkenntnis verfügt und die Wahrscheinlichkeit qualitativ guter Ergebnisse höher ist. Auch hier ist es sinnvoll, auf lokaler Ebene zu beginnen, da die Mittel der *NHS Trusts* für Forschung und Entwicklung zunehmend budgetiert sind. Industrie und kommerzielle Unternehmen haben möglicherweise ebenfalls Interesse an der Unterstützung von Forschungsprojekten, hier müssen allerdings die eventuell damit verbundenen ethischen Probleme bedacht werden.

Viele Stiftungen bieten Förderungen und Stipendien an oder schreiben Preise unterschiedlicher Größenordnungen für ForscherInnen oder spezielle Projekte aus. Es gibt Veröffentlichungen, in denen diese Stiftungen und ihre Interessen- und Förderungsgebiete aufgeführt sind. Das Handbuch der *Association of Medical Research Charities* zum Beispiel erscheint jährlich (29 Farrington Road, London, EC 1 M 3JB). [Eine deutschsprachige Quelle, die Information über Stiftungen und ihre Interessen und Fördergebiete bietet, ist das *Forschungshandbuch* (Herrmann & Spath 1999), das jährlich neu verlegt wird. Anm. d. Hrsg.]. Weitere Informationen sind auch über das Internet erhältlich. So findet sich unter www.refund.ncl.ac.uk eine von Newcastle aus unterhaltene Datenbank für Forschungsgelder. Eine britische Datenbank für Förderinstitutionen biomedizinischer Forschung findet sich unter www.wisdom.wellcome.ac.uk/wisdom fundhome.

Schließlich gibt es noch regionale und nationale Gesellschaften für Forschung und Entwicklung, die regelmäßig Fördergelder für Forschung vergeben, wie zum Beispiel das britische *Medical Research Council*. Die Chance, von diesen Gesellschaften Unterstützung zu bekommen, hängt von zwei Faktoren ab:

- der Qualität des Forschungsentwurfes
- der Bedeutung der Forschung für die Praxis und die Gesundheitsversorgung.

Des Weiteren kann der Erfolg auch von aktuellen Interessenschwerpunkten und Forschungsprioritäten abhängen. Wenn das Forschungsthema sich mit einem gerade aktuellen Thema beschäftigt, sind die Chancen auf Fördergelder sicher größer. Die wichtigsten Ausschüsse des *R&D* suchen Forschungsvorhaben aus bestimmten Bereichen und, auch wenn sie sich eher an etablierte Forschergruppen richten als an einzelne Hebammen, kann es doch sinnvoll sein, herauszufinden, an welchen Themen gerade Interesse besteht. Um das Interesse der Mitarbeiter für Forschungsthemen zu fördern, könnte in den geburtshilflichen Abteilungen ein schwarzes Brett eingerichtet werden, an dem Veröffentlichungen des *R&D*, sowie aktuelle Artikel ausgehängt werden.

2.9 Schlussfolgerung

Jede Hebamme hat die Möglichkeit, ein Forschungsprojekt zu initiieren. Fragen entstehen durch die Reflexion der eigenen Praxis. Hierfür und um aus der Frage ein potenzielles Forschungsprojekt werden zu lassen, ist eine solide Kenntnis des Forschungsprozesses erforderlich. Im nächsten Schritt muss überlegt werden, wie die Frage untersucht werden kann, welches Forschungsparadigma am geeignetsten ist und mit welchem Forschungsansatz das Ziel am besten erreicht werden kann. Überlegungen zum Ablauf des Forschungsprozesses gleich in die Entwicklung der Idee mit einzubeziehen, kann zur Klärung und Strukturierung des Vorhabens beitragen und damit letztlich die Qualität der Forschung verbessern. In den nächsten Kapiteln werden die wichtigsten Forschungsansätze besprochen. Sie sind für alle Hebammen, die im Rahmen ihrer Tätigkeit Forschungsarbeiten kritisch beurteilen müssen, essenziell. Aber auch für Hebammen, die eine Forschungsidee haben und sie weiter entwickeln möchten, sind die folgenden Kapitel hilfreich.

> **Zusammenfassung**
>
> In diesem Kapitel wurde deutlich:
>
> - Forschung ist für die Hebammentätigkeit essenziell.
> - Es gibt verschiedene Formen von Wissen, wovon jede ihren Teil zu Theorie und Praxis der Hebammentätigkeit beiträgt.
>
> Der erste Schritt im Forschungsprozess ist die Entwicklung einer Forschungsfrage aus der Praxis heraus, der sich dann unmittelbar die Suche nach Unterstützung von KollegInnen auf lokaler Ebene anschließt.

Literatur

Benner P (1984) From novice to expert: excellence and power in clinical practice. Addison-Wesley, Menlo Park, CA

Bennett V R, Brown L K (1993) Myles' textbook for midwives, 12th edn. Churchill Livingstone, Edinburgh

Bluff R (Ongoing study): Fitting in and staying out of trouble: the influence of midwives on student learning.

Boud D, Keogh R, Walker D (1985) Promoting reflection in learning: a model. In: Boud D, Keogh R, Walker D (ed) Reflection: turning experience into learning. Kogan Page/Nichols, London, ch 1, p 18–40

Bryar R M (1995) Theory for midwifery practice. Macmillan, Basingstoke

Carper B A (1978) Fundamental patterns of knowing in nursing. Advances in Nursing Science 1 (1): 13–23

Chinn P L, Kramer M K (1991) Theory and nursing: a systematic approach. Mosby/Year Book, St Louis, MO

Clark E (1987) Sources of nursing knowledge, Research Awareness Module 2. Distance Learning Centre, South Bank Polytechnic, London

Cluett E R, Alexander J, Pickering R (1995) Is measuring the symphysis fundal distance worthwhile? An investigation into the intra-observer and inter-observer variability of abdominal measurement of the distance between the symphysis pubis and the uterine fundus using a paper tape measure. Midwifery 11(4): 174-183

Cormack DFS (ed) (1996) The research process in nursing, 3rd edn. Blackwell Science, Oxford

Department of Health (1993) Changing childbirth. Report of the Expert Maternity Group. HMSO, London

Department of Health (1998) Midwifery: delivering our future. Report by the Standing Nursing and Midwifery Advisory Committee. HMSO, London

Donnison J (1988) Midwives and medical men. A history of the struggle for the control of childbirth. Historical Publication, London

English National Board (1994) Creating lifelong learners: partnerships for care. English National Board of Nursing, Midwifery and Health Visiting, London

Flint C (1986) Sensitive midwifery. Heinemann Nursing, Oxford

Fraser D, Murphy R, Worth-Butler M (1997) An outcome evaluation of the effectiveness of preregistration midwifery programmes of education. ENB Research Highlights. English National Board of Nursing, Midwifery and Health Visiting No 24, July. ENB, London

Gilbert N (1993) Research, theory and methods. In: Researching social life. Sage Publications, London, ch 2, p 18–31

Herrmann D, Spath K P C (1999) Forschungshandbuch: Hochschul- und wissenschaftsfördernde Institutionen und Programme. Ausgabe 1999/2000. ALPHA Informations-GmbH

Hicks C (1996) Understanding midwifery research. A basic guide to design and analysis. Churchill Livingstone, Edinburgh

Hurley J (1998) Midwives and research-based practice. British Journal of Midwifery (5): 294–97

Jackson K (1994) So much for common sense. British Journal of Midwifery 2(3): 131–32

Jerusalem Bible (1968) The Jerusalem Bible (gen ed A Jones). Darton, Longman & Todd, London

Kaplan A (1968) Positivism. In: Sills D L (ed) International encyclopedia of social sciences. Macmillan/Free Press, New York

Kuhn T (1970) The structure of the scientific revolutions, 2nd edn. International Encyclopedia of United States. Chicago University Press, Chicago, IL

Mander R (1992) See how they learn: experience as the basis for practice. Nurse Education Today 12: 11–8

Mulhall A (1994) The experimental approach and randomized controlled trials. In: Hardy M Mulhall A (ed) Nursing research – theory and practice. Chapman & Hall, London, ch 6, p 103–25

NHS Executive (1997) Mother and child health newsletter. NHS Executive South Thames R & D Directorate

Page L (1997) Evidence based maternity care: science and sensitivity in practice. New Generation Digest 20: 2–3

Parahoo A K (1997) Nursing Research. Principles, process and issues. Macmillan, Basingstoke

Paul R W, Heaslip P (1995) Critical thinking and intuitive nursing practice. Journal of Advanced Nursing 22(1): 40–47

Perry A (ed) (1997) Nursing: A knowledge base for practice, 2nd edn. Edward Arnold, London

Phillips T, Bedford H, Robinson J, Schostak J (1994) Researching professional education. Education, dialogue and assessment: creating partnership for improving practice. English National Board for Nursing, Midwifery and Health Visiting, London

Polanyi M (1958) Personal knowledge: towards a post critical philosophy. Routledge & Kegan Paul, London

Polit D F, Hungler B P (1997) Essentials of nursing research. Methods, appraisal and utilization, 4th edn. JB Lippincott, Philadelphia PA

Reid N (1993) Health care research by degrees. Blackwell Science, Oxford

Sackett D L, Richardson W S, Rosenberg W, Haynes R B (1997) Evidence-based medicine. How to practice and teach EBM. Churchill Livingstone, Edinburgh

Schön D A (1983) The reflective practitioner: how professionals think in action. Basic Books/Harper Collins, London

Sidell M (1989) How do we know what we think we know? In: Brechin A, Walmsley J (ed) Making connections: reflecting on the lives and experiences of people with learning difficulties. Hodder & Stoughton in association with the Open University, London, ch 35, p 261–269

Singleton J, McLaren S (1995) Ethical foundations of health care. Responsibilities in decision making, Mosby/Times Mirror International Publishers, London

Sleep J, Bullock I, Grayson K (1995a) Establishing priorities for research in education within one college of nursing and midwifery. Nurse Education Today 15(6): 439–445

Sleep J, Renfrew M J, Dunn A, Bowler U, Garcia J (1995b) Establishing research priorities for research: report of a Delphi survey. British Journal of Midwifery 3 (6): 323–331

Sweet BR (1997) Mayes' midwifery. A textbook for midwives, 12th edn., Baillière Tindall, London

Towler J, Bramall J (1986) Midwives in history and society. Croom Helm, London

UKCC (1998) Midwives' rules and code of practice. United Kingdom Central Council for Nursing, Midwifery and Health Visiting, London

3. Experimentelle Forschung

Elizabeth Cluett

> **Themen dieses Kapitels**
> - Ursprünge der experimentellen Forschung
> - Experimentelle und quasi-experimentelle Forschung
> - Planung des Studiendesigns
> - Sampling
> - Randomisierte, kontrollierte Studien
> - Messinstrumente
> - Das Wesen experimenteller Forschung
> - Formulieren der Forschungsfrage
> - Wesentliche Charakteristika
> - ForscherInnen und das Forschungsumfeld
> - Matched Pair Designs
> - Von der Planung zur Umsetzung

3.1 Einführung

Der experimentelle Forschungsansatz ist der Inbegriff des quantitativen Paradigmas. Viele Fortschritte in der Gesundheitsversorgung gehen auf experimentelle Forschung zurück und die beiden Bände *Effective Care in Pregnancy and Childbirth* (Chalmers et al 1989) zeigen deutlich, dass sorgfältig kontrollierte experimentelle Studien einige der besten Evidenzen hinsichtlich einer qualitativ hochwertigen Betreuung von Frauen und ihren Kindern hervorgebracht haben. Nun kann diese Perspektive als eine sehr eingeschränkte betrachtet werden und einige Autoren, u. a. Sapsford und Abbott (1992), argumentieren, dass die Möglichkeiten experimenteller Forschung begrenzt sind, da sie mit künstlichen Untersuchungssituationen arbeitet. Die praktischen Schwierigkeiten sowie die ethischen Dilemmata, mit denen sich experimentelle Forschung, insbesondere die randomisierte, kontrollierte Studie, konfrontiert sehen kann (Dawson 1986), führen bei Vielen zu großer Skepsis gegenüber diesem Ansatz. Derzeit stammen viele hebammenrelevante Forschungsergebnisse aus internationaler, experimenteller Forschung. Es ist daher wichtig, dass Hebammen die Vorgehensweise der experimentellen Forschung mit ihren Stärken und Schwächen verstehen. In diesem Kapitel geht es um einen realistischen Einblick in das, was experimentelle Forschung im Hinblick auf die Hebammentätigkeit zu leisten beziehungsweise nicht zu leisten vermag. Es werden die einzelnen Schritte bei der Durchführung experimenteller Forschung und die wichtigsten Aspekte der häufigsten Designs dargestellt sowie hebammenrelevante Fallbeispiele untersucht.

3.2 Ursprünge der experimentellen Forschung

Es ist so gut wie unmöglich, den Ursprung experimenteller Forschung zu ergründen. So könnte das Verfahren von Versuch und Irrtum als eine einfache Form des Experiments angesehen werden. Im Laufe der Zeit hat die Wissenschaft immer genauere Methoden zur Untersuchung, Dokumentation und Beurteilung der Auswirkungen neuer Maßnahmen entwickelt und diese genau kontrollierten Verfahren stellen die Grundlage der modernen experimentellen Forschung dar. Parahoo (1997) weist darauf hin, dass letztlich jeder von uns täglich Experimente durchführt; zum Beispiel indem man eine Reihe von nicht verschreibungspflichtigen Analgetika ausprobiert, bis man das für sich effektivste gefunden hat. Dennoch wird das erste experimentelle Design im Allgemeinen John Stuart Mill zugeschrieben. Er entwickelte 1873 zusammen mit Kollegen eine Strategie zur Beantwortung von «Was-wäre-wenn»-Fragen, indem er die Ergebnisse sorgfältig kontrollierter Ereignisse aufzeichnete (Wilson-Barnett 1991). Dawson (1986) und Greenwood (1984) sind der Ansicht, dass die Art und Weise der Durchführung experimenteller Forschung, wie sie heute für Untersuchungen im Gesundheitsbereich stattfindet, aus botanischen und landwirtschaftlichen Studien stammt. Die Randomisierung, die wichtigste Komponente des experimentellen Designs, wurde erstmals von Fisher, einem Statistiker, in den 1920er Jahren im Rahmen eines landwirtschaftlichen Settings durchgeführt (Oakley 1990). Das Ziel war, und ist auch heute noch, der Nachweis von vermuteten Zusammenhängen zwischen durchgeführter Intervention und beobachteten oder erfahrenen Outcomes. Und obwohl moderne experimentelle Forschung im Allgemeinen mit Labors und komplizierter technischer Ausrüstung assoziiert wird, handelt es sich dennoch um eine von Menschen durchgeführte Form des Erkenntnisgewinns und der Problemlösung.

3.3 Wesen und Aufgabe experimenteller Forschung

Grundsätzlich handelt es sich bei einem Experiment um einen Test und experimentelle Forschung ist ein quantifizierender Prozess, bei dem verschiedene Ideen oder Konzepte untersucht werden. Die der quantitativen Forschung zu Grunde liegende Philosophie hat ihren Ursprung im **Positivismus**. Das Wissen um die physikalische Welt, die uns umgibt und von der alle Menschen ein Teil sind, soll durch die Ermittlung und Analyse empirischer Daten erklärt und vermehrt werden. Idealerweise erhält man genaue und objektive Messergebnisse, mit denen die verschiedenen Aspekte der untersuchten Personengruppe, Ereignisse oder Prozesse erfasst wurden. Quantitative Forschung will **deterministisch** sein (Parahoo 1997). Das bedeutet, eine der wesentlichen Funktionen quantitativer Forschung ist, Vorhandensein, Ausmaß und Richtung jeder Beziehung zwischen Untersuchungsobjekten, Ereignissen oder Prozessen festzulegen (zu determinieren) und schließlich herauszufinden, ob es Evidenzen für eine Ursache-Wirkungsbeziehung, das heißt eine **kausale** Beziehung gibt. Der Nachweis solcher Beziehungen ist äußerst komplex, weswegen quantitative Forschung **deduktiv** vorgeht. Damit ist gemeint, dass der vermutete Zusammenhang von Phänomenen zunächst in Form einer **Hypothese** formuliert wird, die dann durch Sammlung und Analyse von Daten solange getestet wird, bis sie entweder verworfen oder akzeptiert wird. Diesem reduktionistischen Ansatz liegt die Annahme zu Grunde, dass jedes Untersuchungsobjekt, jedes Ereignis oder jeder Prozess aus der Summe seiner Teile besteht. Auf jede Form von menschlichem oder anderem Leben angewandt, stellt dies allerdings eine starke Vereinfachung dar, da die spirituelle, psychische und soziale Dimension außer Acht gelassen wird. Des Weiteren wird davon ausgegangen, dass das Untersuchungsobjekt, das Ereignis oder der Prozess (auch **Phänomen** genannt) durch die Messung oder diejenigen, die die Messung vornehmen, nicht beeinflusst wird. Trotz seiner Grenzen ermöglicht dieser reduktionistische Ansatz einen Erkenntnisgewinn durch die Aufspaltung eines komplexen Gegenstandsbereiches in mehrere kleine Teile, die dann untersucht werden können. Auf Grund dieser Eigenschaften wurde der experimentelle Ansatz an das eine Ende des in Kapitel 2 dargestellten Kontinuums gestellt.

Quantitative Forschung wird hierarchisch unterteilt in experimentelle, **quasi-experimentelle** und **nicht experimentelle Forschung**. Von experimenteller Forschung spricht man, wenn es um das Aufdecken vermuteter Kausalbeziehungen geht. Eine quasi-experimentelle Forschung kommt immer dann zur Anwendung, wenn ein echtes Experiment nicht durchführbar ist. Häufig hat man hier dann die Situation, dass nur eine korrelative Beziehung nachgewiesen werden kann, auch wenn eigentlich eine Kausalbeziehung vorhanden ist. Nicht-experimentelle Forschung schließlich kann Beschreibungen und Belege für Korrelationen im Rahmen des untersuchten Gegenstandsbereiches liefern. Die meisten der quantitativen Forschung zu Grunde liegenden Prinzipien und Techniken finden in der experimentellen Forschung Anwendung, weswegen sie als erste dargestellt werden soll. Auf diese Weise wird das Verständnis der quasi-experimentellen Designs, die anschliessend in diesem Kapitel besprochen werden, erleichtert. Nicht-experimentelle Designs werden in Kapitel 4 behandelt.

3.4 Vorgehen bei experimenteller und quasi-experimenteller Forschung

Quantitative Forschung ist ein logischer, schrittweiser Prozess, wobei «Prozess» hier nicht nur eine Abfolge von zu erledigenden Arbeitsschritten meint. Zu diesem Prozess gehört ebenso die Auseinandersetzung mit den Theorien und Annahmen, die die Auswahl und den Einsatz von Fertigkeiten und Wissen beeinflussen, die für die Durchführung der Forschung notwendig sind (Parahoo 1997). Im Folgenden werden die Konzepte, Prinzipien und praktischen Anforderungen experimenteller und quasi-experimenteller Forschung in der Reihenfolge dargestellt, in der man ihnen bei der Durchführung einer Forschung begegnet und in der sie in Forschungsberichten abgehandelt werden. Diese Reihenfolge ist bis zu einem gewissen Grad künstlich, da weder Menschen noch Prozesse nach einem genauen Schema funktionieren. Ideen entstehen nicht zu vorbestimmten Zeiten und auch Informationen werden nicht immer in festgelegter Reihenfolge gewonnen. Es kann daher notwendig werden, zurückzugehen und frühere Schritte neu zu überdenken. Häufig machen ForscherInnen die Erfahrung, dass sie für jeden Schritt nach vorne zwei zurück gehen müssen.

Hinsichtlich der Anzahl der Schritte in der experimentellen Forschung gibt es unterschiedliche Ansichten. Die Angaben reichen von vier bis zehn (Burns und Grove 1993, Reid 1993, Parahoo 1997, Polit und Hungler 1997). In diesem Buch wird der Forschungsprozess in fünf Schritte gegliedert, wobei der zweite Schritt mehrfach unterteilt ist.

3.4.1 Erster Schritt: Die Forschungsfrage

Die Generierung der Forschungsfrage aus der Praxis ist in Kapitel 2 besprochen worden. Diese erste Idee ist in der Regel noch sehr allgemein und muss für die Erforschung in mehrere Aspekte unterteilt werden. Ein gutes Beispiel hierfür ist das Thema der Behandlung und Versorgung des Dammes. Hier könnte die erste Frage möglicherweise gelautet haben: «Wie sieht die bestmögliche Betreuung zur Versorgung des Dammes bei Frauen im Wochenbett aus, die Hebammen anbieten können?»

In einer Reihe von Studien wurden verschiedene Aspekte dieses Themas untersucht, wie zum Beispiel der Vergleich zwischen warmen und kalten Sitzbädern (Ramler und Roberts 1986), die Auswirkung von Gymnastik (Sleep und Grant 1987), die Beimengung von Salz zum Wasser des Sitzbades (Sleep und Grant 1988), die Anwendung von Lokalanästhetika (Moore und James 1989) und viele mehr (s. Sleep 1990 für einen kompletten Review zum Thema Behandlung und Versorgung des Dammes). Diese Aufgliederungen sind das Ergebnis von Diskussionen und der (sehr wichtigen) Literaturrecherche zu diesem Thema.

Literaturrecherche
Mit der Literaturrecherche vor Beginn der experimentellen Forschung soll geklärt werden, welche Evidenzen zu dem zu untersuchenden Thema bereits verfügbar sind, um so Klarheit über die Notwendigkeit, die Ziele und die beste Methode zur Durchführung der angestrebten Forschung zu gewinnen. Burns und Grove (1993) führen insgesamt 15 Ziele der Literaturrecherche im Rahmen quantitativer Forschung an, die sich jedoch grob in zwei übergeordnete Ziele unterteilen lassen:

- ein Maximum an Informationen zu dem entsprechenden Thema zu bekommen
- einen Einblick in die bisherige Forschung zu dem Thema gewinnen.

Mit Hilfe der Literaturrecherche lässt sich der bereits vorhandene Wissensstand zu dem Thema ermitteln, die Qualität der Evidenzen, auf denen dieses Wissen aufbaut, sowie der noch bestehende Forschungsbedarf. Auf dieser Grundlage kann dann eine Entscheidung darüber getroffen werden, ob weitere Informationen und damit eine Forschung zu diesem Thema notwendig ist.

Die Literaturrecherche ermöglicht eine Entscheidung über die zu messenden Outcomes, ob und in welcher Weise sie gemessen werden sollen und welche potenziellen positiven und negativen Effekte in Betracht gezogen werden müssen. Johnson (1997) ist der Meinung, dass im Studiendesign die Erfassung der langfristigen wie auch der kurzfristigen Outcomes berücksichtigt werden sollte, insbesondere wenn es um die Gesundheit von Säuglingen und Kleinkindern geht. Ein kurzfristiges Outcome ist ein Merkmal, das zum Zeitpunkt der Durchführung der Forschung gemessen werden kann, wie zum Beispiel die Geburtsdauer oder die Menge postpartal verabreichter Analgetika bei Schmerzen im Dammbereich. Langfristige Outcomes wären die Ergebnisse von Messungen sechs Monate, ein Jahr oder auch mehrere Jahre nach dem ersten Messzeitpunkt. Ein Beispiel hierfür wäre Dyspareunie ein Jahr nach der Geburt im Rahmen einer Studie zur Behandlung und Versorgung des Dammes.

Des Weiteren gibt die Literatur Aufschluss, welche Aspekte eines Designs sich bewährt und welche sich als weniger geeignet erwiesen haben, was in der eigenen

Untersuchungsplanung entsprechend berücksichtigt werden kann. Die Recherche sollte möglichst umfangreich sein und auch das Studium von Primärliteratur umfassen. Unter Primärliteratur versteht man Originalartikel, -referate und -berichte, wie zum Beispiel Forschungsberichte, retrospektive Studien, Fallstudien und Audits. Innerhalb der Primärliteratur gibt es, genau wie in der experimentellen Forschung, eine Bewertungshierarchie, wobei den Ergebnissen aus Forschungsarbeiten die größte Glaubwürdigkeit zugestanden wird. Sekundärliteratur umfasst Literaturreviews, Kommentare und Editorials zu einem bestimmten Thema oder zu der **Primärquelle**. In der Sekundärliteratur werden die unterschiedlichen Aspekte diskutiert und Schlussfolgerungen über den zukünftig einzuschlagenden Weg gezogen, was bei der kritischen Beurteilung der Primärquellen hilfreich sein kann. Leserbriefe in Fachzeitschriften können entweder Primär- oder Sekundärliteratur darstellen. Sie geben oftmals Hinweise, welche Themen innerhalb der Berufsgruppe aktuell von Bedeutung sind und damit darüber, welche wichtigen Aspekte im Rahmen einer Forschung möglicherweise berücksichtigt werden sollten.

Die Literatursuche kann zeitraubend und oft frustrierend sein. Bei Ayres (1995) findet sich ein Überblick über Literaturquellen. Solche Quellen können Fachzeitschriften sein, die über lokale oder nationale Bibliotheken erhältlich sind, oder auch Datenbanken wie die *Cochrane Pregnancy and Childbirth Database*, *Cumulative Index to Nursing and Allied Health Literature* (CINAHL), CARELIT, MIRIAD und Medline. Einige Datenbanken verfügen nicht über ein vollständiges Register aller veröffentlichten Studien. Medline führt derzeit zum Beispiel nur etwa 40 Prozent der Literatur im Register auf. Hawkins (1997) gibt eine Einführung in die Benutzung von Datenbanken. MIDIRS und der *Royal College of Midwives' Current Awareness Service* bieten aufbereitete Bibliografien und Möglichkeiten zur persönlichen Suche an. Die Literaturliste eines jeden Artikels kann ebenfalls wertvolle Hinweise für weitere Literatur geben oder auch eine Konzentration auf bestimmte Aspekte ermöglichen. Im Laufe der Recherche lässt sich die genaue Forschungsfrage und -methode präzisieren. Es ist wichtig, möglichst die gesamte Literatur zu sichten, einschließlich weniger renommierter Fachzeitschriften, was sehr zeitaufwändig sein kann. Dennoch sollte man im Hinblick auf die Qualität der Forschung die Zeit und Mühe investieren. Bei vorhandenem Internetzugang sollte eine Suche in der Medline-Datenbank, eine der wichtigsten medizinischen Datenbanken, durchgeführt werden (Toth 1997). Sie ist benutzerfreundlich gestaltet und der Zugang ist kostenlos.

Mit einer möglichst umfassenden Literaturrecherche soll außerdem eine einseitige Sichtweise des Themas vermieden werden. Dabei ist aber zu bedenken, dass die Tendenz besteht, nur Studien mit einem positiven Ergebnis zu publizieren, während die anderen unveröffentlicht bleiben. Dies kann bereits zu einer Verzerrung in der zu einem Thema verfügbaren Literatur führen.

> **Kasten 3-1: Beispiele für unabhängige und abhängige Variablen**
>
> *Kann eine Eins-zu-eins-Betreuung durch die Hebamme die Geburtsdauer verkürzen?*
> ▶ Die Eins-zu-eins-Betreuung durch die Hebamme ist die unabhängige Variable
> ▶ Die Geburtsdauer ist die abhängige Variable
>
> *Schreien Neugeborene mehr, wenn sie bei grellem Licht geboren werden?*
> ▶ Das grelle Licht ist die unabhängige Variable
> ▶ Das Schreien des Neugeborenen ist die abhängige Variable
>
> Beachte: Die Reihenfolge der Variablen in der zweiten Frage ist umgedreht. Es ist daher immer wichtig festzustellen, welches Merkmal die Ursache und welches das Ergebnis ist.

Variablen und Hypothesenbildung

Variablen sind das durch die Literaturrecherche identifizierte «Was» und das zu untersuchende «Outcome» der Forschung. Sie sind die Aspekte oder Merkmale eines Forschungsthemas zwischen denen ein Zusammenhang angenommen wird. Bestünde keine vermutete Beziehung zwischen diesen Merkmalen, gäbe es keine Notwendigkeit für eine Untersuchung. Man unterscheidet zwei Typen von Variablen: **unabhängige** und **abhängige** Variablen **(s. Kasten 3-1)**.

Um einer Verwirrung vorzubeugen, sei noch einmal daran erinnert, dass es bei experimenteller Forschung immer um Ursache und Wirkung geht. Bei der unabhängigen Variablen handelt es sich immer um die Ursache. Sie ist das, was im Rahmen der Studie getestet wird. Bei der abhängigen Variablen handelt es sich um den Effekt, also das Outcome oder Ergebnis, das gemessen wird.

Störvariablen oder **konfundierende Variablen** *(confounder)* meinen jede mögliche Größe, die das Outcome zufällig beeinflusst und die gleichzeitig mit der Einflussvariablen assoziiert ist. Die konfundierende Variable ist nicht in der Forschungsfrage enthalten, es sollte aber im Rahmen der Diskussion deutlich werden, ob sie vorhergesehen wurden oder erst während des Forschungsprozesses zu Tage getreten sind. Störvariablen können zum Beispiel Umweltfaktoren sein, die Tageszeit, der Wochentag, die Menschen oder die Ausrüstung. [Will man zum Beispiel eine Aussage über den Zusammenhang zwischen dem Zigarettenkonsum und dem Auftreten einer intrauterinen Wachstumsretardierung machen, so muss bedacht werden, dass auch ein niedriger sozioökonomischer Status ein Risiko hierzu liefert. Ein niedriger sozioökonomischer Status steht nämlich sowohl mit Rauchen wie auch mit intrauteriner Wachstumsretardierung in Verbindung. Eine konfundierende Variable kann gleichzeitig in einem Zusammenhang sowohl mit der abhängigen als auch mit der unabhängigen Variablen stehen. Anm. d. Hrsg.]

Für Variablen, die von verschiedenen Personen unterschiedlich interpretiert werden könnten, muss eine Arbeitsdefinition gegeben werden. Das bedeutet, dass es keine Rolle spielt, ob der Tag der Geburt als Tag 0 oder Tag 1 bezeichnet wird, so lange dies für die Studie klar definiert ist. Dies erleichtert denjenigen, die eine andere Definition benutzen, die Interpretation der Ergebnisse. Das Forschungsvorhaben kann in Form einer Frage formuliert werden:

- «Reduziert eine Eins-zu-eins-Betreuung durch die Hebamme die Geburtsdauer?»

In der experimentellen Forschung ist es üblich, die Frage in Form einer **Hypothese** zu formulieren, da sie einfacher zu testen ist als eine Frage. Eine Hypothese ist eine Aussage über einen vermuteten Zusammenhang zwischen zwei oder mehr Variablen. Es gibt mehrere Möglichkeiten eine Hypothese zu formulieren. Bei der ersten Möglichkeit wird die Beziehung und die Richtung der Beziehung zwischen den Variablen zum Ausdruck gebracht. Diese Formulierung beschreibt, was die Ergebnisse zeigen werden (Parahoo 1997). Aus der oben genannten Frage würde dann folgende Aussage:

- «Eine Eins-zu-eins-Betreuung durch die Hebamme verkürzt die Geburtsdauer.»

Manchmal ist es nicht möglich, die Ergebnisse in dieser Form vorherzusagen. Eine solche Formulierung kann außerdem dazu führen, dass mögliche andere Faktoren übersehen werden oder die Formulierung die Sicht der ForscherInnen beeinflusst *(Forscherbias)*. Aus diesem Grund ist eine neutrale Formulierung, die keine Aussage über die Richtung der Beziehung macht, vorzuziehen. Eine neutrale Hypothese könnte so aussehen:

- «Eine Eins-zu-eins-Betreuung durch die Hebamme kann die Geburtsdauer beeinflussen.»

In einem weiteren Arbeitsschritt kann diese Aussage als eine **Nullhypothese** formuliert werden. Sie stellt aus Gründen der statistischen Auswertung die bevorzugte Formulierung in der experimentellen Forschung dar. Es ist so gut wie unmöglich, etwas sicher zu beweisen. Nehmen wir zum Beispiel das Geburtsgewicht: Man könnte die Hypothese aufstellen, dass das schwerste Kind, das vaginal geboren wurde, 5 200 Gramm wog. Um dies zu beweisen, müsste jedes Kind auf der Welt gewogen werden und dabei ist noch zu berücksichtigen, dass morgen wieder Kinder geboren werden. Die Hypothese ließe sich allerdings schnell widerlegen, indem ein Neugeborenes mit einem Geburtsgewicht von 5 300 Gramm gefunden würde – eine Aufgabe, deren Durchführung deutlich realistischer ist. Daher werden Nullhypothesen oder widerlegbare negative Aussagen für die experimentelle Forschung als geeigneter angesehen. Die Nullhypothese geht davon aus, dass *keine* Beziehung zwischen den Variablen existiert. Das heißt, aus der ursprünglichen Frage wird nun:

- «Die Eins-zu-eins-Betreuung durch die Hebamme hat keinen Einfluss auf die Geburtsdauer.»

Schließlich kann noch eine komplexe Hypothese formuliert werden, bei der mehr als ein Outcome berücksichtigt wird. Zum Beispiel:

- «Die Eins-zu-eins-Betreuung durch die Hebamme hat keinen Einfluss auf die Geburtsdauer oder die mütterliche Zufriedenheit mit der Geburt.»

Aus der ursprünglichen Idee ist nun eine präzise Forschungshypothese geworden, die im Rahmen eines experimentellen Forschungsdesigns getestet werden kann. Der nächste Schritt besteht in der Planung dieses Designs. Zuvor soll aber versucht werden, die folgenden Forschungsfragen als Nullhypothesen zu formulieren und die unabhängige und die abhängige Variable zu benennen **(s. Kasten 3-2)**.

Kasten 3-2: **Hypothesenformulierung**

Formulieren Sie die folgenden Forschungsfragen als Nullhypothesen:
- ▶ Verringert Aromatherapie die Schmerzempfindung während der Geburt und den Einsatz von Dolantin?
- ▶ Kann der Einsatz von Teebeuteln die Schmerzen an den Brustwarzen bei stillenden Müttern verringern?
- ▶ Würde die Teilnahme an fünf Fortbildungstagen pro Jahr das Wissen und die Fertigkeiten von Hebammen verbessern?

Die Antworten finden Sie am Ende dieses Kapitels.

3.4.2 Zweiter Schritt: Planung des Studiendesigns

Mit Hilfe der Ergebnisse der Literaturrecherche kann eine erste Entscheidung über das geeignetste Studiendesign getroffen werden. Für die Entwicklung einer qualitativ hochwertigen Untersuchungsanordnung können außerdem ExpertInnen auf dem Gebiet des entsprechenden Designs befragt oder auch Rat bei MedizinstatistikerInnen oder **EpidemiologInnen** gesucht werden. Diese Personen verfügen möglicherweise nicht über ein hebammenspezifisches Fachwissen, können aber im Allgemeinen bei der Entwicklung des Designs beratend tätig werden und sicher stellen, dass mit Blick auf die Untersuchungsanordnung reliable und valide Ergebnisse zu erwarten sind. Die wichtigsten Designs sollen nun nacheinander erörtert werden.

Drei wesentliche Merkmale experimenteller Forschung

Das echte Experiment ist durch drei Merkmale charakterisiert: Manipulation, Kontrolle und Randomisierung (Pocock 1983). Die randomisierte, kontrollierte Studie *(randomised controlled trial, RCT)* weist alle diese drei Merkmale auf.

Unter **Manipulation** versteht man die gezielte Einführung einer bestimmten Intervention. Diese Intervention kann eine Behandlung sein, wie in der ORACLE-Studie, bei der die Wirksamkeit von Antibiotika bei idiopathischer vorzeitiger Wehentätigkeit untersucht wurde (ORACLE Clinical Coordinating Centre 1996). Es kann aber auch eine neue Informationsbroschüre sein, wie ein Merkblatt zur Wochenbettgymnastik oder ein neues Geburtssetting, wie das alternative Gebärzimmer. Wenn in diesem Kapitel von der Interventionsgruppe gesprochen wird, ist immer die Gruppe gemeint, die die neue Behandlungs-, Betreuungs- oder Organisationsform erhält. Andere Autoren benutzen möglicherweise die Begriffe Studien- oder Versuchsgruppe.

Von außen ausgeübte Kontrolle wird, besonders im Bereich der Hebammentätigkeit, häufig als negativ betrachtet, da ein Schwerpunkt der Hebammenarbeit ja gerade darin besteht, der Frau die Kontrolle über ihre Geburt zu ermöglichen. Keeble (1995) beschäftigte sich in ihrer Arbeit mit dem Thema Kontrolle im Hinblick auf die ForscherInnen, die TeilnehmerInnen und den Forschungsprozess. Sie kommt zu dem Schluss, dass eine korrekt durchgeführte experimentelle Forschung den TeilnehmerInnen die Kontrolle über die Ereignisse nicht entzieht und die gewonnenen Erkenntnisse langfristig dazu führen können, anderen zu einer besseren Kontrolle über eine Situation zu verhelfen (Keeble 1995). Im Rahmen des Forschungsprozesses wird der Begriff der Kontrolle für zwei unterschiedliche Dinge verwendet. Zum einen geht es um das Kontrollieren der verschiedenen Einflussfaktoren der Studie, wie zum Beispiel das Umfeld, in dem die Forschung stattfindet, die Einschlusskriterien für die TeilnehmerInnen oder die Erhebung und Analyse der Daten. All diese Einflussfaktoren müssen in dem Forschungsprotokoll spezifiziert werden (Polit und Hungler 1997). Zum anderen geht es um die **Kontrollgruppe**. Hierbei handelt es sich um die Vergleichsgruppe. Sie stammt aus der gleichen Population wie die Interventionsgruppe und gleicht ihr daher, bis auf die durchgeführte Intervention, in jedem Merkmal. Das bedeutet, dass alle im Verlauf der Forschung festgestellten Unterschiede auf die Intervention zurückgeführt werden können. Traditionell erhält die Kontrollgruppe entweder keine Intervention oder ein Plazebo. Bei Collier (1995) und Ernst und Resch (1995) finden sich Überlegungen zu den ethischen und praktischen Implikationen von Kontroll- und Plazebogruppen. Da es unethisch wäre, Frauen und/oder Kindern eine bekanntermaßen nützliche Intervention vorzuenthalten, handelt es sich bei der Kontrollgruppe im Allgemeinen um die Gruppe, die die beste derzeit bekannte Intervention oder Behandlung erfährt, während die Interventionsgruppe die neue Intervention oder Behandlung erhält.

Unter **Randomisierung** versteht man die zufällige Zuordnung der TeilnehmerInnen oder Untersuchungsobjekte zu der Interventions- oder Kontrollgruppe. Das Ziel ist es, die Vergleichbarkeit der beiden Gruppen in allen Merkmalen mit Ausnahme der zu untersuchenden Intervention sicherzustellen. Das bedeutet, dass Merkmale wie Alter, Ethnie oder Bildungsstand in beiden Gruppen gleich verteilt sein sollten. Es gibt verschiedene Methoden, Individuen randomisiert auf die beiden Gruppen zu verteilen. Eine ausführliche Darstellung dieser Methoden findet sich bei Pocock (1983), die einfachste ist das Werfen einer Münze. Angemessener und zweckmäßiger sind Zufallszahlentabellen oder per Computer generierte Zufallszahlen. Auf diese Weise kann bereits vor Beginn der Studie ein Randomisierungsplan erstellt werden, der jede Möglichkeit einer Verzerrung durch die ForscherInnen oder die TeilnehmerInnen ausschließt. Ist die Randomisierung der TeilnehmerInnen mit Hilfe eines Computerprogramms vorgenommen worden, werden diese Informationen durch eine nicht an der Datenerhebung beteiligte Person in verschlossenen, undurchsichtigen Briefumschlägen festgehalten, damit die Zuteilung nicht vor der Rekrutierung der TeilnehmerInnen bekannt wird. In einer multizentrischen Studie kann die Zuteilung möglicherweise telefonisch erfolgen. Dazu ruft die an der Datenerhebung beteiligte Person zum Zeitpunkt der Rekrutierung eine bestimmte Nummer an und bekommt dann mitgeteilt, welcher Gruppe der oder die entsprechende TeilnehmerIn zuzuordnen ist.

Eine Randomisierung kann zu Gruppen unterschiedlicher Größe führen. In Studien mit einer großen Anzahl von TeilnehmerInnen hat dies wahrscheinlich keinen Einfluss auf die Ergebnisse, in kleineren Studien kann es allerdings von Bedeutung sein. Durch eine **blockweise Randomisierung** kann sicher gestellt werden, dass nach der Rekrutierung einer bestimmten Zahl von TeilnehmerInnen ihre Verteilung auf jeden Arm der Studie gleich ist. Die Zuordnung bleibt dabei zufällig und kann von den ForscherInnen nicht vorhergesagt werden (Pocock 1983). Soll eine Studie zum Beispiel nur 30 TeilnehmerInnen haben – 15 in der Interventions- und 15 in der Kontrollgruppe – würde eine blockweise Randomisierung von 10 TeilnehmerInnen bedeuten, dass nach der Rekrutierung von je 10 Individuen 5 von ihnen in der Interventions- und 5 in der Kontrollgruppe wären.

Die **Verblindung** stellt kein zwingendes Kriterium experimenteller Forschung dar, wird aber zur Vermeidung von Verzerrungen empfohlen (Pocock 1983). Es gibt eine einfache und eine doppelte Verblindung. Bei der doppelten Verblindung wissen weder die ForscherInnen noch die TeilnehmerInnen welcher Gruppe die ProbandInnen zugeordnet sind. Diese Form wird besonders bei Medikamentenstudien eingesetzt. Hier ist es möglich, identische Behandlungsbedingungen für alle TeilnehmerInnen zu gewährleisten, unabhängig davon, welchem Arm der Studie der oder die Einzelne zugeordnet ist. Bei der einfachen Verblindung weiß der oder die TeilnehmerIn nicht, ob er oder sie in der Interventions- oder Kontrollgruppe ist, diejenigen, die die Daten erheben und die Studie durchführen, hingegen schon.

Der Vorteil der Verblindung besteht darin, dass eine unbeabsichtigte Ungleichbehandlung der einen oder anderen Gruppe vermieden wird. Die TeilnehmerInnen können so alle davon ausgehen, dass sie die als bestmöglich angesehene Behandlung erfahren. Auf diese Weise sollte der Einfluss psychologischer Faktoren, einschließlich motivationaler Faktoren, über alle Gruppen verteilt, gleich gehalten werden können. Die Bedeutung psychologischer Einflussfaktoren auf die Forschungsergebnisse ist seit der Entdeckung des so genannten Hawthorne-Effekts bekannt (Roethlisberger und Dickson 1939). Hawthorne war der Name eines Unternehmens, bei dem, unabhängig von der Art der im Rahmen der Studie eingeführten Intervention, die Produktivität stieg. Das bedeutete, dass die Steigerung auf die bloße Teilnahme an der Studie zurückgeführt werden musste und nicht auf die eingeführte Intervention. In einer Doppelblindstudie, bei der es, wie bereits dargestellt wurde, ähnlich aussehende Interventionsschemata gibt, kann davon ausgegangen werden, dass sich der Hawthorne-Effekt in beiden Gruppen gleichermaßen auswirkt. Jeder Unterschied in den Ergebnissen kann daher auf die durchgeführte Intervention zurückgeführt werden. In vielen Studien kann die Intervention oder Behandlung nicht verblindet werden. Viele Studien, die sich mit hebammenrelevanten Themen befassen, lassen sich nicht als Doppelblindstudien durchführen und die sich hieraus ergebenden Implikationen müssen bei der Interpretation der Ergebnisse berücksichtigt werden.

Manchmal kann es notwendig sein, die Verblindung aufzuheben und aufzudecken, ob eine bestimmte Teilnehmerin die Behandlung/Intervention oder das Plazebo erhält – zum Beispiel, wenn ein oder eine TeilnehmerIn im Rahmen einer Medikamentenstudie erkrankt und in ein Krankenhaus eingewiesen werden muss und die Möglichkeit besteht, dass sein oder ihr Zustand im Zusammenhang mit der Studie steht. Das bedeutet, dass es immer eine zentrale Anlaufstelle oder nicht direkt in die Datenerhebung involvierte Person geben muss, die die Zuordnung der TeilnehmerInnen zu den jeweiligen Gruppen kennt. Unter weniger ernsten Umständen, wenn sich zum Beispiel die Intervention auf eine folgende Behandlung auswirken könnte, wird der oder die TeilnehmerIn aus der Studie herausgenommen und der Situation entsprechend versorgt. So wurde in der ORACLE-Studie jede Teilnehmerin, von der angenommen wurde, das sie aus medizinischen Gründen einer antibiotischen Behandlung bedurfte, aus der Studie herausgenommen und einer solchen zugeführt. Die Aufdeckung der Verblindung war so nicht erforderlich.

Die Stichprobe: Auswahl, Einschlusskriterien und Größe

Idealerweise werden alle Frauen, die die Einschlusskriterien erfüllen, für die Studie ausgewählt. In diesem Fall entspricht die Stichprobe der gesamten **Population** oder **Grundgesamtheit**. Das bekannteste Beispiel für eine solche **Vollerhebung** ist der alle zehn Jahre vom *Office of Population Census and Surveys* (OPCS) durchgeführte **Zensus**, bei dem Fragebögen an alle Haushalte Großbritanniens verteilt werden. Bei den OPCS-Surveys handelt es sich um nicht-experimentelle Forschungsdesigns. Für eine Vollerhebung im Rahmen einer experimentellen Forschung bedarf es sehr groß angelegter Studien, was oft nicht machbar ist. Eines der Hauptprobleme besteht dabei in der Erreichbarkeit der Population. Man stelle sich zum Beispiel eine Studie zur Untersuchung einer neuen Form von Geburtsvorbereitungskursen im Vergleich zu den traditionellen Kursen für Erstgebärende vor. Die Population würde alle Erstgebärenden umfassen. Nun wollen aber nicht alle Erstgebärenden an einem Geburtsvorbereitungskurs teilnehmen, andere müssen möglicherweise arbeiten und können aus zeitlichen Gründen nicht teilnehmen, wieder andere scheiden auf Grund einer Frühgeburt aus. Das bedeutet, dass nur ein Teil der gesamten Population zur Teilnahme an der Studie geeignet ist. Diese Teilgruppe wird als **Studienpopulation** oder auch **Zielpopulation** bezeichnet. Die Zielpopulation wird für jede Studie über die **Einschlusskriterien** definiert. Diese Kriterien sind für jede Studie spezifisch. Einige ForscherInnen geben **Ausschlusskriterien** an – mit anderen Worten, es wird angegeben, wer aus der gesamten Population für die Studie nicht geeignet ist oder geschützt werden soll, zum Beispiel potenziell vulnerable Gruppen wie Jugendliche unter 16 Jahren. Die besonderen Bedürfnisse solcher Gruppen müssen bei der Untersuchung berücksichtigt werden und die Begründung der Untersuchung stellt hier eine wesentliche ethische Überlegung dar (Kennell et al 1991). Die Wahl der richtigen Einschlusskriterien ist von großer Bedeutung und kann nicht oft genug betont werden.

Mit der Auswahl ungeeigneter TeilnehmerInnen kann die **Validität** der gesamten Studie in Frage gestellt sein. So ging es zum Beispiel in dem *Bristol Third Stage Trial* (Prendiville et al 1988) um das physiologische Management der Plazentarperiode, also um eine Betreuungsoption für Frauen mit geringem Risiko. Es wurden aber Frauen mit einem erhöhtem Risiko für eine postpartale Blutung in die Studie mit aufgenommen, obwohl eines der gemessenen Hauptoutcomes die postpartale Blutung war. Damit ist die Anwendung der Ergebnisse auf Frauen mit geringem Risiko fragwürdig.

Selbst wenn die Studienpopulation genau definiert wurde, kann es sein, dass nicht alle potentiellen TeilnehmerInnen auf Grund ihrer großen Anzahl in die Studie aufgenommen werden können oder andere praktische Gründe, zum Beispiel die Erreichbarkeit der TeilnehmerInnen, die Durchführung einer experimentellen Forschung mit einer solchen Populationsgröße unmöglich machen.

Es besteht jedoch die Möglichkeit, eine Forschungsfrage zu beantworten, oder signifikante Ergebnisse zu erhalten, ohne die gesamte Studienpopulation zu untersuchen. Es ist ethisch nicht vertretbar, mehr TeilnehmerInnen als zum Erreichen der Studienziele notwendig ist, zu untersuchen. Ein weiterer Vorteil einer kleineren Stichprobe besteht in dem geringeren finanziellen Aufwand.

Wenn es nicht möglich oder nicht erforderlich ist, die gesamte Population zu untersuchen, wird für alle quantitativen Forschungsdesigns die Zufallsauswahl *(random selection)* oder **Wahrscheinlichkeitsauswahl** *(probability sampling)* empfohlen. Das bedeutet, dass eine Untergruppe der definierten Population so ausgewählt wird, dass jedes Element eine bekannte Chance hat, in die Stichprobe zu kommen. Dies stellt die Repräsentativität der Stichprobe für die gesamte Population sicher, was wiederum essenziell ist, sollen die Ergebnisse generalisierbar, reliabel und valide sein (Meinert und Tonascia 1986). Verzerrungen, die zum Beispiel durch Beschränkung der Studie auf bestimmte Wochentage oder Tageszeiten oder auf Grund von Präferenzen für verfügbare Individuen entstehen können, sollten idealerweise ausgeschlossen sein. Daher sind die beiden Hauptziele jeder Stichprobenziehungsmethode:

- Maximierung der Repräsentativität der Stichprobe im Hinblick auf die Gesamtpopulation
- Minimierung potenzieller systematischer Fehler.

Die vier anerkannten Methoden der Wahrscheinlichkeitsauswahl sind:

- einfache Zufallsauswahl
- geschichtete Zufallsauswahl
- systematische Auswahl
- Gelegenheitsauswahl *(convenience sampling)*. [Stichproben, die auf einer Gelegenheitsauswahl basieren, gehören zur Gruppe der nicht-prohabilistischen Stichprobeverfahren. Die Ergebnisse sind auf Grund einer mangelnden Repräsentativität nicht zu verallgemeinern. Weiterführende Literatur zu diesem Thema ist zum Beispiel bei Bortz und Döring (1995) und Schnell, Hill und Esser (1995) zu finden. Anm. d. Hrsg.]

Bei der einfachen Zufallsauswahl (Ziehung einer einfachen **Zufallsstichprobe**) hat jedes Element der Studienpopulation die gleiche Chance, für die Studie ausgewählt zu werden. Dies wird mit Hilfe von Zufallszahlen erreicht, die entweder aus einer Tabelle abgelesen oder von einem Computer generiert werden. Man stelle sich eine Studie vor, bei der es darum geht, den Nutzen des Ausleihens eines TENS-Gerätes an Frauen in der 37. SSW zu untersuchen. Zunächst würde die Anzahl der Frauen, die zur Erlangung brauchbarer Ergebnisse erforderlich ist,

1	2	3	4	5	6	7	8	9	10
11	12	13	14	15	16	17	18	19	20
21	22	23	24	25	26	27	28	29	30
31	32	33	34	35	36	37	38	39	40
41	42	43	44	45	46	47	48	49	50
51	52	53	54	55	56	57	58	59	60
61	62	63	64	65	66	67	68	69	70
71	72	73	74	75	76	77	78	79	80
81	82	83	84	85	86	87	88	89	90
91	92	93	94	95	96	97	98	99	100

Abbildung 3-1: Zufallszahlentabelle

kalkuliert. Für dieses Beispiel soll angenommen werden, dass 20 Frauen ausreichend sind. Anschließend würde die Zahl der Frauen in der 37. SSW, die im Forschungszeitraum die Schwangerenberatung aufsuchen werden, berechnet. Es soll für dieses Beispiel angenommen werden, dass es sich dabei um 100 Frauen handelt. Anhand der Zufallszahlentabelle oder mit Hilfe des Computers wird dann eine Liste von 20 aus 100 Zufallszahlen generiert (s. helle Felder in **Abb. 3-1**).

Jede der 100 Frauen hat die gleiche Chance von 1:5, für die Studie ausgewählt zu werden, aber nur die Frauen, die den Zahlen in den hellen Feldern zugeordnet sind, werden um ihre Teilnahme an der Studie gebeten. Dies ist der randomisierten Verteilung auf Interventions- und Kontrollgruppen sehr ähnlich (darf aber nicht mit ihr verwechselt werden, da die randomisierte Verteilung auf Interventions- und Kontrollgruppen keine Aussage darüber erlaubt, wie die TeilnehmerInnen ausgewählt wurden, Anm. d. Ü.). Bei der Ziehung einer einfachen Zufallsstichprobe wird davon ausgegangen, dass alle Frauen die gleichen Merkmale aufweisen. Da es sich in diesem Beispiel bei den Teilnehmerinnen aber sowohl um Erst- als auch um Mehrgebärende handeln könnte, wäre es möglich, dass die Stichprobe zufällig eine ungleiche Anzahl von Erst- und Mehrgebärenden aufweist. Dieses Problem kann durch eine geschichtete Zufallsauswahl umgangen werden.

Die geschichtete Zufallsauswahl (Ziehung einer **geschichteten Zufallsstichprobe**) erlaubt die Bildung von Stichproben, in denen das Verhältnis der Merkmale dem in der gesamten Population entspricht. Dies wird manchmal auch als proportional geschichtete Zufallsauswahl bezeichnet. Wenn in dem oben angeführten Beispiel 60 Prozent der Frauen Mehrgebärende und 40 Prozent Erstgebärende wären, sollte die Stichprobe für die Studie dieses Verhältnis von 60:40 widerspiegeln. Dies wird erreicht, indem aus einem Block von Zufallszahlen für die Mehrgebärenden 12 (60 Prozent) und aus einem anderen Block von Zufallszahlen für die Erstgebärenden 8 (40 Prozent) Zahlen und damit Frauen für die Studie ausgewählt werden. Dies kann für so viele Merkmale wie nötig wiederholt werden. Es sollte sich dabei aber nur um Merkmale handeln, bei denen angenommen werden kann, dass sie einen Einfluss auf die zu messenden Outcomes haben. In einer Studie über den Zusammenhang von Schmerzempfindung und einer TENS-Behandlung ließe sich auf Grund der klinischen Erfahrung sagen, dass die Parität hinsichtlich der Ergebnisse durchaus eine Rolle spielen kann, während dies bei Körpergröße oder Augenfarbe nicht der Fall ist. Die klinische Erfahrung spielt also bei der Entscheidung für eine bestimmte Auswahlmethode eine wichtige Rolle. Das Wissen um den Forschungsprozess allein ist nicht ausreichend.

Bei der systematischen Stichprobenziehung wird jede *n*-te Person, je nach erforderlichem Prozentsatz, für die Stichprobe aus der Population ausgewählt (**systematische Stichprobe**). Wenn für die Studie zum Beispiel 50 Prozent der Population benötigt werden, wird jede zweite Frau um die Teilnahme an der Studie gebeten. Diese Erhebungsmethode ist sehr einfach zu organisieren und durchzuführen, birgt aber die Gefahr potenzieller systematischer Verzerrungen. So könnte es zum Beispiel passieren, dass jede zehnte Frau nachts oder am Wochenende ihr Kind zur Welt bringt. Diese Art von Fehler oder Verzerrung wird als systematischer Fehler (**Bias**) bezeichnet. Diese Art der Stichprobenbildung sollte daher nach Möglichkeit vermieden werden.

Als Gelegenheitsauswahl *(convenience sampling)* bezeichnet man die Ziehung der Stichprobe, die gerade verfügbar oder leicht zu erreichen ist (**Gelegenheitsstichprobe**). Diese Form wird oft genutzt, wenn die Auswahl nur erfolgt, wenn bestimmte ForscherInnen verfügbar sind. In groß angelegten Studien ist dies meist kein Problem, da im Allgemeinen zu jeder Zeit ForscherInnen verfügbar sind. In kleineren Studien, bei denen die Zahl der für die Auswahl zuständigen Hebammen begrenzt ist, kann diese Erhebungsmethode zu systematischen Fehlern führen, insbesondere wenn die entsprechende Hebamme feste Arbeitszeiten hat. [Zur Veranschaulichung ein Beispiel: Wenn im Rahmen einer Befragung alle Erstgebärende im Kreißsaal interviewt werden sollen, es aber nur eine Forscherin zur Durchführung der Studie gibt, dann wird sich diese vermutlich nicht 24 Stunden im Kreißsaal aufhalten, um alle Erstgebärende zu erreichen, sondern sie wird diejenigen zufällig und willkürlich ansprechen, die zum Beispiel im Spätdienst im

Kreißsaal anzutreffen sind. In einer anderen Studie mit einer größeren Anzahl von ForscherInnen können die Präsenz zu jeder Dienstzeit garantiert und somit alle Erstgebärenden befragt werden. Anm. d. Hrsg.] Nun wird Forschung aber in realen Settings durchgeführt und daher gibt es Situationen, in denen die Gelegenheitsauswahl die einzig mögliche Option darstellt. Die Grenzen dieser Methode sollten von den ForscherInnen dargelegt und bei der Diskussion der Ergebnisse berücksichtigt werden.

Stichprobengröße

In der experimentellen Forschung geht es darum, die anhand der Stichprobe erzielten Ergebnisse auf die Zielpopulation zu verallgemeinern. Dies ist nur möglich, wenn die Stichprobe ausreichend groß ist, um für die Zielpopulation repräsentativ zu sein und in der statistischen Analyse signifikante Ergebnisse zu erzielen. Die Berechnung der Stichprobengröße, die als **Powerkalkulation** bezeichnet wird, sollte von einem Statistiker vorgenommen werden. Allgemein lässt sich sagen, dass zur Erzielung signifikanter Ergebnisse die Stichprobe umso größer sein muss, je seltener das zu messende Outcome ist. So kommt zum Beispiel der intrauterine Fruchttod relativ selten vor, und um die Auswirkungen einer neu einzuführenden Betreuungsmaßnahme auf die **Inzidenz** des intrauterinen Fruchttods zu prüfen, würden viele tausend Teilnehmerinnen benötigt. Mütterliche Geburtsverletzungen hingegen sind relativ häufig, das heißt, dass für die Untersuchung der Auswirkung einer bestimmten Intervention auf die Inzidenz von Geburtsverletzungen eine kleinere Stichprobe ausreichend wäre, um den Effekt aufdecken zu können.

Für die Untersuchung von Outcomes, bei denen es sich um diskrete Ereignisse handelt, werden in der Regel größere Stichproben benötigt als bei kontinuierlichen Daten. So würde für die Untersuchung der Frage, ob eine Wassergeburt die PDA-Rate senkt, eine größere Anzahl von Frauen benötigt als für eine Studie, in der es um Verringerung des Schmerzempfindens geht und in deren Rahmen die Frauen gebeten werden, ihr Schmerzempfinden auf einer Skala von 1 bis 10 anzugeben. [Hier stellt die Skala zum Erfassen des Schmerzempfindens eine metrisch skalierte Variable dar. Zu Skalenniveaus vgl. Abschnitt 5.4.1. Anm. d. Hrsg.] Das erwartete Ausmaß des Unterschieds im Outcome zwischen der Interventions- und der Kontrollgruppe beeinflusst ebenfalls die Stichprobengröße. Wenn zum Beispiel durch eine Eins-zu-eins-Betreuung eine Verringerung der PDA-Rate um 20 Prozent erwartet wird, genügt eine kleine Stichprobe, um diesen großen Unterschied aufzudecken. Es ist allerdings selten, dass von so großen Unterschieden ausgegangen wird. Wenn geringere Differenzen erwartet werden, zum Beispiel 5 Prozent, dann wird eine deutlich größere Stichprobe benötigt.

Die ForscherInnen und das Setting
Diejenigen, die das Forschungsdesign planen und die Datenerhebung durchführen, müssen entsprechend qualifiziert und vorbereitet sein. Das bedeutet, sie müssen über Grundlagenkenntnisse verfügen, sich kontinuierlich weiterbilden sowie die Möglichkeit zum Austausch mit anderen haben.

Forschung findet im Allgemeinen in einem klinischen Setting statt. Dabei ist es von entscheidender Bedeutung, dass die klinische Betreuung trotz der durchgeführten Forschung sicher gestellt bleibt. Bei der Durchführung von Forschung in einem klinischen Setting sollten stets erfahrene KlinikerInnen an der Planungsphase beteiligt sein und es sollten immer Pilotstudien zur Erkennung möglicher Problembereiche durchgeführt werden.

3.4.2.1 Experimentelle Forschungsdesigns

Die randomisierte, kontrollierte Studie (*randomized controlled trial*, RCT)

Eine sorgfältig geplante und durchgeführte randomisierte, kontrollierte Studie ist der Goldstandard quantitativer Forschung (Gallo et al 1995). Bei einem RCT geht es um den Nachweis der Abwesenheit oder des Vorhandenseins sowie des Ausmaßes eines Kausalzusammenhangs zwischen den zu untersuchenden Faktoren. Durch eine genaue statistische Analyse können Angaben über die Zuverlässigkeit (**Reliabilität**) und die sich daraus ergebende Generalisierbarkeit der Ergebnisse gemacht werden. Die Stärke des RCT liegt nach Wilson-Barnett (1991) darin, dass alle Störvariablen in den Gruppen (eine Interventions- sowie eine oder mehrere Kontrollgruppen) durch Manipulation, Randomisierung und Verblindung kontrolliert oder ausgeglichen werden können. Nun kann man argumentieren, dass RCTs den einzig effektiven Weg zur Gewährleistung einer evidenzbasierten geburtshilflichen Praxis und Hebammenarbeit darstellen. Die Entwicklung der *Cochrane Databases* im Bereich der Geburtshilfe (und inzwischen auch in anderen medizinischen Bereichen) beruht auf dieser Ansicht. Das britische *Department of Health* (1992) hat die Bedeutung von RCTs in der Technologiefolgenabschätzung im Gesundheitsbereich anerkannt und ihre Anwendung zur Überprüfung des Nutzens bereits bestehender und neuer Technologien empfohlen. Baum (1993) hält die Notwendigkeit für eine auf den Ergebnissen von RCTs basierende Gesundheitsversorgung sogar für so groß, dass nach seiner Ansicht die gesamte Bevölkerung ermutigt werden sollte, eine so gestaltete Betreuung einzufordern. Um dies zu unterstützen, ist er außerdem der Meinung, dass jede beziehungsweise jeder bereit sein sollte, an entsprechenden Studien teilzunehmen (Baum 1993). Diese befürwortende Philosophie erinnert insofern an das Konzept der Organspendeausweise, als dass der oder die Einzelne sich prinzipiell bereit erklärt, an einem RCT zu einer bestimmten Fragestellung teilzunehmen, noch bevor der entsprechende Fall bei ihm oder ihr eintritt. Diese Teilnahme an dem entsprechenden RCT zu gegebener Zeit dann tatsächlich einzufordern stellt ein zusätzliches ethisches Problem dar. Dennoch zeigen solche Vorschläge, welche Bedeutung den RCTs von seinen Befürwortern beigemessen wird.

Auf der anderen Seite lässt sich aber auch argumentieren, dass RCTs eine trügerische Objektivität vermitteln und dass der reduktionistische und durch starke Kontrolle gekennzeichnete Ansatz der Individualität des oder der Einzelnen nicht gerecht wird. Aus einer stärker humanistisch orientierten Perspektive könnte man sagen, dass jeder im Rahmen eines RCTs vermutete Kausalzusammenhang auf Grund der Komplexität der menschlichen Natur bestenfalls unter Vorbehalt betrachtet werden kann und möglicherweise falsch ist, da die Ergebnisse genauso das Resultat der (realen oder wahrgenommenen) Interaktionen zwischen den TeilnehmerInnen und dem Forschungsprozess sind wie die Folge der untersuchten Interventionen.

Es gibt eine Reihe verschiedener Designs für RCTs, die die Art und Qualität der Ergebnisse beeinflussen können. Schwartz und Lellouch (1967) unterscheiden zwischen dem erklärenden und dem pragmatischen Ansatz. Bei ersterem geht es hauptsächlich um einen Erkenntnisgewinn, bei letzterem um Entscheidungsfindungsprozesse hinsichtlich medizinischer Behandlungen. Mit dem pragmatischen Ansatz werden verschiedene Maßnahmen, Behandlungen oder Interventionen für eine bestimmte Gruppe untersucht, um so die beste Betreuungsoption für die gegebenen Situation zu ermitteln. Sie werden in einem klinischen Setting durchgeführt, weswegen Hebammen wahrscheinlich am ehesten in solche Studien involviert sein werden. Das pragmatische Design berücksichtigt die Komplexität der Behandlungsformen und der menschlichen Natur, sowie die Tatsache, dass es sich bei den Studienteilnehmerinnen um eine spezielle, vor Studienbeginn definierte Gruppe handelt. Des Weiteren wird das Ausscheiden einiger Teilnehmerinnen aus der Studie einkalkuliert und die Datenauswertung will sicher stellen, dass Fehler nicht zu schlechteren Behandlungen/Managements führen (Schwartz und Lellouch 1967). Der explanatorische Ansatz entspricht dem Laborexperiment, bei dem nur diejenigen in die Auswertung Eingang finden, die tatsächlich die festgelegte Behandlung erfahren. Im Rahmen der Auswertung soll jede Veränderung im Outcome, unabhängig von Richtung oder Ausmaß, festgestellt werden.

Die klassische randomisierte, kontrollierte Studie

Das klassische Design einer randomisierten, kontrollierten Studie (RCT) ist in **Abbildung 3-2** dargestellt. Die Darstellung basiert auf den von Pocock (1983), Meinert und Tonascia (1986) und Parmar (1992) detailliert dargestellten Studiendesigns.

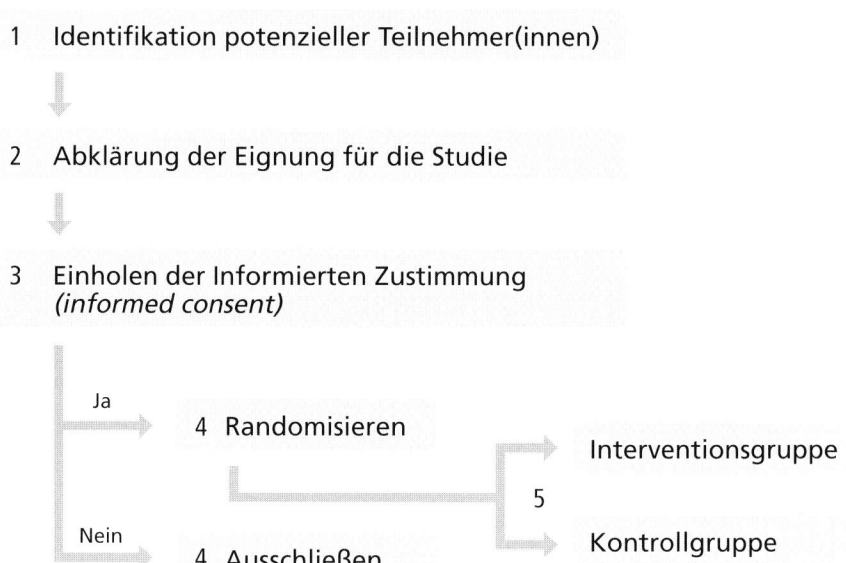

Abbildung 3-2: Klassisches Design einer randomisierten kontrollierten Studie

Es kann schwierig sein, die so genannte «Informierte Zustimmung» *(informed consent)* der TeilnehmerInnen vor der Randomisierung einzuholen, weswegen verschiedene Designs entwickelt wurden, bei denen die Randomisierung vor der Zustimmung durchgeführt wird. So entwickelte Zelen (1979) ein Modell, bei dem nur die der Interventionsgruppe zugeteilten TeilnehmerInnen von der Durchführung der Studie wissen. In einem weiteren Modell (Zelen 1990, Parmer 1992) werden die TeilnehmerInnen zunächst randomisiert und anschließend um ihre Zustimmung für die Option, der sie zugeteilt wurden, ersucht. In einem weiteren Design werden diejenigen, die damit einverstanden sind, randomisiert auf die Gruppen verteilt und diejenigen, die dies nicht wollen, ordnen sich selbst der von ihnen gewünschten Gruppe zu (Brewin und Bradley 1989, Silverman 1994). Jedes dieser Designs hat sowohl Vor- als auch Nachteile hinsichtlich ethischer Aspekte sowie hinsichtlich der Glaubwürdigkeit und Durchführbarkeit der Studie, die von den jeweiligen AutorInnen entsprechend dargestellt werden. Oakley (1990) untersuchte die Designs aus der Perspektive der feministischen Forschung. Die Bedeutung dieser Designs im Rahmen experimenteller Forschung wird kontrovers diskutiert. Die Darstellung dieser Debatte würde über den Rahmen dieses Buches hinaus gehen, unterstreicht aber den dynamischen Charakter experimenteller Forschung sowie ihre Offenheit für Überprüfung und Weiterentwicklung, um den sich verändernden gesellschaftlichen Bedürfnissen gerecht zu werden.

Design mit einmaliger Messung (post-test-only design)
Dies ist ein einfaches, aber gutes Design. Die TeilnehmerInnen werden mit einer Methode der Wahrscheinlichkeitsauswahl ausgewählt und anschließend randomisiert auf die Interventions- bzw. Kontrollgruppen verteilt. Die Outcomes werden in allen Gruppen gemessen und verglichen. Mit diesem Design werden Outcomes gemessen, bei denen es sich um einmalige Ereignisse handelt, wie Geburtsmodus, Einsatz einer PDA oder Einweisung in eine Kinderklinik. Veränderungen können damit nicht erfasst werden. Wird zum Beispiel die Schmerzempfindung von Frauen, die ein TENS-Gerät benutzen, verglichen mit der Schmerzempfindung von Frauen, die eine Plazebogerät benutzen, kann ein niedrigerer Score in der TENS-Gruppe möglicherweise einfach nur die Tatsache widerspiegeln, dass die Frauen dieser Gruppe eine geringere Schmerzerfahrung hatten und nicht unbedingt, dass der Einsatz des TENS-Gerätes zu einer verminderten Schmerzempfindung geführt hat.

Vorher-Nachher-Messung (pre-and-post-test design)
Die Vorgehensweise ist die gleiche wie bei dem Design mit einmaliger Messung, nur dass die zu untersuchenden Outcomes sowohl vor als auch nach der Intervention gemessen werden. In dem Beispiel mit dem TENS-Gerät würde die Schmerzempfindung vor und nach dem Einsatz des TENS- bzw. Plazebogerätes gemessen. Anhand der gemessenen Scores kann der Grad der Veränderung bestimmt und direkt auf die Intervention zurückgeführt werden. Dieses Design kann dann problematisch sein, wenn zur Messung ein Fragebogen oder ein anderes Messinstrument eingesetzt wird, durch dessen Anwendung die TeilnehmerInnen (hinzu)lernen. Jede festgestellte Veränderung kann dann durch den Messvorgang bedingt sein und nicht notwendigerweise durch die Intervention.

Solomon-Vier-Gruppen-Design
Dieses Design kombiniert Elemente der beiden vorangegangenen Designs und versucht so, deren Schwierigkeiten zu überwinden. Es handelt sich dabei um ein Design für eine randomisierte, kontrollierte Studie, bei der eine Wahrscheinlichkeitsauswahl durchgeführt wird, der gemäß die TeilnehmerInnen auf vier Gruppen randomisiert verteilt werden **(s. Tab. 3-1)**. Mit diesem Design wird es möglich, sowohl die Auswirkungen der Intervention als auch den Einfluss des Forschungsprozesses auf das Outcome zu messen. Es ist komplexer als die beiden vorab beschriebenen. Der größte Nachteil liegt in der größeren Anzahl der erforderlichen TeilnehmerInnen und der Tatsache, dass signifikante Unterschiede in den Gruppengrößen zu einer Verzerrung der Ergebnisse führen können. Die Organisation dieses Designs ist schwieriger, erfordert mehr Verwaltungsaufwand, bessere Ausrüstung, mehr Personal und ist daher auch teurer.

Tabelle 3-1: Das Solomon-Vier-Gruppen-Design

Zuteilung	Outcomemessung
Kontrollgruppe	nur nach der Studie
Kontrollgruppe	vor und nach der Studie
Interventionsgruppe	nur nach der Intervention
Interventionsgruppe	vor und nach der Intervention

Faktorielles Design

Ein faktorielles Design ermöglicht die Untersuchung von mehr als einer unabhängigen Variablen, sowie der Interaktion zwischen den Variablen. Des Weiteren können signifikantere Ergebnisse mit einer kleineren Stichprobe erzielt werden, als wenn jedes Merkmal einzeln untersucht werden würde (Pocock 1983). Wie bei allen RCTs sollte eine Wahrscheinlichkeitsauswahl vorgenommen werden, sowie eine randomisierte Verteilung auf die Interventions- und Kontrollgruppen stattfinden. Ein gutes Beispiel für ein solches Design im Bereich der Hebammentätigkeit ist Alexanders Studie (1996) zu Stillraten bei Frauen mit Flach- oder Hohlwarzen. Es handelt sich dabei um ein 2×2-Design (entsprechend der Anzahl der Felder in der Tabelle) und ist in **Tabelle 3-2** dargestellt.

Folgende Faktoren können analysiert werden:

- der Effekt von vorbereitenden Übungen verglichen mit keiner Intervention auf die Stillrate
- der Effekt von Brustschildern verglichen mit keiner Intervention auf die Stillrate
- der Effekt von vorbereitenden Übungen und Brustschildern verglichen mit keiner Intervention auf die Stillrate
- der Effekt von vorbereitenden Übungen verglichen mit Brustschildern auf die Stillrate
- der Effekt von vorbereitenden Übungen und Brustschildern verglichen mit vorbereitenden Übungen allein auf die Stillrate
- der Effekt von vorbereitenden Übungen und Brustschildern verglichen mit Brustschildern allein auf die Stillrate.

Tabelle 3-2: Studiengruppen des faktoriellen Designs der Studie von Alexander (1996)

Studiengruppen	
• Vorbereitung und Brustschilder	• nur Vorbereitung
• nur Brustschilder	• keine Intervention

Diese Liste zeigt, dass mit diesem Design viele Faktoren sowohl isoliert als auch in unterschiedlichen Kombinationen untersuchen werden können. Es sind auch 2×3- oder 3×3-Designs möglich, wobei die Komplexität der Auswertung mit der Anzahl der Faktoren steigt. Polit und Hungler (1997) meinen, dass die Schwierigkeiten bei der Auswertung und die praktischen Probleme hinsichtlich der Auswahl einer ausreichenden Anzahl von TeilnehmerInnen für jedes Feld ein größeres als ein 4×4-Design unwahrscheinlich machen.

Die vier bisher beschriebenen experimentellen Designs sind die am häufigsten anzutreffenden Designs, es gibt jedoch noch weitere. Treten neue Problemstellungen auf, werden neue Untersuchungsformen in Erwägung gezogen. Die Ziele bleiben dabei die gleichen: Repräsentativität der Ergebnisse, Reduzierung systematischer Fehler durch Zufallsstichprobenziehungsverfahren und randomisierte Verteilung der TeilnehmerInnen auf die Interventions- und Kontrollgruppen sowie die sorgfältige Kontrolle so vieler Faktoren wie möglich.

3.4.2.2 Matched-Pair-Design

Parahoo (1997) und Reid (1993) zählen das *Matched-Pair-Design* zu den experimentellen Forschungsdesigns. Die Studienpopulation wird dabei in Paare aufgeteilt, die sich in den für die Studie relevanten Merkmalen gleichen. Das können zum Beispiel Alter, Parität, Bildungsstand oder jede andere Variable sein, die kontrolliert werden soll. Die eine Hälfte des Paares wird dann der Interventions- die andere der Kontrollgruppe zugeordnet. Die Aufteilung geschieht wiederum randomisiert unter Verwendung von Zufallszahlentabellen oder mit Hilfe des Computers. Wenn eine Hälfte eines Paares aus der Studie ausscheidet, wird das ganze Paar aus der Studie herausgenommen. Die Bildung von Paaren, die sich tatsächlich in allen das Outcome beeinflussenden Merkmalen gleichen, ist sehr schwierig und gelingt nur selten. Es lässt sich argumentieren, dass es sich bei diesem Design um eine andere Form der Stichprobenauswahl und damit um ein echtes Experiment handelt. Andere sagen, dass der Randomisierungsprozess verfälscht wurde und es sich daher nicht um ein klassisches Experiment handelt. Auf Grund des etwas anderen Allokationsprozesses wird dieses Design im Rahmen dieses Buches daher zwischen die klassischen Experimente und die Quasi-Experimente eingeordnet.

3.4.2.3 Quasi-experimentelles Design

Ein quasi-experimentelles Design ist ein Design, das nur einige der Elemente eines klassischen Experiments aufweist. Cook und Campbell (1979) beschreiben das quasi-experimentelle Design als eines, bei dem sowohl eine Manipulation als auch eine Kontrolle der Variablen vorgenommen wird, jedoch aus ethischen oder praktischen Gründen keine Randomisierung. Fände auch keine Manipulation (Intervention) statt, würde es sich nicht mehr um ein Experiment handeln (nicht-experimentelle Untersuchungsformen werden in Kapitel 4 besprochen). Ein quasi- experimentelles Design ist also ein Experiment ohne randomisierte Verteilung der TeilnehmerInnen auf die Interventions- und Kontrollgruppen. Auf Grund der fehlenden Randomisierung wird dieses Design auch als weniger aussagekräftig als das klassische Experiment angesehen. Eine kausale Beziehung zwischen den zu untersuchenden Variablen lässt sich in einem quasi-experimentellen Design wegen der möglichen Gruppenunterschiede in Bezug auf die abhängige Variable nicht eindeutig nachweisen. Jedes Outcome kann ebenso durch die Zusammensetzung der Gruppen bedingt und nicht durch die Intervention zustande gekommen sein. Die Bedeutung der Ergebnisse aus diesen Designs für die Praxis ist daher auch geringer als die der Ergebnisse aus einem echten Experiment.

Nicht-äquivalente Gruppen

Viele quasi-experimentelle Designs verwenden eine Vergleichsgruppe. Sie wird bewusst nicht als Kontrollgruppe bezeichnet, da die TeilnehmerInnen dieser Gruppe möglicherweise nicht aus der Studienpopulation stammen oder die Zuordnung zu den Gruppen nicht randomisiert erfolgte. Dies geschieht oft dann, wenn bestimmte Betreuungsoptionen im Zentrum des Forschungsinteresses stehen. So könnte eine Studie zum Beispiel die Bedeutung der getrennten Unterbringung von stillenden Müttern und denen, die ihre Kinder mit Flaschennahrung füttern, auf die Stillrate untersuchen. Es ist denkbar, dass diese zwei Formen der Unterbringung in einer Abteilung oder Station nicht gleichzeitig zu realisieren sind und verschiedene Abteilungen verglichen werden müssen. Die Zuteilung der Frauen zu den Gruppen kann dann möglicherweise von ihrem Wohnort oder ihrem beziehungsweise ihrer behandelnden ÄrztIn abhängen. Das Problem, das sich hierbei ergibt, besteht darin, dass in den verschiedenen Abteilungen unterschiedliche Faktoren Einfluss auf die Stillrate haben können, wie zum Beispiel die Qualität der Stillberatung oder auch die personelle Ausstattung der Abteilung.

Ein weiterer Grund für den Verzicht auf eine randomisierte Zuordnung können praktische Erwägungen sein. Romney und Gordon (1981) benutzten in ihrer Studie zum Einlauf während der Geburt die ärztlichen Aufzeichnungen. Sie verglichen die Frauen, die während der Geburt einen Einlauf bekamen mit denen, die keinen bekamen, wobei sich zeigte, dass dies davon abhängig war, von welchem Geburtshelfer die Frauen betreut wurden. Auf Grund dieser Einschränkung führten Drayton und Rees (1989) zu diesem Thema nochmals eine randomisierte, kontrollierte Studie durch.

Rees (1997) sieht einen Grund für die Arbeit mit nicht-äquivalenten Gruppen im Bereich der Hebammenforschung darin, dass es nicht akzeptabel ist, den

Frauen die Entscheidung über ihre Betreuung (-sform) zu verweigern. Es kann allerdings genauso wenig akzeptiert werden, dass den Frauen Betreuungsoptionen angeboten werden, deren Wirksamkeit noch nicht untersucht worden ist.

Langzeitdesign mit Testserien (time series design)
Bei diesem Design werden mehrere Messungen über eine bestimmte Zeitspanne zu festgelegten Zeitpunkten vorgenommen. Wenn möglich sollten bereits vor dem Einsatz der Intervention mehrere Messungen stattgefunden haben, um sicherzustellen, dass das zu untersuchende Merkmal über die Zeit konstant bleibt. Dann sollte die Intervention durchgeführt werden und daran anschließend wieder mehrere Messungen zu festgelegten Zeitpunkten über eine bestimmte Zeitspanne vorgenommen werden. Bei Langzeitdesigns mit Testserien kann eine Vergleichsgruppe verwendet werden, es kann aber auch auf sie verzichtet werden. Da hier ebenfalls keine Randomisierung stattfindet, weisen sie die gleichen Schwächen wie andere quasi-experimentelle Designs auf. Ein weiterer die Aussagekraft limitierender Faktor ist hier noch die Tatsache, dass die Zeit selbst zu einer Variablen werden kann. Je länger der Untersuchungszeitraum wird, desto schwieriger wird es, zwischen den Auswirkungen der Zeit und der Intervention zu unterscheiden.

Natürliches Experiment
Dieses kann als Form eines quasi-experimentellen Designs betrachtet werden. Es werden zwei Gruppen bestimmt und verglichen, von denen die eine eine natürlicherweise vorkommende «Intervention» erfährt, während diese bei der anderen Gruppe nicht vorkommt. Es kann auch nur ein- und dieselbe Gruppe über eine bestimmte Zeitspanne untersucht und die Variablen vor und nach der «Intervention» gemessen und verglichen werden.

Ex-post-Facto-Design
Bei diesem Design wird untersucht, wodurch die Outcomes beeinflusst worden sein können, nachdem die Intervention bereits stattgefunden hat. Dieses Design hat viel mit dem Audit und der nicht-experimentellen Forschung gemeinsam. Es geht dabei aber auch um die Gewinnung neuer Informationen, weswegen es als «teilweises Experiment» klassifiziert werden kann, da Vergleiche zwischen den Elementen, die eine bestimmte Intervention erfahren, und denen, die sie nicht erfahren haben, angestellt werden. Es findet keine randomisierte Verteilung auf die Interventions- und Kontrollgruppen statt und die Merkmale der Gruppen werden festgestellt, nachdem die Intervention bereits stattgefunden hat. Es handelt sich bei diesem Design damit um ein **retrospektives** Studiendesign. Das größte Problem besteht darin, dass festgestellte Unterschiede zwischen den Grup-

pen möglicherweise auf bestimmte gruppenspezifische Merkmale zurückgehen und nicht auf die Intervention, da die Selektion der Elemente und deren Allokation zu den Gruppen nicht vor der Intervention stattgefunden hat. Es ist daher bei Ex-post-facto-Designs nicht möglich, sichere Schlussfolgerungen über Kausalbeziehungen zwischen zu untersuchenden Variablen zu ziehen.

Ein-Gruppen-Design

Bei diesem Design gibt es keine Kontroll- oder Vergleichsgruppe, was meist ethische oder praktische Gründe hat. Es kann als Pilotstudie für ein experimentelles Forschungsprojekt eingesetzt werden, wobei klar begründet werden sollte, warum die Durchführung einer randomisierten kontrollierten Studie nicht möglich ist. Im Rahmen dieses Designs kann entweder eine einmalige Messung nach der Intervention oder eine Vorher-Nachher-Messung vorgenommen werden. Darüber hinaus gibt es noch **Cross-over-Designs.** Hierbei agieren die Versuchspersonen als ihre eigene Kontrollgruppe. Dabei wird eine Phase, in der die Intervention stattfindet, mit einer anderen verglichen, in der sie nicht stattfindet. Der Nachteil dieses Designs besteht in der fehlenden Kontrollmöglichkeit der Auswirkungen des Forschungsprozesses selbst (Hawthorne-Effekt) und daher kann jede festgestellte Veränderung möglicherweise auf die Durchführung der Studie selbst und nicht auf die Intervention zurückzuführen sein. Zusätzlich kann auch der zeitliche Faktor für die Veränderungen verantwortlich sein und es gibt keine Möglichkeit herauszufinden, ob die Phasen der Intervention beziehungsweise Nicht-Intervention sich gegenseitig beeinflusst haben.

3.4.2.4 Experimentelle Fallstudie

Einige Outcomes sind so selten, dass die Rekrutierung einer ausreichenden Anzahl von Versuchspersonen für eine traditionelle Studie nicht möglich ist. Bei einigen besonders schweren Krankheitsbildern kann es angemessen sein, neue und möglicherweise lebensrettende Interventionen zu testen, ohne ihre vorherige Untersuchung im Rahmen einer klassischen experimentellen Studie. Bei Studien mit diesen Rahmenbedingungen handelt es sich auch um experimentelle Forschung, da vor und nach einer Intervention Messungen vorgenommen werden. Sie erfüllen jedoch nicht die Kriterien für ein experimentelles Forschungsdesign, wobei der Hauptgrund hierfür ethischer Natur ist. Die Versuchspersonen müssen über die Art der Intervention sowie über das begrenzte Wissen hinsichtlich ihrer Wirkung im Bilde sein. Obwohl die Wahrscheinlichkeit für einen systematischen Fehler in den Ergebnissen sehr hoch ist, sind solche Fallstudien wichtig und wertvoll. Sie können zukünftige Entwicklungen voranbringen, die dann Inhalt echter experimenteller Forschung werden können, oder sie können langfristig zum Wissen über die Betreuung von Menschen mit seltenen Erkrankungen beitragen.

3.4.2.5 Messinstrumente

Im Rahmen der experimentellen Forschung wird immer eine Messung in irgendeiner Form vorgenommen. Bei den hierfür eingesetzten Messinstrumenten kann es sich um eine technische Ausrüstung zur Messung biophysikalischer Daten handeln, um Formulare zur Dokumentation messbarer Outcomes, wie der Geburtsdauer, oder auch um von den Versuchspersonen ausgefüllte Fragebögen zur Messung psychologischer Daten. Hinsichtlich der Natur des Messinstrumentes gibt es keinerlei Einschränkungen, allerdings sollten folgende Dinge beachtet werden:

- Wer hat das Instrument entwickelt?
- Wurde es bereits in anderen Studien eingesetzt?
- Misst es, was es messen soll, das heißt, ist es valide?
- Ist es leicht anzuwenden und ist es für diese Studie verfügbar?
- Ist es korrekt und konsistent in der Messung, das heißt, ist es reliabel?

Zusätzlich gilt es, die Intra- und Interrater-Variabilität zu berücksichtigen. Unter **Intrarater-Variabilität** versteht man das Ausmaß, in dem eine Person bei mehrmaliger Wiederholung einer Messung zu dem gleichen Ergebnis kommt. Die **Interrater-Variabilität** beschreibt das Maß der Übereinstimmung der Ergebnisse, wenn mehrere Person die gleiche Messung vornehmen. Cluett et al (1995) haben die Intra- und Interrater-Variabilität bei der postnatalen Messung des Symphysen-Fundus-Abstandes untersucht. Sie haben festgestellt, dass die Variabilität so groß ist, dass diese Messung nicht als reliables oder valides Maß für die postpartale Uterusinvolution genommen werden kann. Die Intra- und Interrater-Variabilität kann durch genaue Handlungsrichtlinien zur Durchführung bestimmter Messungen und durch sorgfältige Unterweisung derjenigen, die die Messungen vornehmen, reduziert werden. Auf die Reliabilität und Validität wird in Kapitel 4 noch genauer eingegangen.

Die gemessenen Daten werden immer schriftlich festgehalten. Dabei sollte vorher überlegt werden, ob möglicherweise eine Kodierung der zu erfassenden Daten sinnvoll ist. Im Allgemeinen werden Messungen kodiert, die sich auf bestimmte Kategorien oder Ereignisse beziehen, wie männlich/weiblich oder Spontangeburt/vaginal-operative Geburt. Daten, die mit einem Zahlenwert angegeben werden, zum Beispiel Geburtsdauer oder Blutverlust, werden nicht kodiert. Unter Kodieren versteht man den Prozess, bei dem einer bestimmten Messung ein nummerischer Wert zugeordnet wird. Dieser **Code** kann dann in das verwendete statistische Softwareprogramm eingegeben werden. Eine Kodierung bereits vor der Datenerhebung kann eine erhebliche Zeitersparnis bedeuten. Eine solche Kodierung vor der Datenerhebung muss allerdings mit größter Sorgfalt vorgenommen werden, um sicherzustellen, dass alle möglichen Antworten kodiert worden sind, da Auslassungen die spätere Analyse erschweren.

3.4.2.6 Von der Planung zur Implementierung

Ethische Implikationen müssen während des gesamten Studienverlaufes kontinuierlich berücksichtigt werden, insbesondere hinsichtlich eventueller unerwünschter Auswirkungen, die die Studie direkt oder indirekt auf die TeilnehmerInnen haben kann. Eine indirekte negative Auswirkung wäre zum Beispiel, dass die Versuchspersonen durch die Studie zunehmend unter Stress geraten oder dass Hoffnungen hinsichtlich der Wirksamkeit neuer Medikamente oder Behandlungsformen geweckt werden, die dann nicht erfüllt werden können. Oder der Glaube der Versuchspersonen an die Wirksamkeit der derzeitigen Behandlungsform oder das Vertrauen in die Betreuungspersonen wird unterminiert, indem die Studie impliziert, dass die traditionelle Behandlungsform nicht angemessen ist oder die Betreuungspersonen nicht wissen, welche Betreuungsform die beste ist. Es ist daher unbedingt erforderlich, dass jede experimentelle oder quasi-experimentelle Forschung, die per definitionem eine Intervention beinhaltet, von einem Ethikkomitee geprüft wird. Gemäß der Deklaration von Helsinki (World Medical Association 1989) hat dieses Komitee die Aufgabe, alle an der Studie beteiligten Personen vor eventuellen Schäden zu schützen **(s. Kasten 3-3)**.

Diese Richtlinien weisen darauf hin, dass verschiedene Interessen sehr genau gegeneinander abgewogen werden müssen, was idealerweise bereits bei der Planung der Studie geschieht. In Großbritannien gibt es verschiedene, über das ganze Land verteilte, lokale Ethikkomitees. Die wesentlichen Informationen, die sie zur Prüfung einer Studie benötigen, sind jedoch immer gleich. Im Allgemeinen wird auf Anfrage ein Formular zugesandt, auf dem die notwendigen Informationen anzugeben sind **(s. Kasten 3-4)**.

Ethikkomitees sind im Zuge der von dem quantitativen Forschungsparadigma dominierten medizinischen Forschung entstanden. Die auf den Formularen eingeforderten Informationen spiegeln dies wider und für eine qualitative Studie kann sich das Ausfüllen dieser Formulare schwierig gestalten. Im Allgemeinen findet sich in jedem dieser Komitees ein Ansprechpartner für Hebammenfor-

---

Kasten 3-3:   Die wichtigsten Aufgaben eines Ethikkomitees

Leitlinien des Department of Health (1991)

▶ Einhaltung ethischer Standards
▶ Schutz der Versuchspersonen vor Schaden
▶ Wahrung der Rechte der Versuchspersonen
▶ Schutz der ForscherInnen vor ungerechtfertigter Kritik
▶ Schutz gerechtfertigter Forschung vor Behinderungen

3.4 Vorgehen bei experimenteller und quasi-experimenteller Forschung

> **Kasten 3-4: Informationen, die ein lokales Ethikkomitee anfordert**
>
> ▶ Titel
> ▶ Forschungsziel/Hypothese
> ▶ Hintergrund/Literaturüberblick einschließlich Machbarkeitsstudien
> ▶ Versuchspersonen einschließlich Stichprobengröße, Einschluss-/Ausschlusskriterien
> ▶ Einzelheiten jeder Intervention, insbesondere verwendete Medikamente oder eingesetzte medizinische Technologie
> ▶ Einzelheiten zur Datenerhebung und Analyse
> ▶ Sicherheit, insbesondere mögliche Risiken oder ethische Fragen
> ▶ Vertraulichkeit
> ▶ Expertise der ForscherInnen
> ▶ potenzieller Nutzen

schung, der oder die in diesem Fall konsultiert werden kann. Erst nach der Genehmigung durch das Ethikkomitee kann mit dem nächsten Schritt, der Durchführung der Studie, begonnen werden. [Die Situation ist in Deutschland anders: hier gibt es derzeit Ethikkomitees vorwiegend an Universitätskliniken, doch konkrete Ansprechpartner für Hebammen sind nicht bekannt. Dennoch müssen auch Forschungsprojekte von Hebammen bestehenden Ethikkomitees vorgelegt werden. Anm. d. Hrsg.]

Während der Planungsphase müssen eine ganze Reihe von Entscheidungen getroffen werden. Einige betreffen klinische, andere wieder forschungstheoretische oder auch methodische Fragen. Entscheidungen in all diesen Bereichen können den Forschungsprozess und damit auch die Ergebnisse beeinflussen. Ist man sich dieses Einflusses bewusst, kann aus einer potenziellen Schwäche eine Stärke werden. Keeble (1995: 93) nimmt alle im Rahmen der Planung experimenteller Forschung zu treffenden Entscheidungen in einem Flussdiagramm *(flowchart)* auf. Dieses Flussdiagramm kann als nützliche Checkliste dienen sowohl für diejenigen, die eine solche Forschung durchführen wollen, als auch für diejenigen, die sich über den Forschungsprozess informieren wollen. Am Ende der Planungsphase sollte ein klarer, schriftlicher Plan stehen, aus dem genau hervorgeht, wie die Forschung durchgeführt werden soll. Jedes Detail der Studie muss so dargestellt sein, dass andere ForscherInnen anhand dieses Plans in der Lage wären, die Studie zu wiederholen.

3.4.3 Dritter Schritt: Die empirische Phase

Nachdem nun beachtlich viel Zeit in die sorgfältige Planung der Studie investiert wurde, wird im nächsten Schritt mit der empirischen Phase, das heißt der Datenerhebung, begonnen. Die Phase der Datenerhebung kann unterteilt werden in

- die Pilotstudie
- die eigentliche Studie.

Eine **Pilotstudie** ist eine kleinere Version der gesamten Studie, mit einer geringeren Anzahl von TeilnehmerInnen aus der Studienpopulation. Wenn für die eigentliche Studie eine Vollerhebung angestrebt wird, dann sollten die TeilnehmerInnen der Pilotstudie nicht aus dieser Population stammen, da dies die Ergebnisse der eigentlichen Studie verfälschen könnte. Es sollte in diesem Fall eine andere, aber möglichst weitgehend vergleichbare Stichprobe für die Pilotstudie ausgewählt werden. Die Pilotstudie sollte mit der gleichen Sorgfalt durchgeführt werden wie die eigentliche Studie, da die Qualität der Pilotstudie die der eigentlichen Studie beeinflusst. Im Rahmen der Pilotstudie können mögliche Outcomes identifiziert werden und damit zur genauen Planung der Auswertungsphase, die den nächsten Schritt darstellt, beitragen. Eine sorgfältige Analyse der Pilotstudie kann zu Veränderungen und Anpassungen in der eigentlichen Studie führen **(s. Kasten 3-5)**. Wenn sich aus der Pilotstudie substanzielle Veränderungen für die eigentliche Studie ergeben, kann eine erneute Planung der eigentlichen Studie notwendig werden. Das bedeutet ein Überdenken aller wichtigen Punkte einschließlich einer erneuten Genehmigung durch ein Ethikkomitee und einer zweiten Pilotstudie.

Nun kann mit der Durchführung der eigentlichen Studie begonnen werden. Dabei sollte auf eine peinlich genaue Einhaltung der Planung sowie auf die sorgfältige Dokumentation aller Geschehnisse, Erfolge und Misserfolge während der

---

Kasten 3-5: Ziele der Pilotstudie

▶ Testen der Studienplanung im praktischen Setting

▶ Testen aller Messinstrumente (diese können auch zusätzlich schon bereits vor der Pilotstudie separat getestet worden sein)

▶ Überprüfung der Durchführbarkeit der Studie einschließlich ihrer Akzeptanz in der Studienpopulation

▶ Identifikation jeder Auswirkung auf das klinische Umfeld

▶ Abschließende finanzielle Kalkulation einschließlich Zeitplan, Verwaltungsaufwand und organisatorischer Fragen

Studie geachtet werden, da diese die Validität der Ergebnisse beeinflussen können. Während einer sich über einen langen Zeitraum erstreckenden Studie ist es wichtig, die Motivation des Teams aufrecht zu erhalten, indem sie über Neuigkeiten hinsichtlich TeilnehmerInnen oder interessante Ereignisse auf dem Laufenden gehalten werden. Neu hinzukommende MitarbeiterInnen müssen genauso sorgfältig vorbereitet und eingeführt werden, wie diejenigen, die von Anfang an dabei sind, um die Reliabilität der Datenerhebungsmethoden sicherzustellen. In dieser Phase werden von den ForscherInnen insbesondere organisatorische Fähigkeiten und Führungsqualitäten verlangt.

Abbrechen einer Studie

In seltenen Fällen kann es notwendig sein, eine Studie abzubrechen, bevor sie abgeschlossen ist. Dies kann vor allem dann passieren, wenn sich im Verlauf der Studie heraus stellt, dass die Intervention schädliche Nebenwirkungen hat und es aus diesem Grund unethisch wäre, weitere Versuchspersonen dieser Intervention auszusetzen. Wenn die Ergebnisse extrem positiv sind, wäre es ebenso kaum ethisch vertretbar, die entsprechende Intervention nicht allen Frauen anzubieten. Derartige Informationen können in kleinen oder lokal begrenzten Studien während der Datenerhebung deutlich werden. In der Folge kann es unmöglich werden, die für die Studie notwendige Auswahl der TeilnehmerInnen vorzunehmen, weil sie, oder auch das beteiligte Personal, sich weigern, die weniger gute Option zu akzeptieren. In großen, insbesondere multizentrischen Studien ist es wichtig, dass ein Zeitpunkt im Verlauf der Studie eingeplant wird, zu dem eine Zwischenanalyse stattfindet, um zu prüfen, ob eine Weiterführung der Studie sicher und ethisch vertretbar ist. Solche Zwischenergebnisse werden von nicht in die Studie involvierten ExpertInnen erhoben und analysiert. Sie werden, wenn die Studie fortgeführt wird, im Allgemeinen nicht publiziert. Das Ziel dieses Vorgehens ist der Schutz des Wohlergehens zukünftiger TeilnehmerInnen. Bestimmungen, in denen die zur Überwachung der Sicherheit der TeilnehmerInnen zu erhebenden Daten festgelegt werden, sollten Teil des Forschungsplanes sein. Hierbei muss auch der oder die für einen eventuellen Studienabbruch Verantwortliche aufgeführt werden.

3.4.4 Vierter Schritt: Die Auswertung

Nach Abschluss der Datenerhebung erfolgt die Auswertung. Das Zusammentragen der Ergebnisse, das heißt die Übertragung der Einzelergebnisse in das entsprechende Auswertungsprogramm, kann bereits im Verlauf der Datenerhebung geschehen, wobei die Datenschutzbestimmungen beachtet sowie die Anonymität der TeilnehmerInnen und Vertraulichkeit der Daten gewahrt werden müssen. Zur

Wahl der Auswertungsmethode sollte man sich von einem oder einer StatistikerIn beraten lassen. Statistische Analysemethoden werden in Kapitel 5 besprochen.

Neben den erhobenen Daten sollte auch der Forschungsprozess analysiert werden. Die während der Studie gesammelten Erfahrungen sollten mit dem ursprünglichen Plan verglichen, alle Stärken und Schwächen, sowie deren potenzielle Auswirkungen auf die Forschungsergebnisse identifiziert werden. Die meisten Studien verlaufen nicht genau entsprechend der ursprünglichen Planung – TeilnehmerInnen scheiden in größerer Zahl als erwartet aus, die für die Datenerhebung zuständige Person wird krank oder ein Mitglied des Teams entwickelt einen «neuen Weg», der sich auf die Ergebnisse auswirken kann. Das kann sehr frustrierend sein, aber solche Probleme gehören genauso zur Realität des Forschungsalltags wie entsprechende Schwierigkeiten im Klinikalltag. Es ist wichtig, diese Dinge zu dokumentieren, weil sie für die Planung weiterer Studien hilfreich sein können. Im abschließenden Bericht finden sich diese Dinge im Allgemeinen im Abschnitt «Diskussion».

3.4.5 Fünfter Schritt: Die Publikation

In der letzten Phase des Forschungsprozesses, die eine wichtige Verantwortung aller ForscherInnen darstellt, geht es um die Veröffentlichung der Studienergebnisse. Dabei sollte nicht nur über die Ergebnisse, sondern auch über den Forschungsverlauf berichtet werden. Die Veröffentlichung kann in Form von Artikeln in Fachzeitschriften, Vorträgen auf regionalen oder nationalen Konferenzen oder im Rahmen persönlicher Netzwerke stattfinden. Für eine evidenzbasierte Hebammenarbeit ist es unerlässlich, die Forschungsergebnisse anderen zugänglich zu machen. Es liegt dann in der Verantwortung der KollegInnen, sich die Zeit zum Lesen der Arbeit und zu ihrer kritischen Beurteilung zu nehmen und die Ergebnisse gegebenenfalls in der eigenen Praxis umzusetzen. Die hierfür notwendigen Fertigkeiten werden in Kapitel 10 besprochen.

■ *Antworten zu den Fragen in Kasten 3-2 zur Formulierung von Nullhypothesen*

Die Nullhypothese lautet:

- Es gibt keinen Unterschied hinsichtlich der Schmerzerfahrung und des Einsatzes von Dolantin zwischen Frauen, die Aromatherapie nutzen und denen, die es nicht tun.
- Der Einsatz von Teebeuteln macht bei wunden Brustwarzen stillender Frauen keinen Unterschied.
- Es gibt keinen Unterschied in dem Wissen und den Fertigkeiten von Hebammen, die eine fünftägige Fortbildung besucht haben und denen, die es nicht getan haben.

Bei den Antworten ist zu beachten, dass sie auf verschiedene Arten formuliert werden können. Sollten Ihre Antworten anders formuliert sein, aber ausdrücken, dass es keinen Unterschied gibt, sind sie dennoch korrekt.

Forschungsvariablen:

Die unabhängige Variablen in den obigen Aussagen sind: Aromatherapie, Teebeutel, fünf Studientage.

Die abhängigen Variablen in den obigen Aussagen sind: Schmerzerfahrung und Einsatz von Dolantin, Brustwarzenschmerzen, Wissen und Fertigkeiten der Hebammen

3.5 Schlussfolgerung

Der Schlüssel zu einer guten experimentellen Studie ist ein logischer und sorgfältig überlegter Plan, der sowohl die Anforderungen des klinischen Settings als auch des Forschungsprozesses berücksichtigt. Der Raum, der dem 2. Schritt in diesem Kapitel gewidmet wurde, soll dies deutlich machen. Bei der anschließenden Durchführung müssen die Details des Plans stets beachtet und alle Phasen sorgfältig dokumentiert werden. ForscherInnen sollten aufmerksam, gewissenhaft und mit Hingabe arbeiten. Hebammen haben der experimentellen Forschung viel anzubieten, genauso wie umgekehrt die experimentelle Forschung viel zu einer guten Hebammenarbeit beitragen kann. Die Kunst besteht darin, die Themen und die Hebammen zu erkennen, die das Potenzial haben, den experimentellen Forschungsprozess zum Nutzen der Frauen und ihrer Kinder einzusetzen.

Zusammenfassung

In diesem Kapitel wurde deutlich gemacht, dass der quantitative Forschungsprozess in fünf Schritte unterteilt werden kann:
- 1. Schritt: Formulierung einer präzisen Forschungsfrage einschließlich Literaturrecherche
- 2. Schritt: Detaillierte Studienplanung einschließlich der Zustimmung eines Ethikkomitees
- 3. Schritt: Datenerhebung – die empirische Phase
- 4. Schritt: Datenauswertung
- 5. Schritt: Information der Öffentlichkeit über die Ergebnisse – Publikation.

Die wichtigsten quantitativen Forschungsdesigns sind:

- experimentelle Forschungsdesigns einschließlich randomisierter, kontrollierter Studien, wie: Design mit einmaliger Messung, Vorher-Nachher-Messung, Solomon-Vier-Gruppen-Design, faktorielles Design, Matched-Pair-Design
- quasi-experimentelle Designs, wie: nicht-äquivalente Gruppen, Langzeit-Design mit Testserien, Ex-post-Facto-Design, Ein-Gruppen-Design
- experimentelle Fallstudien.

Für gute quantitative Studien gilt es zu bedenken:

- das benutzte Messinstrument genau zu prüfen
- die Intra- und Interrater-Variabilität zu beachten
- alle Aspekte des Forschungsprozesses in der Pilotstudie zu berücksichtigen.

Literatur

Alexander J (1996) The Southampton randomized controlled trial of breast shells and Hoffman's exercises for inverted and non-protractile nipples. In: Robinson S, Thomson A M (ed) Midwives, research and childbirth, vol 4. Chapman & Hall, London, ch 8, p 165–191

Ayres J (1995) Midwifery literature: getting started. Modern Midwife 5(11): 27–28

Baum M (1993) New approach for the recruitment into randomized control trials. Lancet 341: 812–813

Bortz J, Döring N (1995) Forschungsmethoden und Evaluation für Sozialwissenschaftler. 2. Auflage. Springer Verlag

Brewin CR, Bradley C (1989) Patient preference and randomized clinical trials. British Medical Journal 299: 313–315

Burns N, Grove SK (1993) The practice of nursing research. Conduct, critique and utilisation, 2nd edn. WB Saunders, Philadelphia, PA, ch 7, p 141–164

Chalmers I, Enkin M, Keirse M J N C (ed) (1989) Effective care in pregnancy and childbirth, vols 1 and 2. Oxford University Press, Oxford

Cluett E R, Alexander J, Pickering R M (1995) Is measuring the postnatal symphysis-fundal distance worthwhile? Midwifery 11(4): 174–183

Collier J (1995) Confusion over the use of placebos in clinical trials. British Medical Journal 311: 821–822

Cook T D, Campbell D T (1979) Quasi experimentation: design and analysis issues for field settings. Rand McNally, College Publishing Company, USA

Dawson J (1986) Randomized trials and informed consent in neonatal medicine. British Medical Journal 296: 1373–1374

Department of Health (1991) Health service guidelines. Local ethic committees. HMSO, London
Department of Health (1992) Assessing the effects of health technologies: principles, practice, proposals. Department of Health. HMSO, London
Drayton S, Rees C (1989) Is anyone out there still giving enemas? In: Robinson S, Thomson A M (ed) Midwives, research and childbirth. vol 1. Chapman & Hall, London, ch 7, p 139–154
Ernst E, Resch K L (1995) Concept of true and perceived placebo effect. British Medical Journal. 311: 551–553
Gallo C, Perrone F, De Placido, S Giusti C (1995) Informed versus randomized consent to clinical trials. Lancet 364: 1060–1064
Greenwood J (1984) Nursing research: a position paper. Journal of Advanced Nursing 9: 77–82
Hawkins S (1997) Databases. Modern Midwife 7(1): 27–28
Johnson A (1997) Randomized controlled trials in perinatal medicine: 3. Identifying and measuring endpoints in randomized controlled trials. British Journal of Obstetrics and Gynaecology 104(7): 768–771
Keeble S (1995) Experimental research 1. An introduction to experimental design. Open Learning Foundation. Churchill Livingstone, Edinburgh
Kennel J, Klaus L, McGarth S, Robertson S, Hinkley C (1991) Continuous emotional support during labour in a US hospital. A randomized controlled trial. Journal of the American Medical Association 265 (17): 2197–2201
Meinert C L, Tonascia S (1986) Clinical trials. Design, conduct and analysis. Oxford University Press, Oxford
Moore W, James D R (1989) A random trial of three topical analgesic agents in the treatment of episiotomy pain following instrumental delivery. Journal of Obstetrics and Gynaecology 10(1): 35–39
Oakley A (1990) Cause or causation? – The role of random numbers. Women and Health 15(4): 31–42
ORACLE Clinical Coordinating Centre (1996) ORACLE. MRC Preterm antibiotic uncertainty study. Protocol, 2nd ed. ORACLE Clinical Co-ordinating Centre, Leicester
Parahoo A K (1997) Nursing Research. Principles, process and issues. Macmillan, Basingstoke
Parmar M K B (1992) Randomization before consent: practical and ethical consideration. In: Williams C J (ed) Introducing new treatments for cancer. Practical, ethical and legal problems. John Wiley, Chichester, ch 14, p 189–201
Pocock S J (1983) Clinical trial. A practical approach. John Wiley, Chichester
Polit D F, Hungler B P (1997) Essentials of nursing research. Methods, appraisal and utilization, 4th edn. JB Lippincott, Philadelphia, PA
Prendiville W, Harding J, Elbourne D, Stirrat G (1988) The Bristol third stage trial: active versus physiological management of the third stage of labour. British Medical Journal 297: 1295–3000
Ramler D, Roberts J (1986) A comparison of cold and warm sitz baths for relief of postpartum perineal pain. Journal of Obstetric, Gynaecologic and Neonatal Nursing 15: 471–474

Rees C (1997) An introduction to research for midwives. Books for Midwives Press, Cheshire Reid N (1993) Health care research by degrees. Blackwell Scientific, Oxford

Roethlisberger F J, Dickson W J (1939) Management and the worker. Harvard University Press, Cambridge, MA

Romney M L, Gordon H (1981) Is your enema really necessary? British Medical Journal 282: 1269–1271

Sapsford R, Abbott P (1992) Research methods for nurses and the caring professions. Open University Press, Buckingham

Schnell R, Hill P B, Esser E (1995) Methoden der empirischen Sozialforschung. 5. Auflage. Oldenbourg Verlag, München,Wien

Schwartz D, Lellouch J (1967) Explanatory and pragmatic attitudes in therapeutic trials. Journal of Chronic Disease 20: 637–648

Silverman W A (1994) Patients' preferences and randomized trials. Lancet 343: 1586

Sleep J M (1990) Postnatal perineal care. In: Alexander J, Levy V, Roch S (ed) Postnatal care: a research based approach. Macmillan Basingstoke, ch 1, p 1–17

Sleep J M, Grant A (1987) Pelvic exercises in postnatal care – the report of a randomized controlled trial to compare an intensive exercise regimen with the programme in current use. Midwifery 3: 158–164

Toth B (1997) Web brings Medline to the desktop and it can be free. Evidence-based purchasing. R & D Directorate. NHS Executive South and West 18(July): 1

Wilson-Barnett J (1991) The experiment: is it worth it? International Journal of Nursing Studies 28(1): 77–87

World Medical Association (1989) Declaration of Helsinki. Recommendations guiding physicians in biomedical research involving human subjects. Adopted 1964, updated last September 1989 at the 41st World Medical Assembly, Hong Kong

Zelen M (1979) A new design for randomized clinical trials. New England Journal of Medicine 300 (22): 1242–1245

Zelen M (1990) Randomized consent designs for clinical trials: an update. Statistics in Medicine 9: 645–656

4. Surveys

Pam Wagstaff

> **Themen dieses Kapitels**
> - Zweck eines Surveys
> - Methoden und Instrumente
> - Fragebögen
> - Skalen
> - Interviews
> - Schritte in der Durchführung eines Surveys
> - Reliabilität und Validität
> - Die Delphi-Methode

4.1 Einführung

Der Survey ist ein **quantitatives** und **nicht-experimentelles** Design, da keine Manipulation von Variablen vorgenommen wird. Der Begriff Survey kann zweierlei bezeichnen. Zum einen kann damit eine Forschung gemeint sein, die mit Hilfe von Fragebögen, Interviews und seltener auch durch Beobachtung deskriptive und/oder **korrelative** Daten erhebt. Mit Surveys können Beziehungen zwischen zu untersuchenden Variablen festgestellt werden, nicht aber, ob es sich dabei um **Kausalbeziehungen** handelt. Damit unterscheidet sich der Survey vom **experimentellen** Forschungsansatz. Zum anderen kann der Begriff Survey für jede auf einer **Wahrscheinlichkeitsauswahl** gestützte Studie verwendet werden. Der Datenerhebung schließt sich im Allgemeinen eine statistische Datenanalyse an, mit der die Charakteristika der zu untersuchenden Population beschrieben oder die Forschungsfragen beantwortet werden sollen (Czaja und Blair 1996). Surveys sollten nur eingesetzt werden, wenn bestimmte, einfache, aber wesentliche Bedingungen erfüllt sind: die Zielpopulation muss klar definiert und leicht zu erfassen sein und die Mehrheit der Versuchspersonen muss in der Lage sein, die gestellten Fragen zu beantworten. In diesem Kapitel wird von der ersten Definition des Surveys ausgegangen und es werden verschiedene Survey-Designs sowie die wesentlichen dafür notwendigen Messinstrumente, das heißt Fragebögen und strukturierte Interviews, vorgestellt.

4.2 Zweck eines Surveys

Ein Survey dient im Allgemeinen dazu, Informationen über eine genau definierte Population zu erlangen. Die Art der Information kann unterschiedlich sein, vorwiegend geht es aber um Daten zu **Prävalenz,** Verteilung und Beziehungen zwischen Variablen dieser Population (Polit und Hungler 1995). Im Rahmen eines Surveys geht es nicht um die Ursache bestimmter Phänomene, sondern um deren genaue quantitative Beschreibung (Treece und Treece 1986). Die zu erhebenden Daten sind sehr unterschiedlicher Natur und beinhalten demografische Informationen sowie Daten darüber, was Menschen tun, wie sie sich verhalten, was sie glauben, fühlen oder denken. Die Daten werden normalerweise mit Hilfe eines Fragebogens oder eines persönlichen oder Telefon-Interviews erhoben (Fink und Kosecoff 1985). Die Datenerhebung kann sich über Tage, Wochen, Monate oder sogar mehrere Jahre erstrecken (Robinson und Owen 1994). Eine weitere Möglichkeit zur Datengewinnung ist die Methode der Beobachtung (Parahoo 1997). Surveys eignen sich sehr gut zur Erlangung von Informationen über Dienstleistungen im Rahmen der Schwangerschaft, der Geburt und des Wochenbettes sowie anderen Aspekten der Hebammentätigkeit, die dann zur Verbesserung der Qualität der angebotenen Betreuung genutzt werden können. Wie bei allen anderen Formen der Forschung auch steht der Nutzen für die untersuchten Personen und nicht der für die ForscherInnen an erster Stelle (Wagstaff 1998, Robinson 1996).

Diese Methode der Datenerhebung wird, insbesondere zur Gewinnung demografischer und klinischer Daten, auch im Rahmen von Audits genutzt. Ein Beispiel hierfür wären die *Confidential enquiries into Stillbirths and Deaths in Infancy* (Wessex Institute 1997). Die *Audit Commission* (Garcia et al 1998) führte einen Survey zu den Sichtweisen von Frauen hinsichtlich ihrer Betreuung während der Schwangerschaft, der Geburt und dem Wochenbett durch und lieferte nützliche Erkenntnisse zu den Erfahrungen und Gefühlen der Frauen.

4.3 Vor- und Nachteile eines Surveys

4.3.1 Vorteile eines Surveys

Der Hauptvorteil eines Surveys liegt in der relativen Leichtigkeit, mit der eine große Stichprobe rekrutiert werden kann, sowie in einem relativ geringen finanziellen Aufwand der Datengewinnung. Es lassen sich eine große Bandbreite von Phänomenen untersuchen und es können Einsichten in Aspekte der Betreuung, einschließlich Einstellungen/Haltungen, Wertvorstellungen, Ansichten und Verhaltensweisen, gewonnen werden. Dies kann schließlich zur Generierung weiterer Forschungsfragen führen. Surveys können mit fast jeder denkbaren Population durchgeführt werden und sind zu einem hohen Grad generalisierbar. Auf Grund ihrer strukturierten Natur können die erhobenen Daten außerdem einer statistischen Analyse zugeführt werden. Infolge der beiden letztgenannten Aspekte werden Surveys als objektiv angesehen (Smith 1975, Treece und Treece 1986, Mitchell and Jolley 1996).

4.3.2 Nachteile eines Surveys

Der Erfolg eines Surveys hängt von der Motivation und Fähigkeit der TeilnehmerInnen ab, die gestellten Fragen ehrlich zu beantworten. Auf Grund der subjektiven Natur von Erinnerungen bzw. Sichtweisen bergen die erhobenen Daten die Gefahr einer Verzerrung (bias). Die Validität des Fragebogens oder des Interviews kann ein weiteres Problem darstellen und die Kontrolle über Störvariablen ist sehr gering.

4.4 Die einzelnen Schritte des Forschungsprozesses

Der Ablauf eines Surveys ist in **Abbildung 4-1** dargestellt. Jeder Schritt wird im Folgenden einzeln besprochen.

4.4.1 Die Forschungsfrage und die Literaturrecherche

Zunächst muss genau überlegt werden, was untersucht werden soll und warum. Hierzu muss eine Literaturrecherche durchgeführt werden, um herauszufinden, welche Erkenntnisse zu dem Thema bereits verfügbar sind. Außerdem kann die Literaturrecherche nützliche Hinweise für das Design der Studie ergeben, wie zum Beispiel, welche Messinstrumente möglicherweise bereits verfügbar sind oder

1   Forschungsfrage und Literaturrechte

2   Forschungsdesign und initiale Planung einschließlich Stichprobenziehung

3   Pilotstudie und endgültiges Forschungsdesign

4   Datenerhebung

5   Datenanalyse und Forschungsbericht

Abbildung 4-1: Flussdiagramm für die Phasen eines Surveys

mit welchen Problemen sich andere ForscherInnen auseinander setzen mussten. Des Weiteren müssen die Absichten und Ziele des Surveys geklärt werden, um eine Entscheidung darüber treffen zu können, ob es sich um einen deskriptiven und/oder korrelativen Survey handeln soll. Dies wird dann entsprechend entweder durch eine Forschungsfrage oder eine Hypothese zum Ausdruck gebracht.

4.4.2 Das Forschungsdesign und die initiale Planung

Die am besten geeignete Form der Datenerhebung sowie die Messinstrumente werden durch die Absicht der Studie bestimmt. Die gewünschte Qualität und Tiefe der zu erhebenden Daten, sowie die Stärken und Schwächen der verschiedenen Messinstrumente, werden die Entscheidungen hinsichtlich des Designs ebenfalls beeinflussen. Es sollten keine Mühen gescheut werden, den Survey so hochwertig wie möglich zu gestalten. Sudman (1976) meint allerdings, dass auch bedacht werden sollte, wie gut der Survey tatsächlich sein muss, was wiederum von dem Ziel des Surveys abhängt. Des Weiteren muss über die Notwendigkeit der Zustimmung einer Ethikkommission nachgedacht werden. Wie bei jedem anderen Design werden bei einem Survey die Zeit und Ressourcen von TeilnehmerInnen oder Personal in Anspruch genommen, weswegen auch ein Survey, der auf Grund schlechter Planung keinen Erkenntnisgewinn bringt, ethisch nicht vertretbar ist. Denn selbst das Ausfüllen eines kurzen Fragebogens beansprucht die Zeit und Mühe der Befragten.

4.4.3 Stichprobe

Die Zielpopulation der Studie muss klar definiert werden. Dann kann die Stichprobengröße und die Art der Ziehung festgelegt werden. Die Population, aus der die Stichprobe gezogen werden soll *(sampling frame)*, kann dann beschrieben werden. Obwohl aus praktischen Gründen oftmals eine **Gelegenheitsstichprobe** gezogen wird, ist ihr eine **Zufalls- oder Wahrscheinlichkeitsstichprobe** vorzuziehen, das heißt eine Stichprobe, bei der jedes Element der Population eine bekannte Chance hat, in die Stichprobe gezogen zu werden. Es kann auch sinnvoll sein, eine geschichtete Stichprobe zu ziehen oder eine **Quotenauswahl** vorzunehmen, um die Repräsentativität der Stichprobe zu gewährleisten. Proud und Murphy-Black (1997) entschieden sich im Rahmen ihres Surveys, in dem es um den Umfang der Informationen ging, der Frauen angeboten wurde, um sich für oder gegen eine Ultraschalluntersuchung auszusprechen, für eine geschichtete Stichprobe, um sicherzustellen, dass alle Formen von geburtshilflichen Abteilungen berücksichtigt wurden.

Es gibt keine einfache Antwort auf die Frage, wie groß die Stichprobe gewählt werden soll. Ganz allgemein gilt: «Je größer, je besser». Eine detaillierte Darstellung und Diskussion zu den komplexen mathematischen Berechnungen zur Festlegung der Stichprobengröße, so genannte **Powerkalkulationen**, findet sich bei Czaja und Blair (1996) [oder Bortz & Döring 1995, Anm. d. Hrsg.]. In der Praxis hängt die Stichprobengröße vom Wissen der ForscherInnen über die Population sowie den verfügbaren Ressourcen ab. Bick und MacArthur (1995) mussten asiatische Frauen aus ihrem Survey zu postnatalen Untersuchungen ausschließen, weil die Studie ein Follow-up-Interview vorsah und es keine Möglichkeit zur Anstellung eines Übersetzers gab. Ein solcher Ausschluss kann sich auf die Repräsentativität der Stichprobe und damit auf die Generalisierbarkeit der Ergebnisse auswirken, was sowohl bei der Durchführung der Studie als auch bei der Lektüre des Forschungsberichtes bedacht werden muss. Ebenso müssen ethische Aspekte bei der Auswahl der Stichprobe berücksichtigt werden. So warnt zum Beispiel Robinson (1996) vor dem psychologischen Druck und der Angst, die bei Frauen mit kranken Kindern ausgelöst werden können, wenn sie zu ihren Rauchgewohnheiten während der Schwangerschaft befragt werden.

4.4.4 Pilotstudie und endgültiges Design

Jeder Studie sollte eine Pilotstudie vorangehen. Bell (1987) schlägt vor, dass die TeilnehmerInnen, die im Rahmen einer Pilotstudie einen Fragebogen ausfüllen, anschließend zu folgenden Aspekten befragt werden sollten:

- Waren die Anweisungen klar?
- Wie lange haben Sie für das Ausfüllen des Fragebogens gebraucht?
- Waren die Fragen zweideutig?
- Haben Sie es abgelehnt, bestimmte Fragen zu beantworten und wenn ja, warum?
- Sind alle Aspekte des Themas angesprochen worden?

Durch eine Pilotstudie können Probleme oder Schwachstellen im Forschungsdesign oder der Messinstrumente aufgedeckt und entsprechend noch vor Beginn der eigentlichen Studie behoben oder verbessert werden. Die Ergebnisse und Erfahrungen der Pilotstudie können eine Umgestaltung der Planung der eigentlichen Studie erforderlich machen. Wenn umfangreiche Änderungen notwendig werden, sollte im Anschluss an die Änderungen eine zweite Pilotstudie durchgeführt werden.

4.4.5 Datenerhebung

Die Dauer der Datenerhebung hängt vom Studiendesign und den eingesetzten Messinstrumenten ab. Es sollte ein realistischer Zeitplan erstellt werden. Die Datenerhebung sollte mit großer Sorgfalt geplant und die Planung während der gesamten Studie eingehalten werden.

4.4.6 Datenanalyse und Berichterstellung

Die Datenanalyse sollte bereits während der Planung bedacht werden. Die Methode der Analyse hängt von der Größe des Surveys und den zur Verfügung stehenden Möglichkeiten ab. Unter Kodierung versteht man den Prozess der Umwandlung von Antworten in ein (nummerisches) Zeichensystem, so dass die Daten mit einem computergestützten Statistikprogramm, wie zum Beispiel SPSS (Norusis 1990), oder per Hand ausgewertet werden können. Bei einer kleinen Stichprobe kann eine Auswertung der Daten ohne Kodierung möglich sein. Dennoch ist sie bei den meisten Surveys erforderlich und relativ leicht durchzuführen. Einige ForscherInnen notieren die Kodierung gleich am Rand des Fragebogens.

Die Kodierung geschlossener Fragen ist relativ einfach. Lauten die Antwortmöglichkeiten «Ja» oder «Nein», wird der Antwort «Ja» der Code 1 gegeben und der Antwort «Nein» der Code 2. Sind sechs Antwortmöglichkeiten vorgegeben, können sie entsprechend von 1 bis 6 codiert werden. Die kodierten Daten können dann in ein Computerprogramm eingegeben werden und mit Hilfe der Methoden der deskriptiven oder der Inferenzstatistik ausgewertet werden. Die Analyse offener Fragen gestaltet sich schwieriger. Man kann versuchen, Kategorien zu bilden oder bestimmte Themen zu identifizieren. Antworten können aber auch im Wortlaut verwendet werden, um der quantitativen Analyse mehr Tiefe zu verleihen. Bei offenen Fragen besteht die Gefahr, dass die qualitativen Daten nur zusammengetragen anstatt analysiert werden oder dass ihnen in der Diskussion der Ergebnisse nur wenig Beachtung geschenkt wird. Weitere Informationen zur Kodierung, Analyse und Präsentation von Daten findet sich in Bell (1987), Mitchell und Jolley (1996), Blaxter et al (1996), Jowett and Shanley (1993) und Oppenheim (1992).

4.5 Spezielle Instrumente und Methoden

4.5.1 Fragebogen

Ein Fragebogen ist eine Zusammenstellung standardisierter Fragen, die der oder die Befragte ohne Hilfe beantwortet. Die Fragen können sich auf das Wissen, Verhalten, die Einstellungen, Meinungen oder Ansichten der Befragten beziehen (Sudman und Bradburn 1982). Surveys mit Fragebögen sind eine weit verbreitete Methode der Datenerhebung, da sowohl der zeitliche als auch der finanzielle Aufwand relativ gering sind und ein vergleichsweise großer Einzugsbereich abgedeckt werden kann. Die in den erhobenen Daten enthaltene Information kann allerdings relativ oberflächlich sein und die Natur der Erhebungssituation lässt keine Beobachtung nonverbaler Äußerungen zu. Ein übermäßiger Einsatz von Fragebögen kann zu einer Antwortverweigerung der Befragten führen. Sowohl das Design als auch der Einsatz von Fragebögen sollten daher sorgfältig durchdacht sein. Die Befragten müssen Klarheit über das Ziel der Studie und die Verwendung der Daten haben und sie sollten das Gefühl haben, dass ihre Beiträge wert geschätzt werden.

4.5.1.1 Fragebogenkonstruktion

Ein guter Fragebogen zeichnet sich dadurch aus, dass er die gewünschte Information erbringt. Eine Literaturrecherche oder Gespräche mit ExpertInnen können bei der Konstruktion oder bei der Suche nach einem bereits existierenden und den Anforderungen der Studie entsprechenden Fragebogen sehr hilfreich sein. Das *Office of Population Censuses and Surveys* (OCPS) hat ein Survey-Handbuch (Mason 1998) entwickelt, um die Überprüfung der Sichtweisen von Frauen, die Dienstleistungen im Rahmen von Schwangerschaft, Geburt und Wochenbett nutzen, zu erleichtern. In diesem Handbuch wird Schritt für Schritt die Vorgehensweise bei der Befragung erklärt und es enthält bereits getestete Fragebögen. Von erwiesener Validität und Reliabilität etablierter Fragebögen darf allerdings nicht ohne Weiteres ausgegangen werden. Dies gilt vor allem für Fragebögen, die für ein anderes Land oder für eine andere Zielgruppe entwickelt und getestet wurden.

Um das Interesse und die Motivation der Befragten aufrechtzuerhalten, sollte der Aufbau des Fragebogens sehr gut überlegt sein. Er sollte eine ansprechende äußere Form haben, das heißt er sollte übersichtlich, gut lesbar, orthographisch korrekt und auf qualitativ gutem Papier gedruckt sein. Lange Sätze sollten vermieden werden. Oppenheim (1992) ist der Ansicht, dass kein Satz mehr als 20 Worte haben sollte. Der Umfang des Fragebogens sollte ebenfalls bedacht werden: ist er zu lang, kann es sein, dass er nicht vollständig ausgefüllt wird oder mit der Beantwortung der Fragen gar nicht erst begonnen wird. Treece und Treece (1986) sind der Meinung, dass das Ausfüllen eines Fragebogens im Allgemeinen nicht mehr als 20 bis 25 Minuten in Anspruch nehmen sollte. Haben die Befragten allerdings ein starkes Interesse an dem untersuchten Thema und messen dem Fragebogen große Bedeutung bei, kann ein umfangreicherer Fragebogen durchaus angemessen sein.

Sprache und Terminologie sollten der Zielgruppe angepasst sein. Wenn die Fragen nicht verstanden werden, werden sie entweder gar nicht beantwortet oder es werden Vermutungen angestellt. Dies hat Einfluss auf die Antwortrate sowie auf die Reliabilität und Validität der erhobenen Daten. Um den Einstieg zu erleichtern, sollten die ersten Fragen leicht zu beantworten sein. Die Fragen sollten vom Allgemeinen zum Speziellen gehen. Die Fragenabfolge sollte logisch und für die Befragten nachvollziehbar sein. Eine verständliche Fragebogenstruktur erhöht die Wahrscheinlichkeit, dass das Interesse der Befragten aufrecht erhalten und der Fragebogen vollständig ausgefüllt wird.

Persönliche oder sensible Fragen, wie solche zu Alter, Familienstand oder Einkommen, sollten am Ende eines Fragebogens stehen und es sollte klar ersichtlich sein, warum sie gestellt werden. Williamson und Thomson (1996) hatten beim Test ihres Fragebogens im Rahmen der Pilotstudie zur Zufriedenheit von Frauen mit der Betreuung während der Schwangerschaft Probleme mit der Erhebung solcher demografischer Daten. Die Frauen weigerten sich, die Frage «Wohnen Sie mietfrei?» zu beantworten. Um eine niedrige Antwortrate, insbesondere von Frauen mit niedrigem sozioökonomischen Status, zu vermeiden, nahmen sie diese Frage aus dem Fragebogen heraus. Andererseits kann es zum Erreichen des Forschungszieles notwendig sein, bestimmte sensible Fragen zu stellen. Hier kommt es darauf an, die richtige Balance zu finden.

Bei einer postalischen Befragung sollte ein adressierter und frankierter Rückumschlag beigelegt werden, um die Kosten für die Befragten zu reduzieren. Soll der Fragebogen zu einem bestimmten Zeitpunkt ausgefüllt werden, zum Beispiel bei einer Vorsorgeuntersuchung in der Schwangerschaft (Williamson und Blair 1996), sollten ausreichend Stifte zur Verfügung stehen. Es sollte klare Instruktionen geben, wo der Fragebogen nach dem Ausfüllen hingelegt oder bei wem er abgegeben werden soll.

4.5.1.2 Formulierung der Fragen

Die Kunst eines guten Fragebogens besteht darin, die richtigen Fragen in der richtigen Form zu stellen. Dieses Formulieren von Fragen braucht Zeit und Übung. Czaja und Blair (1996) weisen darauf hin, dass für den endgültigen Fragebogen möglicherweise eine Vielzahl von Entwürfen notwendig ist. Zunächst muss entschieden werden, ob geschlossene oder offene Fragen verwendet werden, ob Antwortskalen vorgegeben oder die verschiedenen Möglichkeiten kombiniert werden sollen. Geschlossene Fragen geben den Befragten nur begrenzte Antwortmöglichkeiten, wie zum Beispiel «Ja» oder «Nein» oder eine bestimmte Auswahl an Antwortmöglichkeiten. Die Auswertung geschlossener Fragen ist im Allgemeinen einfacher, allerdings kann es sein, dass der Informationsgehalt der Antworten für das Forschungsziel nicht ausreicht. Eine geschlossene Frage könnte folgendermaßen aussehen:

- «Waren Sie mit der Betreuung während der Geburt zufrieden? Ja/Nein»

Offene Fragen erlauben es den Befragten, in ihren eigenen Worten zu antworten und damit ihre Gefühle, Wertvorstellungen und Ansichten zu äußern. Sie können aber auch eine zusätzliche Belastung darstellen, insbesondere wenn die Befragten nur über eingeschränkte Ausdrucks- oder Schreibfähigkeiten verfügen (McColl 1993). Die Auswertung offener Fragen ist schwieriger und zeitaufwändiger. Die Länge der Antwort hängt von der Formulierung der Frage ab. Eine Frage, die auf eine kurze Antwort abzielt, könnte folgendermaßen aussehen:

- Nennen Sie bitte die drei wesentlichen Aspekte der Betreuung während der Geburt, mit denen Sie zufrieden bzw. unzufrieden waren.

Zufrieden	Unzufrieden
1.	1. ....
2.	2. ....
3.	3. ....

Eine Frage, die auf eine längere Antwort abzielt, könnte lauten:

- Wie beurteilen Sie die Betreuung während Ihrer Geburt?

....
....
....

Die Länge der Antwort kann von dem verfügbaren Platz abhängen, der suggerieren kann, welcher Umfang erwartet wird. Viel Platz bedeutet aber nicht automatisch, dass die Frage ausführlich beantwortet wird. So könnte die letzte Frage auch einfach mit «Gut» beantwortet werden.

Bei der Frageformulierung sollten einige häufig auftauchende Probleme vermieden werden **(s. Kasten 4-1)**.

Kasten 4-1:   Häufige Probleme in der Frageformulierung.

- *Ambiguität (Zwei- bzw. Mehrdeutigkeit):* Die verwendete Sprache sollte von allen in der gleichen Weise verstanden werden.

- *Suggestionsfragen:* Sie geben die Antwort praktisch schon vor, wie zum Beispiel: «Glauben Sie, wie die meisten gut informierten Hebammen, dass es Frauen möglich sein sollte, ihre Kinder zuhause zu gebären, wenn sie dies wollen?»

- *Hypothetische Fragen:* Zum Beispiel: «Wie würden Sie reagieren auf [...]?»
  Es lässt sich nicht immer sagen, wie man in einer bestimmten Situation reagieren wird. Es lassen sich lediglich Aussagen darüber machen, wie man glaubt, in einer bestimmten Situation zu reagieren oder reagieren zu wollen. Eine genauere und validere Antwort ist daher von der folgenden Frage zu erwarten: «Wie haben Sie auf [...] reagiert?»

- *Doppelte Verneinung:* Die erwartete Antwort ist oft nicht klar, wie zum Beispiel: «Sind Sie dagegen, dass Hebammen eine PDA nicht nachspritzen sollen?»

- [Fragen sollten zumindest formal «balanciert» sein. Anm. d. Hrsg.] Bei vorgegebenen Antwortmöglichkeiten *müssen die zustimmenden und ablehnenden Antwortkategorien gleichmäßig verteilt sein.* Anderenfalls kann die Antwort ungültig oder nicht valide sein, da die vorgegebenen Antwortkategorien nicht die Ansicht der Befragten widerspiegeln

- *Mehrdimensionalität:* Zum Beispiel: «Bekommen Frauen während der Schwangerschaft, während der Geburt und im Wochenbett ausreichend Unterstützung?» Ja – Nein
  Die Antwort kann hier für einen Teil der Frage «Ja«, für den anderen «Nein«» lauten.
  [Die Frage sollte sich nur auf einen Sachverhalt beziehen. Anm. d. Hrsg.]

- Bei der Übersetzung von Fragen muss darauf geachtet werden, dass *die Bedeutung bei der Übersetzung korrekt beibehalten wird.* Um dies zu erreichen, haben Holroyd et al (1997) zunächst einen Fragebogen vom Englischen ins Chinesische übersetzt und haben die chinesische Übersetzung anschließend von einer unabhängigen, bilingualen Hebamme ins Englische zurück übersetzen lassen. Eine zweite bilinguale Hebamme verglich die beiden übersetzten Versionen, um auf diese Weise sicherzustellen, dass die Bedeutung der Fragen erhalten geblieben war.

> **Kasten 4-2: Beispiel für eine Likert-Skala**
>
> ▶ *Frauen sollten ihren Geburtsort selber wählen können*
>   stimme unbedingt zu – stimme zu – weiß nicht – stimme nicht zu – stimme auf keinen Fall zu
> ▶ *Wie hilfreich war die Beratung durch Ihre Hebamme?*
>   sehr hilfreich – hilfreich – kein Kommentar – nicht hilfreich – gar nicht hilfreich

4.5.1.3 Skalen

Skalen sind ein nützliches Instrument um standardisierte, messbare Daten über bestimmte Merkmale oder Verhaltensweisen zu sammeln. Die erhobenen Daten können damit relativ leicht manipuliert, analysiert und interpretiert werden. Mit Hilfe von Skalen erhält man einen Score (Wert), der Auskunft über die Richtung und Intensität der Einstellung der Befragten gibt. Es gibt verschiedene Skalentypen. In diesem Kapitel sollen die **Likert-Skala**, das Semantische Differenzial (Polaritätsprofil), die **visuelle Analog-Skala** (VAS) und die **Guttman-Skala** (kumulative Skala) besprochen werden.

Likert-Skala

Die Likert-Skala ist eine der bekanntesten und am häufigsten eingesetzten Skalen zur Messung von Einstellungen **(s. Kasten 4-2)**.

Die Befragten müssen hier aus einer kleinen Zahl geordnet vorgegebener Antwortmöglichkeiten auswählen, um ihre Einstellung zu einer bestimmten Aussage auszudrücken. Es gibt in der Literatur unterschiedliche Ansichten, ob es sich bei der Likert-Skala um eine **Ordinalskala** (Oppenheim 1992) oder um eine **Intervallskala** (Mitchell und Jolley 1996) handelt. Bei einer Ordinalskala ist der Abstand zwischen den aufeinanderfolgenden, vorgegebenen Antwortmöglichkeiten unterschiedlich. Bei einer Intervallskala sind die Abstände zwischen allen vorgegebenen Antwortmöglichkeiten gleich (Äquidistanz der Intervalle). Rensis Likert, ein Psychologe, hat ursprünglich eine Fünf-Punkte-Skala mit folgender Binnenstruktur entwickelt:

- starke Zustimmung – Zustimmung – keine Meinung – Ablehnung – starke Ablehnung

Manchmal werden auch sieben Antwortmöglichkeiten vorgegeben, die Skala wird dann um die Aussagen «schwache Zustimmung» und «schwache Ablehnung» ergänzt. Dies gibt Befragten, die keine ausgeprägten Ansichten zu einem Thema haben oder die sich noch nicht näher damit beschäftigt haben, eine weitere Antwortmöglichkeit (Polit und Hungler 1995).

Um systematische Fehler (biases) zu vermeiden, sollte eine gleiche Anzahl zustimmender wie ablehnender Antwortkategorien angeboten werden. Jeder Antwortkategorie wird ein Punktwert zugeordnet. Dabei erhält die Zustimmung zu einer positiv formulierten Aussage und die Ablehnung einer negativ formulierten Aussage jeweils den höheren Zahlenwert. Die Punktwerte werden addiert und ausgewertet. Bei der Addition der Punktwerte sollten nur Fragen zusammengefasst werden, die sich auf den gleichen Aspekt des Themas beziehen. Für verschiedene Aspekte eines Themas sollten jeweils separate Scores erstellt werden. Die Fragen müssen so formuliert werden, dass eine Unterscheidung der verschiedenen Aspekte beziehungsweise der Dimensionen des Themas möglich ist. Die Fragen können mit Hilfe der Ergebnisse einer vorausgegangen, explorativen Studie zu dem entsprechenden Thema entwickelt werden. Hicks (1995) reduzierte 38 Aussagen auf 13, um sicherzugehen, dass nur sich unterscheidende Fragen gestellt wurden.

Semantisches Differenzial (Polaritätsprofil)
Diese Skalen sind sehr flexibel und einfach zu konstruieren. Sie werden eingesetzt, um ein bestimmtes Phänomen einzuschätzen, zum Beispiel ein Individuum, eine Situation, eine Serviceleistung oder auch abstraktere Konzepte. Sie setzen die sprachliche Reflexion der Gefühle einer Person voraus («Sprachgefühlsskala»). Bei der Beantwortung der Frage oder der Stellungnahme zu einer Aussage muss zwischen entgegengesetzten Adjektiven ausgewählt werden (Howe 1995). Bipolare Skalen enthalten Gegensatzpaare wie Zufrieden/Unzufrieden, Angenehm/Unangenehm, die zwei Enden des Kontinuums benennen, auf dem die Befragten ihre Ansicht einordnen sollen. Im Allgemeinen wird eine siebenstufige Skala verwendet, aber sie kann auch auf fünf Stufen reduziert oder auf neun Stufen erweitert werden. [Das semantische Differenzial besteht aus 20 bis 30 siebenstufigen Gegensatzpaaren. Anm. d. Hrsg.] **Abbildung 4-2** zeigt eine Skala, mit der Frauen zu ihrer Einschätzung ihrer betreuenden Hebamme befragt werden können.

Frage: Wie würden Sie die Hebamme, die Sie während der Geburt betreut hat, einschätzen?

kompetent — — — — — inkompetent

grob — — — — — freundlich

Abbildung 4-2: Beispiel für ein semantisches Differenzial

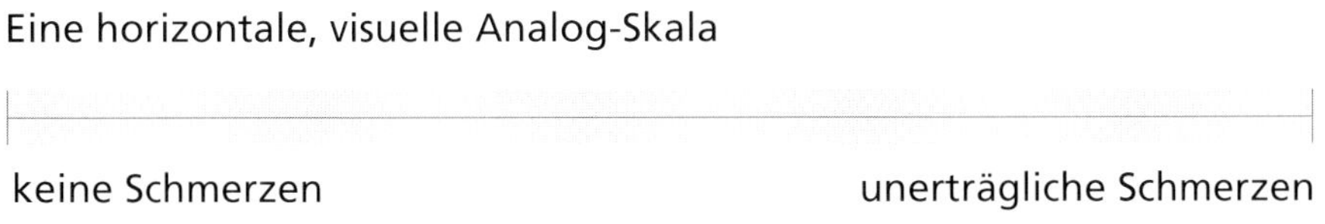

Eine horizontale, visuelle Analog-Skala

|—————————————————————————————————————|

keine Schmerzen   unerträgliche Schmerzen

Abbildung 4-3: Eine horizontale, visuelle Analog-Skala

Eine vertikale, visuelle Analog-Skala

⊤ unerträgliche Schmerzen
│
│
│
│
⊥ keine Schmerzen

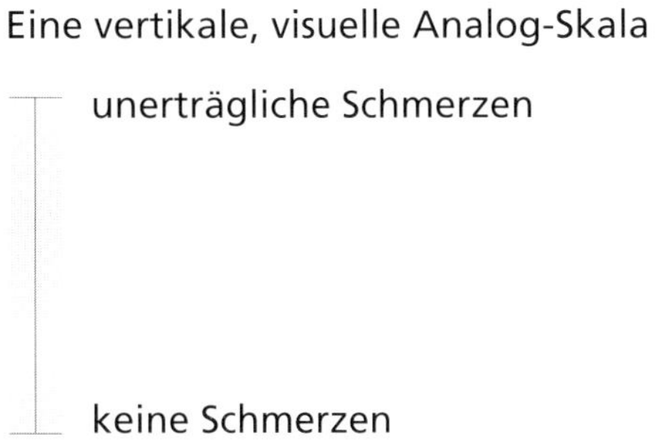

Abbildung 4-4: Eine vertikale, visuelle Analog-Skala

Die Zuordnung der Punktwerte zu den Antworten erfolgt in der gleichen Weise wie bei der Likert-Skala. In diesem Beispiel würden den Antworten Punktwerte von 1 bis 7 zugeordnet, wobei die Zahlenwerte nicht auf dem Fragebogen erscheinen. Die Position des positiven Adjektivs sollte wechseln, um sicherzustellen, dass die Auswahlmöglichkeiten auch tatsächlich gelesen werden und nicht immer der gleiche Punkt auf der Skala angekreuzt wird. In dem Beispiel in Abbildung 4-2 bekommt «kompetent» den Punktwert 7 und «inkompetent» den Punktwert 1, während «grob» den Punktwert 1 und «freundlich» den Punktwert 7 bekommt.

Visuelle Analog-Skala (VAS)
Die visuelle Analog-Skala (VAS) ist dem semantischen Differenzial sehr ähnlich. Bei der VAS wird lediglich, statt einer vorgegebenen Einteilung der Skala in mehrere Stufen, eine normalerweise 10 cm lange Linie verwendet, an deren beiden Enden jeweils die extremen Antworten zu dem beschreibenden Phänomen angegeben sind (Cline et al 1992). Die Antworten können dann an einer beliebigen Stelle der Linie eingeordnet werden. Die Linie kann entweder horizontal oder vertikal verlaufen, wobei der niedrigste Wert am linken Ende der horizontalen Linie oder an dem unteren Ende der vertikalen Linie liegt (**s. Abb. 4-3 und 4-4;** Gift 1989).

Visuelle Analogskalen sind einfach zu konstruieren, anzuwenden und auszufüllen. Sie eignen sich ebenfalls gut zur Messung von Veränderungen im zeitlichen Verlauf. Aus diesem Grund werden sie in Forschung und Praxis häufig zur Messung subjektiver Gefühle wie Angst, Einstellungen und Wahrnehmungen, sowie psychologischer Symptome wie Schmerz oder Übelkeit verwendet.

Guttman-Skala (Kumulativskalen)

Die Guttman- oder Kumulativskala wurde von Louis Guttman und seinen Kollegen in den 1940er Jahren entwickelt. Die Befragten sollen hier anhand einer bestimmten Anzahl von Items ihre Zustimmung oder Ablehnung zum Ausdruck bringen. Die Items sollten sich nur auf einen Aspekt des Themas beziehen und hierarchisch angeordnet sein. In dem Beispiel in **Kasten 4-3** sollten die Frauen, die dem Item 3 zustimmen auch den Items 1 und 2 zustimmen. Wenn sie dem Item 5 zustimmen, sollten sie auch den Items 1 bis 4 zustimmen. Der Punktwert, der den Befragten zugeordnet wird, entspricht der Zahl der Items, denen sie zugestimmt haben.

Weitere Informationen zu diesen Skalen findet sich bei Oppenheim (1992), Priest et al (1995), Howe (1995), Cline et al (1992), Lee und Kieckhefer (1989), Sudman und Bradurn (1982) sowie bei Miller (1991). [Weiterführende Informationen in deutscher Sprache sind zum Beispiel bei Bortz & Döring (1995) oder Schnell, Hill und Esser (1995) zu finden. Anm. d. Hrsg.]

4.5.1.4 Verteilung des Fragebogens und Begleitscheiben

Fragebögen können entweder verschickt oder persönlich ausgehändigt werden. Die Versendung der Fragebögen bei postalischen Surveys kann entweder über den Verteiler im Krankenhaus oder mit der öffentlichen Post erfolgen. Die Fragebögen können auch einer bestimmten Person, zum Beispiel der Stationsschwester, zur Verteilung zugesandt werden. [Wobei dies für die Gewährleistung eines vertraulichen Umgangs und Zusicherung der Anonymität der Daten problematisch sein könnte. Anm. d. Hrsg.] Postalische Surveys bedeuten für die ForscherInnen weniger Zeit und Aufwand. Allerdings hat man keine Kontrolle darüber, ob die Fragebögen tatsächlich angekommen sind oder von wem sie ausgefüllt wurden. Diese Probleme stellen sich nicht, wenn ein Fragebogen persönlich übergeben wird. Williamson und Thomson (1996) berichten allerdings, dass junge Frauen, die eine Schwangerenvorsorgeeinrichtung aufsuchten, einen Fragebogen zu ihrer Zufriedenheit mit der dort erhaltenen Betreuung häufig an ihre Mütter weitergaben, statt ihn selbst auszufüllen, obwohl sie darum gebeten worden waren. Die persönliche Verteilung der Fragebögen ist zeitaufwändig und nur möglich, wenn die Befragung auf einen bestimmten geografischen Raum begrenzt ist, wie zum Beispiel die Abteilung, in der die ForscherInnen arbeiten.

> **Kasten 4-3: Beispiel einer Guttman-Skala**
>
> ▶ Frauen mit vorzeitigen Wehen sollten die Möglichkeit bekommen, eine Neugeborenenintensivstation zu besichtigen
>
> ▶ Frauen mit vorzeitigen Wehen sollten darüber informiert werden, dass für sie die Möglichkeit besteht, eine Neugeborenenintensivstation zu besichtigen
>
> ▶ Frauen mit vorzeitigen Wehen sollten über die Vorteile der Besichtigung einer Neugeborenenintensivstation informiert werden
>
> ▶ Frauen mit vorzeitigen Wehen sollten aktiv dazu ermutigt werden, eine Neugeborenenintensivstation zu besichtigen
>
> ▶ Jede Frau mit vorzeitigen Wehen sollte zu einer Besichtigung einer Neugeborenenintensivstation mitgenommen werden

Bei fast allen Surveys, die einen Fragebogen verwenden, ist ein Begleitschreiben erforderlich. Wenn der Fragebogen persönlich verteilt und erklärt wird, kann eventuell auf dieses Schreiben verzichtet werden. Aus dem Begleitschreiben sollten das Ziel sowie der Zweck der Forschung und die Auftraggeber hervorgehen. Wenn der Survey von einer Ethikkommission genehmigt wurde, sollte dies angeführt werden. Die Instruktionen zum Ausfüllen des Fragebogens sollten verständlich und klar sein, genauso wie die Angaben, wie, wann und an wen er zurückzugeben ist. Für das Rückgabedatum sollte berücksichtigt werden, wie viel Zeit es in Anspruch nehmen wird, alle Befragten zu erreichen, und ob einige von ihnen möglicherweise im Urlaub sind. In dem Schreiben sollte erklärt werden, was mit den Daten geschieht; Anonymität und vertrauliche Behandlung der Daten sollten zugesichert werden. Den Befragten sollte deutlich werden, warum ihre Teilnahme an der Befragung wichtig ist, und es sollte ihnen für ihre investierte Zeit und Mühe gedankt werden. Eine Unterschrift auf dem Begleitschreiben verleiht ihm eine persönlichere Note.

Vor der Verteilung des Fragebogens und des Begleitschreibens kann es sinnvoll sein, die TeilnehmerInnen zu kontaktieren, wie es Meldrum et al (1994) in ihrer Befragung von Frauen getan haben, in der es um die Verständlichkeit der in geburtshilflichen Einrichtungen verwendeten Terminologie ging. Die Teilnehmerinnen wurden vorab telefonisch kontaktiert und über das Ziel der Befragung informiert. Von 22 versandten Fragebögen kamen 21 zurück. Nun arbeitete diese Studie mit einer sehr kleinen Stichprobe. Eine telefonische Kontaktaufnahme vor Beginn der Befragung kann sich bei einer großen Stichprobe schwierig gestalten. Die persönliche Kontaktaufnahme kann sehr zeitaufwändig und teuer werden. Wenn nur ein limitiertes Budget zur Verfügung steht, ist eine vorherige Kontaktaufnahme möglicherweise nicht zu realisieren.

4.5.1.5 Rücklaufquote

Es gibt keine klare Definition für eine akzeptable Rücklaufquote. Miller (1991) meint, dass die Rücklaufquoten bei postalischen Befragungen typischerweise niedrig sind, wobei er eine Quote von 50 Prozent nennt, wenn die Befragung von einer relativ unerfahrenen Person durchgeführt wird. Treece and Treece (1986) halten eine Rücklaufquote bei einer postalischen Befragung von 75 bis 85 Prozent für sehr gut. Die Rücklaufquote postalischer Surveys hängt von der Genauigkeit der Adressenliste ab. Bick und MacArthur (1995) bekamen in einem Survey zum Gesundheitszustand von Frauen nach der Geburt 61 von 1667 Fragebögen mit dem Vermerk «Unbekannt verzogen» zurück. Sie berechneten daraufhin ihre Rücklaufquote anhand der Fragebögen, von denen sie annahmen, dass sie korrekt zugestellt worden waren, das heißt 1606.

Moser und Kalton (1971) weisen darauf hin, dass so viel wie möglich über diejenigen, die die Fragebögen nicht beantworten, in Erfahrung gebracht werden sollte, da sie sich von denjenigen, die sich an der Befragung beteiligen, möglicherweise unterscheiden und damit zu einem systematischen Fehler (bias) in der Stichprobe führen können. Robinson und Owen (1994) haben zum Beispiel festgestellt, dass Hebammen, die ihren Beruf nicht mehr ausüben, in der zweiten Phase ihres Surveys als Teilnehmerinnen unterrepräsentiert waren. Hinsichtlich der Informationen über Antwortverweigerer ist allerdings zu berücksichtigen, dass diese Personen auf diese Weise keine Zustimmung zur Verwendung ihrer Daten gegeben haben.

Dillman (1978) ist der Meinung, dass die Rücklaufquote höher ist, wenn der zeitliche Aufwand für die TeilnehmerInnen so gering und der Nutzen so hoch wie möglich gehalten werden. Der Nutzen kann immateriell sein, wie zum Beispiel das Gefühl, etwas Sinnvolles getan zu haben oder Wertschätzung zu erfahren. Dies kann im Begleitscheiben oder auch durch persönlichen Kontakt zum Ausdruck gebracht werden (Crosby et al 1989).

Der größte Rücklauf ist in den ersten Tagen zu erwarten, mit abnehmender Tendenz, je mehr Zeit vergeht. Um die Rücklaufquote zu erhöhen, kann es sinnvoll sein, ein Erinnerungsschreiben an die Befragten zu verschicken, dem ein weiteres Exemplar des Fragebogens beigelegt werden kann. Es hat sich gezeigt, dass ein solches Verfahren die Rücklaufquote um durchschnittlich 20 Prozent erhöhen kann (Miller 1991), wobei ein zweites und drittes Erinnerungsschreiben die Quote nochmals um je 12 beziehungsweise 10 Prozent erhöhen kann. Aber natürlich ist die Schwankungsbreite hier sehr groß. Ein Pretest zur Verteilung und zum Rücklauf der Fragebögen kann einen Hinweis darauf geben, wie lange mit der Versendung von Erinnerungsschreiben gewartet werden sollte.

Wenn nicht bekannt ist, von wem die zurückgesandten Fragebögen stammen, ist es notwendig, die Erinnerungsschreiben an die gesamte Stichprobe zu schicken.

> **Kasten 4-4: Möglichkeiten zur Erhöhung der Rücklaufquote von Fragebögen**
>
> ▶ Pilotstudie zum Testen des Fragebogens
> ▶ Überprüfung der Validität und Reliabilität
> ▶ Überprüfung der Akzeptanz bei den Befragten
> ▶ Überprüfung der Richtigkeit der Adressen der Befragten
> ▶ Versenden eines kurzen Feedbacks, um das Interesse der Befragten aufrechtzuerhalten
> ▶ Versenden von Erinnerungsschreiben zusammen mit einem weiteren Fragebogenexemplar
> ▶ Bitte an diejenigen, die den Fragebogen bereits beantwortet haben, diejenigen ihrer Kohorte zu kontaktieren, die ihn noch nicht ausgefüllt haben

Dies erhöht den Arbeitsaufwand und kann diejenigen, die den Fragebogen bereits beantwortet haben, möglicherweise verärgern. Daher werden Fragebögen oder der Rückumschlag vorab häufig kodiert (zum Beispiel durch Nummerierung), um nachvollziehen zu können, welche TeilnehmerInnen bereits geantwortet haben. Dabei sollte unbedingt auf die Wahrung der Anonymität geachtet werden und es sollte keine weitere Verbindung zwischen den Antworten und den TeilnehmerInnen hergestellt werden. Zur Erhöhung der Rücklaufquote gibt es eine ganze Reihe von Möglichkeiten **(s. Kasten 4-4)**.

4.5.2 Interviews

4.5.2.1 Persönliches Interview (face-to-face interview)

Interviews werden häufig zur Datenerhebung im Rahmen eines Surveys eingesetzt. Normalerweise handelt es sich dabei um ein strukturiertes Interview. Hierbei wird jede Frage jedem Befragten ausnahmslos in der gleichen Reihenfolge und Form gestellt. Die Struktur eines solchen Interviews ist der eines Fragebogens recht ähnlich. Der Interviewer stellt die Fragen in der vorgegebenen Reihenfolge, nimmt die Antworten auf Tonband auf oder kodiert die Antworten bereits während des Interviews. Meistens werden geschlossene Fragen eingesetzt. Im Unterschied zum Ausfüllen eines Fragebogens kann der oder die InterviewerIn dem oder der Befragten aber die Fragen näher erläutern. Es können auch nonverbale Reaktionen beobachtet werden, die einen Hinweis darüber geben können, ob der oder die Befragte etwas nicht verstanden hat. Es sollte daran gedacht werden, dass es bei dem strukturierten Interview um die Vergleichbarkeit der Ergebnisse geht, das heißt, dass alle Befragten die gleichen Informationen erhalten müssen

(Parahoo 1997). In Gegenwart einer Interviewerin/eines Interviewers ist die Wahrscheinlichkeit größer, dass die Befragten ehrliche Antworten geben, als beim Ausfüllen eines Fragebogens (Newell 1994). Es lässt sich allerdings auch argumentieren, dass die Gegenwart der Interviewerin/des Interviewers das Risiko von Verzerrungen erhöht (Interviewerbias), da die Befragten nicht nur auf die Fragen, sondern auch auf den Interviewer oder die Interviewerin reagieren. Das strukturierte Interview hat den Vorteil, dass die Antworten, genau wie beim Fragebogen, eine gute Vergleichbarkeit aufweisen sowie relativ leicht statistisch analysiert werden können. Auf Grund der stark strukturierten Form des Interviews können Unterschiede in den Antworten nicht darauf zurückgeführt werden, in welcher Form die Fragen gestellt werden.

Die Nachteile des strukturierten Interviews sind die gleichen wie die des Fragebogens. Auf Grund der Frageform fehlt es ihnen an Tiefgang. Des Weiteren gibt es nur wenig Möglichkeit über das Thema hinauszugehen. Interviews sind zeitaufwändiger, teurer und es besteht die Gefahr eines Interviewerbias, bei dem die Interviewer die Antworten der Befragten in einer wie auch immer gearteten Form beeinflussen können. Mitchell und Jolley (1996) geben zu Bedenken, dass Befragte in einer mündlichen Befragungssituation eher eine sozial erwünschte Antwort geben können *(social desirability)* im Vergleich zu einer anonymen Fragebogenbefragung.

4.5.2.2 Telefoninterview

Das Telefoninterview wird in den Sozialwissenschaften immer häufiger als Instrument zur Datenerhebung eingesetzt, da immer mehr Menschen über ein Telefon verfügen. Es kann ein weites geografisches Gebiet abgedeckt werden und ist billiger als persönliche Interviews. Miller (1991) sagt, dass in Amerika die Kosten im Vergleich zum persönlichen Interview um 45 bis 65 Prozent gesenkt werden können. Außerdem ist der Zeitaufwand für die Interviewer geringer. Man geht davon aus, dass bei einem persönlichen Interview etwa ein Drittel der Zeit für das Interview selbst gebraucht wird, die restliche Zeit wird für die Anfahrt und die Auswahl der TeilnehmerInnen benötigt (Oppenheim 1992). Das Telefoninterview kann im Allgemeinen in einer kurzen Zeit durchgeführt werden, was sowohl für die Interviewer als auch für die Befragten von Vorteil sein kann. Des Weiteren fällt das Beantworten sensibler Fragen in einem Telefoninterview möglicherweise leichter als in einem persönlichen Interview. Miller (1991) ist allerdings der Ansicht, dass bei einem Telefoninterview das Verhältnis zwischen Befragten und Interviewern unpersönlicher ist als bei einem persönlichen Interview und die Beteiligten daher nicht in gleichem Maße davon profitieren. Dies kann möglicherweise eine Erklärung für die schlechteren Antwortraten von Telefoninterviews sein. Phasen des Schweigens während des Interviews können für die

Befragten unangenehm sein und die Interviewer können die Körpersprache der Befragten weder beobachten noch darauf reagieren.

Im Hinblick auf die zu investierende Zeit und Mühe sind Telefoninterviews für ForscherInnen kostenintensiver als das Verschicken von Fragebögen. Benötigen die TeilnehmerInnen zur Beantwortung der Fragen weitere Informationsquellen, stellen Telefoninterviews möglicherweise nicht die geeignete Datenerhebungstechnik dar. Da die Art und Weise, wie die Fragen gestellt werden, die Antwortbereitschaft der Befragten beeinflussen können, sollten die Fragen kurz und relativ einfach formuliert sein; sie sollten nicht mehr als 20 Worte umfassen. Werden verschiedene Antwortmöglichkeiten vorgegeben, sollten sie ebenfalls kurz und knapp und ihre Anzahl gering sein. Werden zu viele Möglichkeiten vorgegeben, erinnern die Befragten möglicherweise nur die erste oder die letzte, was zu einem systematischen Fehler in den Ergebnissen führen kann (Czaja und Blair 1996).

Ein möglicher Nachteil bei dieser Datenerhebung besteht darin, dass die Stichprobe möglicherweise nicht repräsentativ ist, da die Befragten über einen Telefonanschluss verfügen müssen. Keinen Zugang zu einem Telefon zu haben, steht mit den folgenden Merkmalen in Zusammenhang: Familien mit niedrigem Einkommen, männlich und jung, sowie kürzlich umgezogen (Oppenheim 1992). Die Stichprobenziehung mit Hilfe des Telefonbuches kann sich problematisch gestalten, da sich – [auch in Deutschland, Anm. d. Hrsg.] – immer mehr Menschen nicht in das Telefonbuch eintragen lassen. Hebammen können möglicherweise auf Krankenakten zurückgreifen, in denen Kontaktadressen mit Angabe einer Telefonnummer aufgeführt sind.

Für die Erhebung von Daten zu Einstellungen und Verhaltensweisen kann das Telefoninterview eine geeignete Methode darstellen, da entsprechende Fragen ohne Rückgriff auf weitere Informationsquellen beantwortet werden können (Czaja und Blair 1996). Die Telefonbefragung sollte nicht länger als 30 Minuten dauern. Die Tageszeit, zu der das Interview geführt werden soll, sollte den Befragten gelegen kommen. Dies kann durch direkten, schriftlichen oder telefonischen Kontakt mit dem Befragten abgeklärt werden. Bei Anrufen «auf gut Glück» ist die Verweigerungsrate mit großer Wahrscheinlichkeit hoch.

4.5.3 Delphi-Methode

Die Delphi-Methode wird eingesetzt, um von einer ExpertInnengruppe Beurteilungen, Zukunftseinschätzungen und Meinungen im Rahmen einer strukturierten Befragungssituation zu erhalten. Sie unterscheidet sich von anderen Surveymethoden durch ihren iterativen Charakter: Der gleiche Kreis von ExpertInnen wird wiederholt befragt. Die TeilnehmerInnen müssen eine Reihe von Fragebögen ausfüllen, die ihnen immer wieder ein kontrolliertes Feedback zu den bis-

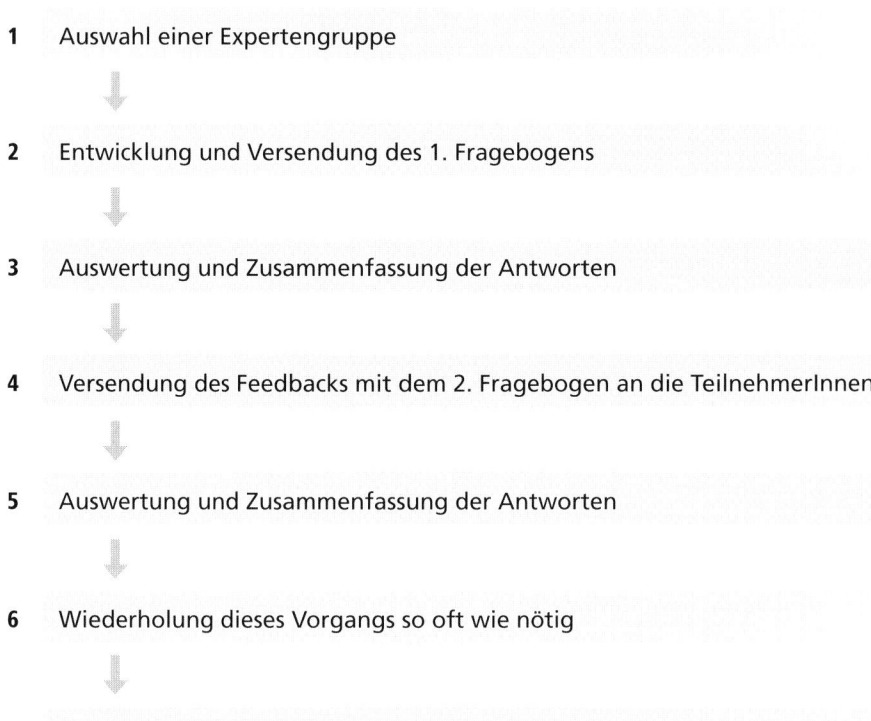

Abbildung 4-5: Die einzelnen Schritte der Delphi-Methode

herigen Ergebnissen vorgeben. [Kontrolliertes Feedback bedeutet: Die TeilnehmerInnen werden konfrontiert mit den statistisch ausgewerteten Ergebnissen der Fragebögen der ExpertInnengruppe, um daran ihre eigene Meinung zu überprüfen, bevor sie zu dem nächsten Fragebogen erneut Stellung nehmen. Anm. d. Hrsg.] Der jeweils folgende Fragebogen wird auf der Basis der Antworten des vorangegangenen Fragebogens entwickelt, mit dem Ziel, einen Gruppenkonsens zu erreichen **(s. Abb. 4-5)**.

4.5.3.1 Ursprung und Ziel

Die Delphi-Methode wurde in den frühen 1950er Jahren von der RAND-Corporation in den USA entwickelt, um einen möglichst verlässlichen Konsens von ExpertInnenmeinungen zu einem bestimmten Thema zu erhalten, wenn persönliche Interviews nicht durchführbar oder nicht erwünscht sind. Diese

Forschungsmethode verdankt ihren Namen dem berühmten griechischen Orakel von Delphi, das besonders «weise» Ratschläge gegeben haben soll (Everett 1993). Die Methode wurde vor allem für die Zukunftsforschung entwickelt, insbesondere im Hinblick auf die Auswirkungen von Wissenschaft und neuen Technologien auf die Gesellschaft.

Die Herausgeber des Standardwerkes zur Delphi-Methode, Linstone und Turoff (1975), halten sie vor allem dann für geeignet, wenn eine Forschungsfrage nicht ohne Weiteres durch rein analytische Methoden beantwortet werden kann. So wurde sie zur Untersuchung von Kriterien zur Optimierung des klinischen Alltags (Butterworth 1995) und zur Determinierung klinischer Forschungsprioritäten (Bond und Bond 1982) eingesetzt. Auch wenn die Delphi-Methode ursprünglich entwickelt wurde, um einen Konsens von ExpertInnenmeinungen zu erreichen, meinen Procter und Hunt (1994), dass sie auch zum Aufzeigen eventueller Divergenzen und Widersprüche eingesetzt werden kann.

4.5.3.2 Vor- und Nachteile von Delphi-Surveys

Der Hauptvorteil liegt in der hochstrukturierten Gruppenkommunikation zu einem komplexen, umfassenden oder wenig bekannten Thema, die auch dann möglich ist, wenn die einzelnen Mitglieder der Gruppe sich an unterschiedlichen Orten aufhalten. Der Effekt interpersoneller Einflüsse auf die Ergebnisse kann ausgeschlossen werden, da jeder ExpertInnenantwort der gleiche Wert beigemessen wird. Da Anonymität zugesichert werden kann, sollten alle TeilnehmerInnen in der Lage sein, ihre ehrliche Meinung zu äußern. Das Feedback, das die TeilnehmerInnen regelmäßig erhalten, soll ihre Motivation zur weiteren Teilnahme aufrechterhalten. Im Allgemeinen lässt sich der angestrebte Gruppenkonsens erreichen, weswegen man sagen kann, dass die Delphi-Methode Auskunft über den Wissensstand und das ExpertInnenmeinungsbild zum Zeitpunkt der Forschung geben kann (McKenna 1994). Die Durchführung kann teuer und zeitintensiv sein. Es müssen Experten gefunden, Fragebögen entwickelt und die Antworten zusammengefasst werden. Die Fragebögen müssen gedruckt und verschickt werden. Die Datenanalyse kann sehr umfangreich sein, insbesondere wenn ein qualitativer Ansatz zur Datenerhebung gewählt wurde. Der Prozess kann sich über eine lange Zeit erstrecken und davon abhängen, ob die Fragebögen nach einer angemessenen Zeitspanne zurückgesandt werden. Einige Autoren berichten von einer zunehmend schlechteren Rücklaufquote, je mehr Fragerunden durchlaufen werden (Strachan 1996, McKenna 1994).

Die Auswahl der ExpertInnen hängt von deren Wissen zu dem zu erforschenden Thema ab. Für die Validität der Ergebnisse ist es wichtig, dass die ExpertInnengruppe für den zu untersuchenden Gegenstandsbereich repräsentativ und allgemein anerkannt ist (Goodman 1987). Die Struktur und Organisation des ersten Fragebogens ist von großer Bedeutung, da die nachfolgenden Antworten durch ihn determiniert werden (Procter und Hunt 1994). Der Fragebogen kann offene oder geschlossene Fragen enthalten. Die Befragten können gebeten werden, Listen zu erstellen, oder es können Aussagen vorgegeben werden, zu denen Stellung genommen werden soll. Die Zusammenfassung der Ergebnisse wird als Feedback zusammen mit dem nächsten Fragebogen an die TeilnehmerInnen versandt. Dieser Prozess wird wiederholt, in der Regel nicht mehr als viermal, bis ein Konsens hinsichtlich Meinungen, Ansichten oder Zukunftseinschätzungen der ExpertInnen erreicht worden ist.

4.6 Reliabilität und Validität

Reliabilität und Validität sowohl des gesamten Forschungsdesigns als auch der einzelnen Fragen müssen geprüft werden. Unter Reliabilität versteht man die Zuverlässigkeit eines Messinstrumentes, das heißt, ob es bei wiederholten Messungen unter gleichen Bedingungen konsistente Ergebnisse liefert. In einem Survey gibt es vier Faktoren, die in Zusammenhang mit der Reliabilität bzw. Antwortfehlern stehen: Erinnerung, Motivation, Kommunikation und Wissen (Sudman und Bradburn 1982). Die Erinnerung ist nicht immer zuverlässig. Die Befragten können zum Beispiel meinen, immer zustimmend antworten zu müssen oder sie sind nicht motiviert und geben inkorrekte Antworten. Möglicherweise verstehen sie die Frage nicht oder es fehlt ihnen das Wissen, um sie beantworten zu können. In manchen Fällen kann es vorkommen, dass eine andere als die Zielperson die Fragen des Surveys beantwortet.

Eine einfache Methode zur Prüfung der Reliabilität ist die Bestimmung der Test/Retest-Reliabilität durch die Testwiederholungsmethode. [Hier wird die zeitliche Stabilität des Instrumentes überprüft. Anm. d. Hrsg.] Den einzelnen Befragten wird dabei der gleiche Fragebogen nach einigen Wochen zur nochmaligen Beantwortung vorgelegt. Die Antworten sollten die gleichen sein, es sei denn, der Wissensstand, die Ansichten oder Einstellungen der Befragten haben sich in der Zwischenzeit verändert. Es kann innerhalb eines Fragebogens auch die gleiche Frage in unterschiedlicher Formulierung gestellt werden, um die gleiche Information zu einem Thema zu erhalten *(alternate form)*. Für diese Art der Reliabilitätsprüfung gibt es spezielle statistische Tests. [Um die Äquivalenz eines Instruments zu bestimmen, kann die Paralleltest-Reliabilität überprüft werden. Weiterführende Information zu dem Thema ist zum Beispiel bei Bortz und Döring (1995) zu finden. Anm. d. Hrsg.]

Validität (Gültigkeit) gibt an, wie gut das Messinstrument in der Lage ist, genau das zu messen, was es zu messen vorgibt. Man unterscheidet drei Hauptarten von Validität: **Inhaltsvalidität, Kriteriumsvalidität** und **Konstruktvalidität**. Jede dieser Formen kann zur Prüfung der Validität eines Surveys, aber auch anderer Formen quantitativer Forschung herangezogen werden.

Die Inhaltsvalidität bezieht sich auf das Ausmaß, in dem der Fragebogen den zu erforschenden Gegenstandsbereich erfasst und darstellt, und sie ist besonders für Fragebögen, die Wissen oder Einstellungen messen, wichtig. Sie umfasst eine Prüfung, ob der Fragebogen alles enthält, was er enthalten sollte. Polit und Hungler (1995) sind der Ansicht, dass es keinen völlig objektiven Weg zur Prüfung der Inhaltsvalidität gibt, da ihre Beurteilung immer durch Menschen vorgenommen wird, sei es durch eine Expertenkommission oder von Menschen, die Erfahrungen mit dem zu erforschenden Thema haben.

Die Kriteriumsvalidität bezieht sich darauf, wie gut der Survey im Verhältnis zu anderen bereits validierten Messungen zu dem entsprechenden Thema ist. Die Daten des neuen Surveys werden dabei mit den Ergebnissen der früheren Messungen verglichen. Stimmen sie überein, gilt die Kriteriumsvalidität als gegeben. Wenn die übereinstimmenden Daten etwa zur gleichen Zeit erhoben werden, gilt die **Übereinstimmungsvalidität** als gegeben. Mit der **prognostischen Validität** eines Messinstruments ist gemeint, wie gut mit Hilfe der gemessenen Daten etwas Zukünftiges vorhergesagt werden kann. Die prognostische Validität gilt als gegeben, wenn Ergebnisse aus späteren Messungen die Ergebnisse der früheren Messungen bestätigen. Die Konstruktvalidität ist ein Indikator, wie gut das zu erforschende theoretische Konstrukt erfasst worden ist. Sie steht in der Regel im Zusammenhang mit Konzepten wie Stress, Angst, Schmerz oder sozialer Unterstützung, die oft schwierig zu messen und definieren sind. [Hier werden die Begriffe Konstrukt und Konzept synonym gebraucht. Anm. d. Hrsg.]

4.7 Schlussfolgerung

Surveys sind eine effektive Methode, um quantitative Daten über großen Gruppen oder Populationen zu erheben und sind leicht auszuwerten. Es gibt eine ganze Reihe von Survey-Varianten und die Kunst besteht darin, die richtige für den zu untersuchenden Gegenstandsbereich zu finden. Surveys sind sowohl zur Überprüfung der klinischen Praxis als auch zur Gewinnung neuer Forschungsdaten geeignet. Sie können keine Kausalbeziehungen aufdecken. Sie können auch kein tieferes Verständnis eines Konzeptes für den einzelnen erbringen, aber sie können Beziehungen und Zusammenhänge aufdecken, die dann mit anderen Methoden weiter erforscht werden können. Das heißt, dass Surveys der Vorbereitung experimenteller, aber auch qualitativer Studien dienen können. Daher spielen Surveys im Rahmen der Gesundheitsversorgung und speziell in der Hebammenarbeit eine wichtige Rolle.

Zusammenfassung

In diesem Kapitel wurde deutlich gemacht, dass Surveys eine quantitative und nicht-experimentelle Methode sind, deren wesentliches Ziel und Zweck darin bestehen, Daten über Prävalenz, Verteilung und Beziehungen zwischen Variablen zu erheben. Die verschiedenen Phasen eines Surveys bestehen im Allgemeinen aus:

- Festlegen der Forschungsfrage
- Durchführen der Literaturrecherche
- Wahl des Forschungsdesigns und Planung der Studie
- Pilotstudie und endgültige Planung der eigentlichen Studie
- Datenerhebung
- Datenanalyse
- Schreiben des Berichts und Publikation.

Das am häufigsten benutzte Messinstrument des Surveys ist der Fragebogen. Dabei sollte bedacht werden:

- die Art der Frageformulierung – offene oder geschlossene Fragen
- die Art der Skala, die verwendet werden soll – Likert-Skala, Semantisches Differenzial, visuelle Analog-Skala, Guttman-Skala
- Verteilung und Rückführung der Fragebögen.

Ein weiteres Instrument des Surveys sind Interviews: persönlich, telefonisch. Das Ziel der Delphi-Methode ist es, eine möglichst übereinstimmende Einschätzung von einer ExpertInnengruppe zu erhalten. Die Qualität eines Surveys ist abhängig von:

- einem guten Design
- einem hohem Grad an Reliabilität und Validität.

Im Rahmen eines Audits können die gleichen Methoden der Datenerhebung und Analyse verwendet werden wie bei einem Survey, und er stellt für Hebammen möglicherweise die erste Einführung in den Umgang mit Daten dar.

Literatur

Bell J (1987) Doing your research project: a guide for first-time researchers in education and social science. Open University Press, Milton Keynes

Bick D E, MacArthur C (1995) Attendance, content and relevance of the six week postnatal examination. Midwifery 11(2): 69–73.

Blaxter L, Hughes C, Tight M (1996) How to research. Open University Press, Buckingham
Bond S, Bond J (1982) A Delphi survey of clinical nursing research priorities. Journal of Advanced Nursing 7: 565–575.
Bortz J, Döring N (1995) Forschungsmethoden und Evaluation für Sozialwissenschaftler. 2. Auflage. Springer Verlag
Butterworth T (1995) Identifying the characteristics of optimum practice: findings from a survey of practice experts in nursing, midwifery and health visiting. Journal of Advanced Nursing 22(1): 24–32
Cline M, Herman J, Shaw E, Morton RD (1992) Standardisation of the visual analogue scale. Nursing Research 41(6): 378–380
Crosby F Ventura MR Feldman M J (1989) Examination of a survey methodology: Dillman's Total Design Method. Nursing Research 38 (1): 57–58.
Czaja R, Blair J (1996) Designing surveys: a guide to decisions and procedures. Pine Forges Press, London
Dillman D (1978) Mail and telephone surveys: the Total Design Method. John Wiley, New York
Everett A (1993) Piercing the veil of the future: a review of the Delphi method of research. Professional Nurse Dec: 181–182
Fink A, Kosecoff J (1985) How to conduct surveys. CA Sage Publications, Newbury Park, CA
Garcia J, Redshaw M, Fitzsimons B, Keene J (1998) First class delivery: a national survey of women's views of maternity care. Audit Commission, London
Gift A G (1989) Visual analogue scales: measurement of subjective phenomena. Nursing Research 38(5): 286–288
Goodman C M (1987) The Delphi technique: a critique. Journal of Advanced Nursing 12: 729–734
Hicks C (1995) A factor analytic study of midwives' attitudes to research. Midwifery 11(1): 11–17
Holroyd E, Yin-King I, Wong Pu-yuk, You Kwok-Hong F, Leung Shuk-Lin B, (1997) Hong Kong Chinese women's perception of support from midwives during labour. Midwifery 13(2): 66–72
Howe T (1995) Measurements scales in health care settings Nurse Researcher 2(4): 30–37
Jowett S, Shanley E (1993) Approaches to analysis and interpretation. Nurse Researcher 1(2): 44–51
Lee K A, Kieckhefer GM (1989) Measuring human responses using visual analogue scales Western Journal of Nursing Research 11: 128–132
Linstone H A, Turoff M (1975) The Delphi Survey. Methods, techniques and applications. Addison-Wesley, Menlo Park, CA
McColl E (1993) Questionnaire design and construction. Nurse Researcher 1(2): 16–25
McKenna H P (1994) The Delphi technique: a worthwhile research for nursing? Journal of Advanced Nursing 19(6): 1221–1225
Mason V (1989) Women's experience of maternity care – a survey manual. HMSO, London
Meldrum P, Purton P, Maclennan B B, Twaddle S (1994) Moving toward a common understanding in maternity services. Midwifery 10(3): 165–170

Miller D C (1991) Handbook of research design and social measurement, 5th edn, Sage Publications, London

Mitchell M Jolley J (1996) Research design explained, 3rd edn, Harcourt Brace, London

Moser C A, Kalton G (1971) Survey methods in social investigation, 2nd edn, Heinemann, London

Newell (1994) The structured interview, Nurse Researcher 1(3): 14–22

Norusis M J (1990) The SPSS guide to data analysis, release 4. SPSS, Chicago, IL

Oppenheim A N (1992) Questionnaire design, interviewing and attitude measurement, 2nd edn., Pinter, London

Parahoo K (1997) Nursing research: principles, process and issues, Macmillan, Basingstoke

Polit D, Hungler BP (1995) Nursing research: principles and methods, 5th edn, JB Lippincott, London

Priest J, McColl E, Thomas L, Bond S (1995) Developing and refining a new measurement tool, Nurse Researcher 2(4): 69–81

Procter S, Hunt M (1994) Using the Delphi survey technique to develop a professional definition of nursing for analysing nursing workload. Journal of Advanced Nursing 19(4): 1003–1014

Proud J, Murphy-Black T (1997) Choice of scan: how much info do women receive before ultrasound? British Journal of Midwifery 5(3): 144–147

Robinson J (1996) It's only a questionnaire: ethics in social science research. British Journal of Midwifery 4(1): 41–44

Robinson S, Owen H (1994) Retention in midwifery: findings from a longitudinal study of midwives' careers. In: Robinson S Thompson AM (ed) Midwives' research and childbirth, vol. 3, Chapman & Hall, London, ch. 8, p 175–232

Schnell R, Hill PB, Esser E (1995) Methoden der empirischen Sozialforschung. 5. Auflage. Oldenbourg Verlag München, Wien

Smith H W (1975) Strategies of social research. The methodological imagination. Prentice Hall, London

Strachan H (1996) The future direction of nursing informatics in the UK: a Delphi survey. Information Technology in Nursing 8(3): 11–14

Sudman S (1976) Applied sampling, Academic Press, New York

Sudman S, Bradburn M (1982) Asking questions: a practical guide to questionnaire design. Jossey-Bass, San Francisco, CA

Treece E W, Treece J W (1986) Elements of research in nursing. CV Mosby, St Louis, MO

Wagstaff P J (1998) Research in the clinical area: the ethical issues. Nursing Standard 12(28): 33–36

Wessex Institute (1997) Wessex Confidential Enquiry into Stillbirths and Deaths in Infancy (CESDI): incorporating Wessex Perinatal and Infant Mortality Surveys. Wessex Institute for Health Research and Development – incorporating Public Health Medicine, annual report for 1996. University of Southampton, Southampton

Williamson S, Thomson AM (1996) Women's satisfaction with antenatal care in a changing maternity service. Midwifery 12(4): 198–204

Weiterführende deutsche Literatur

5. Einführung in Statistik in der Hebammenforschung

Elizabeth Cluett

Themen dieses Kapitels:
- Ethik und Statistik
- Einteilung der Statistik
- Messniveaus
- Wahrscheinlichkeit und p-Werte
- Signifikanz
- Andere statistische Begriffe und Prozesse
- Deskriptive Statistik
- Maße der zentralen Tendenz
- Streuungsmaße
- Normalverteilungen
- Inferenzstatistik
- Parametrische und nonparametrische Tests
- Tests für Mittelwertdifferenzen
- Korrelationstests

5.1 Einführung

Aus dem *Changing Childbirth Report* des *Department of Health* (1993: 5) gcht unmissverständlich hervor, dass «jede Frau ganz individuelle Bedürfnisse» hat und dass die «Betreuung der Frauen während Schwangerschaft, Geburt und Wochenbett frauenzentriert» sein soll. Die meisten Hebammen haben sich diese Philosophie zu eigen gemacht und sie liegt vielen Formen der Betreuung Schwangerer, Gebärender und Wöchnerinnen zu Grunde (Flint et al 1989, Bryar 1991, Wraight et al 1993, Hundley et al 1994). Dieser, die Einzigartigkeit des Individuums betonende Ansatz steht in einem scheinbaren Widerspruch zur *Statistik*, bei der es um die nummerische Aggregation von Ereignissen geht, mit dem Ziel der Beschreibung von ganzen Populationen und der Erstellung von auf sie bezogenen Vorhersagen. Genau diese große Variabilität zwischen Individuen ist es nun aber, die die statistische Analyse für die Evaluation der vielen Formen der Gesundheitsversorgung so wichtig macht.

Würden zur Entscheidung über die optimale Betreuungsform die Erfahrungen einer einzelnen Frau (oder einer bestimmten Gruppe von Frauen) zu Grunde gelegt und diese auf eine andere Frau oder Gruppe übertragen, würde diese Betreuungsform gerade wegen dieser Individualität mit großer Wahrscheinlichkeit nicht angemessen sein. Mit Hilfe von statistischen Verfahren kann diese Variabilität quantifiziert und schließlich aufgezeigt werden, welcher Teil der Variabilität auf die natürliche Einzigartigkeit der Frauen zurückzuführen ist, welcher auf Zufall und welcher auf die zu untersuchende Behandlungsform. Auf der Grundlage dieser Informationen können dann gemeinsam mit der Frau Entscheidungen über die für sie beste, individuelle Betreuung getroffen werden. Reid (1993) spricht von einer Kunst der Statistik, durch die deutlich wird, was Statistik leisten kann und was nicht. Die Beherrschung dieser Kunst ermöglicht es Hebammen, jeder Frau eine qualitativ hochwertige, frauenzentrierte Betreuung anzubieten. Im Einzelnen bedeutet dies, Forschungsdesigns evaluieren, Ergebnisse richtig interpretieren und die sich daraus ergebenden Konsequenzen den Frauen verständlich vermitteln zu können. Hierzu müssen vorher die Grundlagen der Statistik verstanden worden sein.

Nun beschränkt sich die Anwendung von Statistik nicht nur auf die Forschung, sondern stellt einen integralen Part der Hebammentätigkeit dar. Die bei jeder Geburt erhobenen Daten fließen in die Planung von Gesundheitsdienstleistungen und Gesundheitserziehung mit ein und beeinflussen die soziale Struktur unserer Gesellschaft. Im Rahmen der Untersuchungen zur mütterlichen Mortalität, und in jüngerer Zeit zur perinatalen Mortalität, wird sowohl mit statistischen Methoden als auch mit Fallstudien gearbeitet. Die Erkenntnisse aus diesen Untersuchungen sollen helfen, die Qualität der klinischen Praxis zu verbessern. Durch statistische Auswertung gewonnene Evidenzen aus klinischen Audits und Studien zur Qualitätssicherung können die Hebammenarbeit unterstützen, was wiederum zu einer finanziellen Unterstützung der entsprechenden Hebammenangebote führen kann.

In diesem Kapitel soll eine Einführung in die Grundlagen der Statistik gegeben werden. Es soll ein Verständnis der wichtigsten Prinzipien, Begriffe und Erkenntnisse vermitteln, denen man beim Lesen und Evaluieren von Studien immer wieder begegnen wird. Es geht nicht um das Erlernen der selbstständigen Durchführung statistischer Analysen im Rahmen eines Forschungsprojektes – dies ist die Aufgabe von StatistikerInnen. Bei der Durchführung eines Forschungsprojekts sollten Hebammen auch immer deren Hilfe in Anspruch nehmen, um ein qualitativ hochwertiges Forschungsdesign und eine einwandfreie Analyse der Daten gewährleisten zu können.

5.2 Ethik und Statistik

Statistik an sich kann weder ethisch noch unethisch sein, aber die missbräuchliche Anwendung von Statistik ist ethisch nicht vertretbar (Altman 1982). Genauso wie willentliche oder unbeabsichtigte Dokumentenfälschung unethisch ist, ist die Manipulation statistischer Darstellungen oder die fehlerhafte Anwendung statistischer Methoden ethisch nicht zu rechtfertigen. Wird in einer Studie eine Beratung oder Prüfung der Berechungen vor der Veröffentlichung durch statistische ExpertInnen angegeben, kann dies ein Hinweis für eine korrekte und damit ethisch vertretbare Anwendung statistischer Verfahren sein.

Die weit verbreitete Ansicht, dass sich mit Statistik immer genau das aussagen lässt, was gerade gewünscht wird, erklärt möglicherweise ihre Beliebtheit bei PolitikerInnen. Auch hier lässt sich die ethische Vertretbarkeit der Anwendung statistischer Methoden prüfen und einschätzen. Sowie die Daten einmal erhoben worden sind, besteht die Versuchung, nach Zusammenhängen zu suchen und sie zu testen, auch wenn die Untersuchung dieser Zusammenhänge bei der Wahl der Forschungsmethode nicht eingeplant war. Bei dieser vorab nicht geplanten Auswertung besteht die Gefahr, dass Beziehungen zwischen Variablen postuliert werden, die möglicherweise einem systematischen Fehler unterliegen. Stellen wir uns zum Beispiel eine Studie vor, die angelegt ist, um die Auswirkungen kontinuierlicher Betreuung auf die Geburtsdauer zu testen, die dann aber den Effekt von Geburtsvorbereitungskursen auf die Gesamtgeburtsdauer untersucht. Die Unterteilung der ursprünglichen Studiengruppe nach Teilnahme an Geburtsvorbereitungskursen kann zu ungleichen Untergruppen führen. Wichtiger noch, individuelle Merkmale, die die Beziehung zwischen Geburtsvorbereitung und Geburtsdauer beeinflussen, könnten möglicherweise nicht berücksichtigt worden sein, um die Kriterien für die kontinuierliche Betreuung für die eigentliche Studie zu erfüllen. Aus dem Bericht sollte daher hervorgehen, dass die statistische Analyse gemeinsam mit der Forschungsmethode geplant wurde, was auf Bemühungen um eine korrekte Anwendung der statistischen Verfahren hinweisen würde.

Die Ziehung einer Stichprobe, die auf Grund ihrer Größe keine verwertbaren Ergebnisse erbringen kann und damit die TeilnehmerInnen unnötig einer Forschung unterzieht, ist ebenfalls ethisch nicht vertretbar. Es kann von Hebammen nicht erwartet werden, dass sie diese **Powerkalkulation**, das heißt die Berechnung des erforderlichen Stichprobenumfangs, selbst durchführen können. Sie sollten aber in der Lage sein, Studien daraufhin prüfen, ob entsprechende Berechnungen vor Durchführung der Studie unternommen worden sind.

Statistische Methoden können nicht unabhängig von der Forschungsmethode evaluiert werden, da sie immer nur so gut sein können wie das Studiendesign, in dessen Rahmen sie eingesetzt werden. Es müssen daher alle Aspekte des Forschungsdesigns geprüft werden, einschließlich der Validität und Reliabilität der Studie, der Repräsentativität der Stichprobe im Hinblick auf die Population, die Einschlusskriterien sowie die vielen weiteren Facetten eines guten Forschungsdesigns.

5.3 Statistische Darstellung

Die Art der statistischen Darstellung kann durchaus einen Einfluss darauf haben, ob die LeserInnen zur weiteren Lektüre ermutigt oder davon abgeschreckt werden. Dabei sollte aber bedacht werden, dass die äußere Form nur so etwas ist wie ein Schaufenster – um die Qualität der Ware zu überprüfen, muss sie eingehender untersucht werden. Das heißt, die Tabellen, Grafiken und Statistiken müssen gelesen und interpretiert werden. Tabellen können Informationen kondensieren. So ist es möglich, in einer kleinen Tabelle eine Vielzahl deskriptiver Daten über eine KlientInnengruppe zusammen zu fassen, die sonst nur in einem langen Absatz beschrieben werden könnten. Dies spart Zeit beim Lesen und macht Vergleiche zwischen den Gruppen einfacher. Die nochmalige Überprüfung eines bestimmten Aspektes ist anhand einer Tabelle häufig schneller möglich, als die entsprechende Stelle in einem Text wiederzufinden. Grafiken können das Muster eines bestimmten Ereignisses veranschaulichen und sind daher zur Beschreibung oder Untersuchung sehr hilfreich (Gore 1982 a, Matthews et al 1990). Daran sollte man denken, wenn man selbst einmal in die Lage kommt, nummerisches Datenmaterial präsentieren zu müssen. Streudiagramme eignen sich besonders, um die Beziehung zwischen zwei Variablen zu verdeutlichen. Cluett (1995) nutzte diese Darstellungsform zum Beispiel zur Illustration des Body-Mass-Indexes von Wöchnerinnen und der Variabilität in der Messung des Symphysen-Fundus-Abstandes durch verschiedene Hebammen. Alle Diagramme sollten mit einem genauen Titel versehen werden sowie beide Achsen des Koordinatensystems benannt sein, wobei die x-Achse die horizontale und die y-Achse die vertikale Achse darstellt. Es sollte eine Legende für alle verwendeten Symbole angegeben werden. Des Weiteren muss die Art, in der die Daten in einem Graph oder Diagramm aufgetragen sind, beachtet werden, da sich dadurch die Darstellung verändern kann. So ergibt zum Beispiel eine logarithmische Kurve ein anderes Bild als eine lineare

Funktion. Es sollte möglich sein, die grafische Darstellung ohne Bezugnahme auf den Text zu verstehen. Wenn es mehr als eine graphische Darstellung bestimmter Daten gibt, sollten die Einteilungen und Benennungen der Skalen konsistent sein, um Vergleiche zu vereinfachen. Bei Häufigkeitsdiagrammen ist das zu untersuchende Merkmal auf der x-Achse aufzutragen und die Häufigkeit, in der es vorkommt, auf der y-Achse. Mit Hilfe eines solchen Diagramms kann das Muster der Verteilung der erhobenen Daten veranschaulicht werden.

Die Organisation der Daten umfasst auch die Aufbereitung der Daten für die statistische Auswertung. Die Daten müssen korrekt in das entsprechende Statistikprogramm eingegeben werden und die Eingabe sollte im Anschluss nochmals auf ihre Richtigkeit hin überprüft werden. Zusätzlich muss auch das statistische Programm selbst korrekt angewendet werden, das heißt, auch wenn es möglich ist, die Dateneingabe und Auswertung selbst vorzunehmen, empfiehlt es sich, beides von einer Kollegin/einem Kollegen oder einer Statistikerin/einem Statistiker überprüfen zu lassen, da menschliche Fehler im Zusammenhang mit der Benutzung von Computern zunehmen (Roberts et al 1997). Unvollständige Daten können in der Analyse nicht verwendet und müssen herausgefiltert werden, aber *lost data* sollten in die Analyse mit eingehen. Wenn zur Auswertung ein Statistikprogramm benutzt wird, ist es ratsam, dieses Programm in dem anschließenden Bericht zu benennen, da unterschiedliche Programme möglicherweise zu leicht unterschiedlichen Ergebnissen führen können.

5.4 Einteilung der Statistik

Man unterscheidet zwischen **deskriptiver** (beschreibender) **Statistik** und **Inferenzstatistik** (schließender Statistik). In der deskriptiven Statistik werden die erhobenen Daten mit Hilfe von statistischen Kennzahlen beschrieben. Sie findet in vielen Bereichen der täglichen Hebammenarbeit Anwendung, zum Beispiel bei der Angabe des Prozentsatzes normaler Geburten, der Kaiserschnittraten oder der Stillrate einer geburtshilflichen Abteilung. Die Statistiken des *Department of Health* (1997) [und des *Gesundheitsberichts für Deutschland* (1998). Anm. d. Hrsg.] sind weitere gute Beispiele für deskriptive Statistik. Zu den gebräuchlichsten Kennwerten der deskriptiven Statistik gehören die Maße der **zentralen Tendenz** beziehungsweise Durchschnittswerte und die **Streuungsmaße**.

Die Inferenzstatistik ermöglicht Schlussfolgerungen über **kausale** oder **korrelative** Beziehungen zwischen Variablen. Mit ihr können Aussagen darüber gemacht werden, was einer größeren oder gleichen Gruppe unter den gleichen Umständen passieren könnte, oder es können Schlussfolgerungen von der Stichprobe auf die Population, aus der die Stichprobe ausgewählt wurde, gezogen werden. Die Inferenzstatistik ermöglicht also Vorhersagen über Ereignisse im Allgemeinen oder

Tabelle 5-1: Merkmale der verschiedenen Messniveaus

Merkmal	Qualitativ		Kardinal/Metrisch	
	Nominal	Ordinal	Intervall	Ratio
Äquivalenz	Ja	Ja	Ja	Ja
Kontinuum	Nein	Ja	Ja	Ja
Äquidistanz der Intervalle	Nein	Nein	Ja	Ja
Nullpunkt vorhanden	Nein	Nein	Nein	Ja

zukünftige Geschehnisse, wobei immer gleichzeitig eine Aussage über die Wahrscheinlichkeit des Eintretens dieser Vorhersage und damit über ihre Verlässlichkeit gemacht wird.

5.4.1 Skalen- oder Messniveaus

Die Art der statistischen Datenanalyse hängt davon ab, in welcher Weise die erhobenen Daten klassifiziert werden, das heißt auf welchem Messniveau (Skalenniveau) sie liegen – es ist daher wichtig, diese Einteilung zu verstehen, bevor man sich Gedanken über die Art der statistischen Auswertung macht **(s. Tab. 5-1)**.

Die Daten der Mess- oder Skalenniveaus lassen sich in zwei Hauptgruppen unterteilen, in **qualitative** und **metrische** Daten. Die qualitativen Daten können nochmals unterteilt werden in solche, die nominalskaliert (auf dem nominalen Messniveau liegend) und solche, die ordinalskaliert (auf dem ordinalen Messniveau liegend) sind. Von nominalskalierten Daten spricht man, wenn zur Klassifikation eines Items statt Labels oder Namen Zahlen verwendet werden. Hierzu gehören Daten, die in sich in entweder/oder-Kategorien ausdrücken lassen, wie zum Beispiel ja/nein-Antworten, oder die Einteilung in männlich/weiblich, wobei es auch mehr als zwei Kategorien sein können, wie dies zum Beispiel beim Familienstand der Fall ist: verheiratet, alleinstehend, verwitwet, geschieden. Häufig wird einer Kategorie eine Zahl zugeordnet, aber wenn sich die Zahl durch eine Bezeichnung oder einen Namen ersetzen lässt, dann handelt es sich um qualitative Daten. Ein Beispiel: Der Bus mit der Nummer 11, mit dem ich zur Arbeit fahre, könnte auch als Krankenhaus-Bus bezeichnet werden, würde aber, egal wie er bezeichnet wird, immer die gleiche Strecke fahren. Die den nominalskalierten Daten zugeordneten Zahlen haben nur etikettierende Funktion, sie lassen keinen Rückschluss auf das Merkmal zu. Objekte mit identischen Merkmalen (äquivalente Objekte) erhalten identische Zahlen, Objekte mit verschiedenen Merkmalen erhalten verschiedene Zahlen. Es lassen sich also nicht zwei Busse mit der Nummer 11 addieren, um zur Universität zu kommen, die von dem Bus Nummer 22 angefahren wird. Mit diesen Daten können lediglich Aussagen über die Häufigkeit gemacht werden, das heißt über die Anzahl der Items in jeder Kategorie, oder es können Prozentsätze angegeben werden.

Ordinale Daten weisen eine Rangordnung auf, zum Beispiel Skalen zum Wehenschmerz mit dem Wert «0» für «keine Schmerzen» bis «10» für «entsetzliche Schmerzen». Die Zahlen bezeichnen hier äquivalente Objekte und weisen eine Rangfolge auf, das heißt der Wert «4» bedeutet immer mehr Schmerzen als der Wert «2», aber zweimal der Wert «2» ist nicht gleichbedeutend mit dem Wert «4». Die Abstände bzw. Intervalle zwischen den einzelnen Zahlen müssen nicht notwendigerweise gleich sein. Sowohl bei nominalen Daten wie auch bei ordinalen Daten gibt es erhebliche Einschränkungen hinsichtlich der statistischen Verfahren, die zu ihrer Auswertung verwendet werden können.

Für metrische Daten gibt es ebenfalls eine weitere Unterteilung der Messniveaus, nämlich das **Intervall-** und das **Ratiomessniveau**. Daten auf dem Intervallmessniveau oder intervallskalierte Daten weisen eine Rangfolge auf, zusätzlich sind die Intervalle zwischen den Zahlen gleich (Äquidistanz der Intervalle). Der Nullpunkt wird jedoch willkürlich festgelegt. So ist zum Beispiel −5 °C ein gültiger Wert für eine Temperaturangabe, während −5 Kinder keinen Sinn ergibt. Es gibt nur wenige Beispiele für intervallskalierte Daten, Temperaturskalen oder Kalender sind hier die bekanntesten Beispiele. Die Intervallskala sei der Vollständigkeit halber angeführt, die Mehrzahl der metrischen Daten befindet sich jedoch auf dem Ratiomessniveau. Daten auf diesem Messniveau weisen die gleichen Kriterien wie intervallskalierte Daten auf, zusätzlich gibt es aber einen absoluten Nullpunkt, was bedeutet, dass zum Beispiel ein Anstieg um 10 Prozent immer den gleichen Grad an Veränderung bedeutet. Mit diesen Daten können die aussagekräftigsten statistischen Tests vorgenommen werden. Merkmale wie Alter, Geburtsgewicht, Geburtsdauer und viele andere sind Beispiele für Daten auf dem Ratiomessniveau.

Metrische Daten lassen sich außerdem noch in **diskrete** und **kontinuierliche Daten** unterteilen, wobei diskrete Daten solche sind, die sich in ganzen Zahlen ausdrücken lassen. So ergäbe zum Beispiel die Angabe «0,5 Neugeborene» keinen Sinn. Kontinuierliche Daten sind solche, die jeden denkbaren Dezimalwert zwischen zwei Zahlen, egal wie eng sie beieinander liegen, annehmen können, wie zum Beispiel 0,25 l Blut.

Um entscheiden zu können, um welche Art von Daten es sich handelt, ist es wichtig zu überlegen, wofür die Zahlen stehen. Der APGAR-Score ist hierfür ein gutes Beispiel. Der Wert für jedes Merkmal beträgt entweder 0, 1 oder 2. Auf den ersten Blick sieht es aus, als würde es sich hier um metrische Daten handeln, aber nimmt man zum Beispiel die Herzfrequenz, so bedeutet «0» «kein Herzschlag», «1» steht für eine Herzfrequenz unter 100 und «2» für eine Herzfrequenz über 100.

> **Kasten 5-1:   Berechnung des arithmetischen Mittels**
>
> Die Formel lautet: $\frac{\Sigma x}{n} = \bar{x}$, wobei
>
> x = einzelne Messung,
>
> $\bar{x}$ = Symbol für das arithmetische Mittel,
>
> Σ = die Summe von und
>
> n = Anzahl der Messungen ist.
>
> Diese Symbole finden sich sehr häufig in Artikeln, weswegen man mit ihnen vertraut sein sollte.

Eine Äquidistanz der Intervalle ist hier eindeutig nicht gegeben, auch wenn sie eine Rangfolge aufweisen. Daher sind die Daten qualitativ, sie liegen auf dem ordinalen Messniveau.

5.4.2 Deskriptive Statistik

5.4.2.1 Maße der zentralen Tendenz – Durchschnittswerte

Es gibt drei verschiedene Durchschnittswerte. Der erste und gebräuchlichste ist das **arithmetische Mittel**. Es wird berechnet, indem alle gemessenen Werte addiert und anschließend durch die Anzahl der Messungen geteilt werden **(s. Kasten 5-1)**.

Das arithmetische Mittel muss nicht notwendigerweise einen der gemessenen Werte annehmen, genauso wenig muss es eine ganze Zahl sein. Es eignet sich auch nicht immer zur sinnvollen Darstellung der ursprünglichen Information. So können zum Beispiel die Kittel, die anhand der berechneten durchschnittlichen Kittelgröße (Summe aller Kittelgrößen der in der Klinik arbeitenden Hebammen geteilt durch die Anzahl der in der Klinik arbeitenden Hebammen) angefertigt wurden, möglicherweise keiner einzigen dieser Hebammen passen. Das arithmetische Mittel eignet sich für metrische, kontinuierliche Daten, wie zum Beispiel die Geburtsdauer. Es ist durchaus sinnvoll, von einer Geburtsdauer von 1,5 Stunden zu sprechen, nicht aber von 1,5 Neugeborenen. Auch im Zusammenhang mit qualitativen Daten kann es eingesetzt werden. So kann zum Beispiel der durchschnittliche Wert auf einer Skala der Schmerzempfindung bei Frauen, die unterschiedliche Analgetika bekommen haben, ein nützlicher Indikator für die Schmerzempfindung während der Geburt sein. Dabei muss aber die Distanz zwischen den Intervallen zwischen zwei aufeinander folgenden Zahlen geprüft werden, das heißt zum Beispiel die Distanz zwischen 3 und 4 verglichen mit der Distanz zwischen 4 und 5. Das arithmetische Mittel ist das bevorzugte Maß der zentralen Tendenz, wenn die Daten symmetrisch verteilt sind.

Der **Median** oder Zentralwert [oder auch Halbierungswert; Anm. d. Hrsg.] ist der Wert, der eine Häufigkeitsverteilung in zwei gleich große Hälften teilt, das heißt oberhalb und unterhalb des Medians befinden sich gleich viele Messwerte. [Es ist der Wert, bei dem exakt 50 Prozent der Einzelwerte kleiner und 50 Prozent größer sind; Anm. d. Hrsg.] Der Median kann einem tatsächlichen Messwert entsprechen oder, wenn es sich um eine gerade Anzahl von Items handelt, um einen Wert genau zwischen zwei Messungen. Der Median wird am häufigsten bei Daten eingesetzt, die nicht kontinuierlich oder nicht symmetrisch verteilt sind. Wachstumsverläufe, wie kindliche Größe oder Gewicht oder der Fundusstand in der Schwangerschaft werden häufig durch den Median beschrieben. Manchmal ist es sinnvoll, sowohl den Median als auch das arithmetische Mittel anzugeben, da beide Werte nützliche Informationen liefern können.

Der **Modus** oder Modalwert ist das dritte und letzte Maß der zentralen Tendenz und bezeichnet den am häufigsten beobachteten Wert in einer Stichprobe. Es handelt sich bei dem Modus immer um einen der tatsächlich gemessenen Werte, er muss aber nicht unbedingt eine Beziehung zum Median oder arithmetischen Mittel der Stichprobe aufweisen. Es kann sein, dass zwei oder mehr Werte mit der gleichen Häufigkeit auftreten. Wird eine solche Häufigkeitsverteilung in einem Balkendiagramm dargestellt, so ergeben sich zwei oder mehr höchste Balken mit der gleichen Höhe.

5.4.2.2 Normalverteilung

Die Normalverteilung wurde erstmals 1795 von Karl Friedrich Gauß mathematisch berechnet; sie ist daher als Gaußsche Verteilung oder Gaußsche Normalverteilung bekannt. **Abbildung 5-1** zeigt eine solche Normalverteilung. Sie hat drei spezifische Charakteristika:

- die Werte der Kurve weisen eine symmetrische Verteilung um den Mittelwert auf
- das arithmetische Mittel, der Median und der Modus befinden sich alle an dem gleichen (dem höchsten) Punkt der Kurve
- die Werte der Kurve sind alle kontinuierlich und streben an jedem Ende gegen unendlich.

Auf Grund dieser Charakteristika kann die Fläche unter der Kurve in Abschnitte unterteilt werden, die dann jeweils einen fixen Prozentsatz der untersuchten Population darstellen. Dies trifft immer zu, unabhängig davon, wie die in der Stichprobe beobachteten Werte sich um den Mittelwert verteilen. Normalverteilte Daten sind in der Statistik von besonderer Bedeutung, da die Anwendbarkeit vieler Analysemethoden und statistischen Tests davon abhängt, ob die Daten normalverteilt

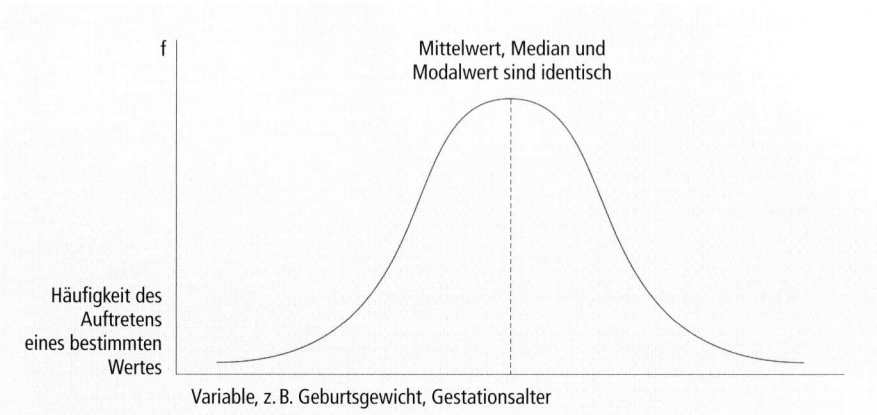

Abbildung 5-1: Die Normalverteilung

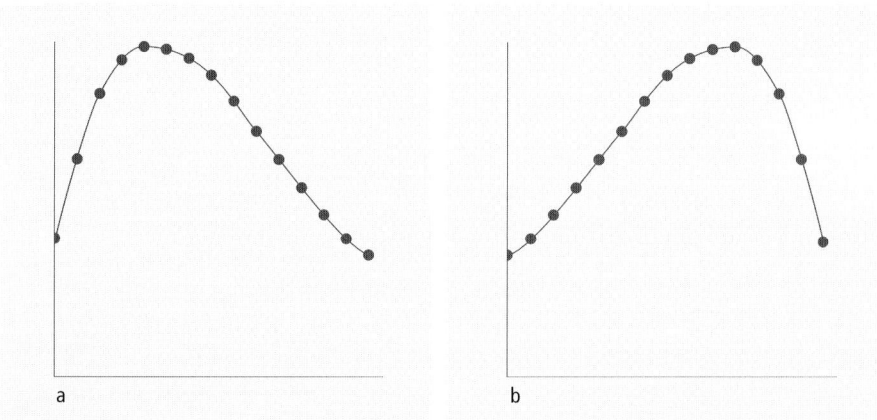

Abbildung 5-2: Links-schiefe Verteilung (a) und rechts-schiefe Verteilung (b)

sind oder nicht. Wenn das arithmetische Mittel, der Median und der Modus eines bestimmten Datensatzes unterschiedliche Werte aufweisen, ist die Verteilung schief. Die Kurve kann entweder rechts-schief oder links-schief sein **(s. Abb. 5-2)**.

5.4.2.3 Streuungsmaße

Spannweite

Ein Streuungsmaß gibt an, wie sich die gemessenen Daten um das arithmetische Mittel (oder den Median) verteilen. Die Spannweite ist hierfür eines der gebräuchlichsten Maße. Sie gibt den Abstand zwischen dem niedrigsten und dem höchsten

> **Kasten 5-2: Beispiel für die Standardabweichung**
>
> Vergleich der Geburtsdauer von zwei Gruppen mit je 12 Frauen
>
> | *Gruppe 1* | *Gruppe 2* |
> |---|---|
> | 2, 2, 3, 3, 3, 4, 4, 5, 5, 5, 24, 24 | 2, 5, 5, 5, 5, 6, 6, 6, 6, 7, 7, 24 |
> | Spannweite: 2–24 Stunden | Spannweite: 2–24 Stunden |
> | Arithmetisches Mittel: 7 | Arithmetisches Mittel: 7 |
> | Standardabweichung: 7,6 | Standardabweichung: 5,2 |

gemessenen Wert an. Die Spannweite macht allerdings keine Aussage über die Verteilung der anderen gemessenen Werte. Diese könnten abgesehen von ein bis zwei Extremwerten überwiegend um den Mittelwert gruppiert oder auch völlig gleichmäßig verteilt sein. Aus diesem Grund ist es sinnvoller, die Streuung oder Verteilung der Daten durch die **Standardabweichung** zu beschreiben.

Die Standardabweichung

Die Standardabweichung (s) beschreibt das Ausmaß, in dem eine beliebige Menge von Messwerten im Durchschnitt vom arithmetischen Mittel abweicht. Die Standardabweichung gibt an, wie weit jeder einzelne Messwert vom arithmetischen Mittel dieser Stichprobe entweder in negativer oder in positiver Richtung entfernt liegt. Je größer der Wert für die Standardabweichung, desto größer ist die Streuung der einzelnen Werte, das heißt um so weiter sind die einzelnen Werte vom arithmetischen Mittel der Stichprobe entfernt. Ein kleiner Wert der Standardabweichung drückt aus, dass die einzelnen gemessenen Werte der Stichprobe nahe am arithmetischen Mittel liegen. Eine Standardabweichung von 0 bedeutet, dass alle Elemente der Stichprobe den gleichen Wert haben, also keine Streuung vorliegt. Die Berechnung der Standardabweichung wird in den meisten Statistikbüchern Schritt für Schritt erklärt, ich würde allerdings das Buch von Clegg (1982) empfehlen, wenn man sich zum ersten Mal mit diesem Thema beschäftigt, da es dort besonders verständlich erklärt wird. [Eine deutsche Einführung ist zu finden bei Benninghaus (1998). Anm. d. Hrsg.] Ein Beispiel zur Veranschaulichung der Aussagekraft der Standardabweichung findet sich in **Kasten 5-2**.

Obwohl der Median und das arithmetische Mittel in beiden Gruppen den gleichen Wert aufweisen, können diese zwei Gruppen von Frauen sehr unterschiedlich sein. Diese Information kann klinisch durchaus relevant sein: Bei der ersten Gruppe könnte es sich zum Beispiel um Mehrgebärende mit und ohne Komplikationen während des Geburtsverlaufes handeln, in der zweiten Gruppe könnten nur Erstgebärende sein.

Die Standardabweichung steht in einer besonderen Beziehung zur Normalverteilung, da die Fläche unter einer normalverteilten Kurve in beliebig viele Flächenanteile aufgeteilt werden kann, die alle durch die Standardabweichung *s* beschrieben werden können. Eine Standardabweichung beschreibt immer den gleichen Flächenanteil unter einer normalverteilten Kurve, nämlich 34 Prozent (in einigen Texten wird dieser Wert mit weiteren Dezimalstellen angegeben, aber 34 Prozent ist für die meisten Situationen ein ausreichend genauer Wert). Die Fläche unter der Normalverteilung, die durch je eine Standardabweichung rechts und links vom Mittelwert beschrieben wird, bezeichnet immer den Bereich, in dem 68 Prozent der gemessenen Werte liegen.

Abbildung 5-3 zeigt den Zusammenhang zwischen der Normalverteilung und der Standardabweichung. Die Abbildung zeigt außerdem, dass die Fläche, die durch je zwei Standardabweichungen nach rechts und nach links vom Mittelwert beschrieben wird, den Bereich kennzeichnet, in dem 95 Prozent aller gemessenen Werte liegen. Dies macht man sich bei der Definition der normalen Spannweite zunutze, die beschrieben wird als Mittelwert plus oder minus zwei Standardabweichungen, geschrieben als ± 2 s. Die Fläche, die durch je drei Standardabweichungen rechts und links vom Mittelwert beschrieben wird, kennzeichnet den Bereich, in dem 99,7 Prozent aller Werte liegen. Diese Prozentwerte bleiben unabhängig von dem absoluten Wert der Standardabweichung konstant.

Ist die Standardabweichung klein, entsteht eine Normalverteilung, wie sie in **Abbildung 5-4** dargestellt ist; ist der Wert für die Standardabweichung dagegen groß, ergibt sich eine Normalverteilung, wie sie in **Abbildung 5-5** auf der nächsten Seite zu sehen ist. Durch die Berechnung des arithmetischen Mittels und der Standardabweichung lässt sich ein Bild über die Verteilung der Werte einer Stichprobe gewinnen, da eine Normalverteilung durch diese beiden Werte hinreichend definiert wird.

Varianz

Ein weiteres Streuungsmaß ist die **Varianz**. Sie wird als einer der Schritte auf dem Weg zur Berechnung der Standardabweichung bestimmt und, wie die Standardabweichung, benutzt, wenn das arithmetische Mittel dem tatsächlichen Mittelwert einer Verteilung entspricht, das heißt wenn die gemessenen Werte einer Stichprobe normalverteilt sind. Die Varianz entspricht der quadrierten Standardabweichung. Genau wie bei der Standardabweichung gilt, je größer die Varianz, desto größer die Streuung der gemessenen Werte um den Mittelwert der Stichprobe. Die Varianz wird in einer Reihe von statistischen Berechnungen, die als **Varianzanalyse** oder ANOVA bezeichnet werden, benutzt. Von ihnen wird im weiteren Verlauf dieses Kapitels noch die Rede sein.

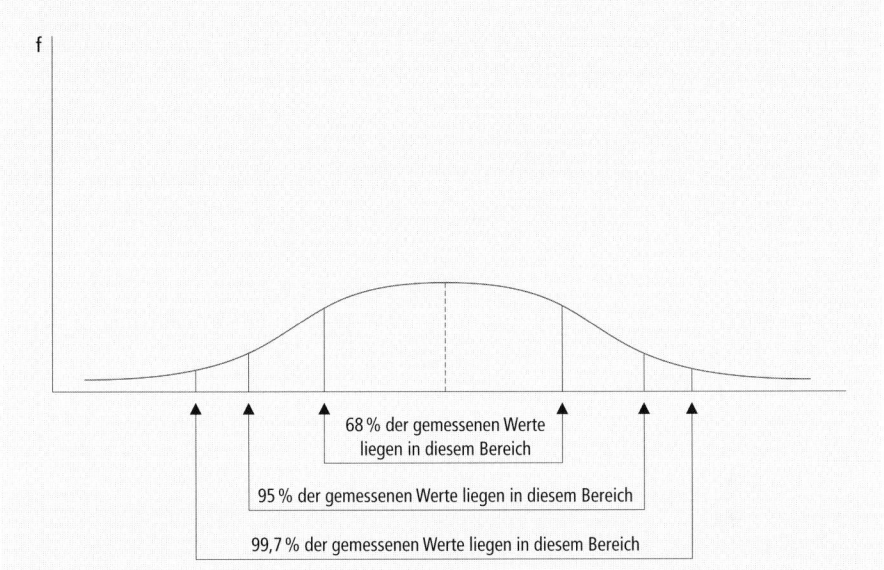

Abbildung 5-5: Form der Normalverteilung mit durch die Standardabweichung beschriebene Flächenanteile, wenn der Wert für die Standardabweichung groß ist.

Standardfehler

Der **Standardfehler** wird manchmal mit der Standardabweichung verwechselt. Wie oben beschrieben ist die Standardabweichung ein Maß für die Streuung einzelner Messwerte um das arithmetische Mittel der entsprechenden Stichprobe. Wenn die Werte für die gesamte Population gemessen würden, könnte man sicher sein, dass das aus diesen Werten berechnete arithmetische Mittel korrekt wäre. In der Realität ist man aber normalerweise nur in der Lage, die Werte einer Stichprobe aus einer Population zu bestimmen. Das arithmetische Mittel der gemessenen Werte unterschiedlicher Stichproben einer Population würde unterschiedliche Werte annehmen. So könnte zum Beispiel die durchschnittliche Geburtsdauer einer Gruppe von 100 Frauen 8,5 Stunden betragen, während das arithmetische Mittel einer weiteren Gruppe bei 7,9 Stunden liegen könnte und für eine dritte Gruppe bei 9,1 Stunden. Das bedeutet, dass die arithmetischen Mittel unterschiedlicher Stichproben aus einer Population leicht von dem Mittelwert der gesamten Population, aus der die Stichproben gezogen werden, abweichen können.

Wäre es möglich, die durchschnittliche Geburtsdauer vieler Stichproben zu messen, so könnte man die verschiedenen Mittelwerte dieser Stichproben in einem Graphen auftragen. Die sich ergebende Kurve wäre eine Normalverteilung. Es ließe

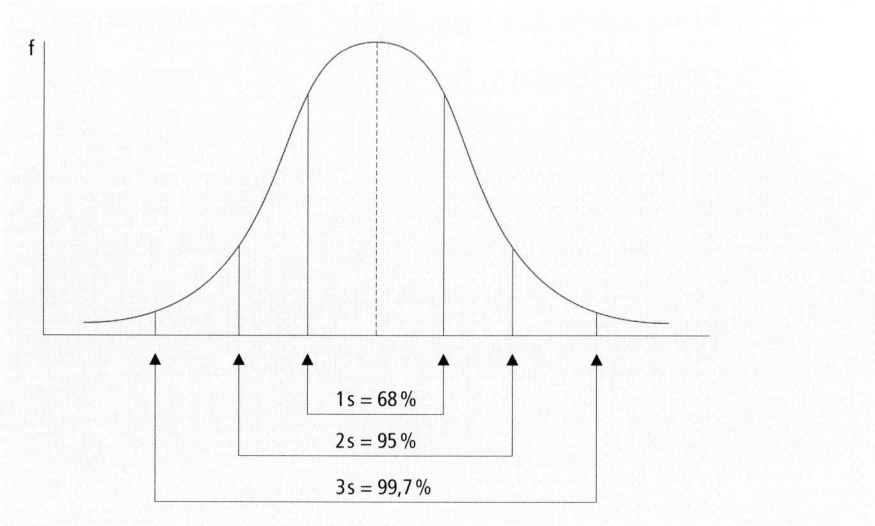

Abbildung 5-3: Durch die Standardabweichung beschriebene Flächenanteile unter einer Normalverteilung (mit Prozentangaben)

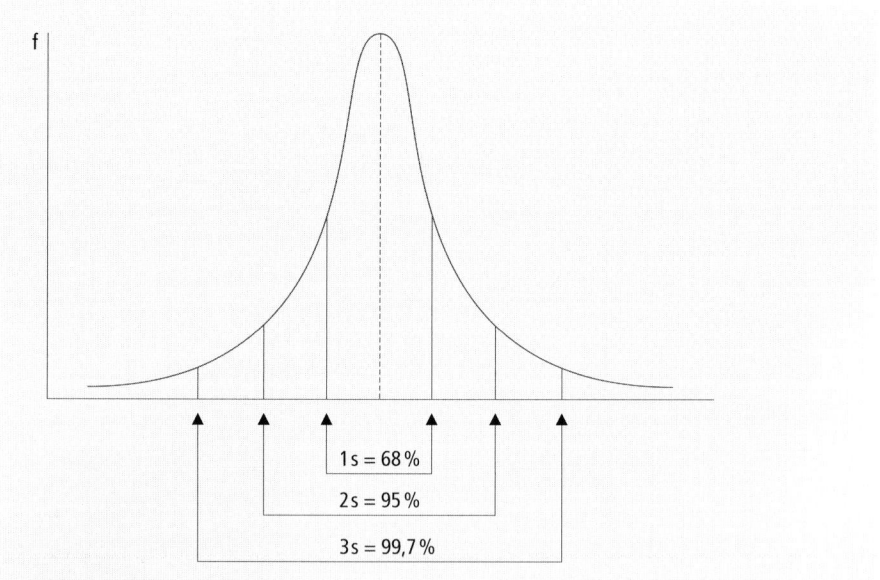

Abbildung 5-4: Form der Normalverteilung mit durch die Standardabweichung beschriebene Flächenanteile, wenn der Wert für die Standardabweichung klein ist.

sich also die Standardabweichung vom Mittelwert dieser Verteilung berechnen, die dann dem Standardfehler entsprechen würde. Während also die Standardabweichung immer ein Maß für die Streuung der einzelnen Messungen innerhalb einer Stichprobe darstellt und unabhängig von der Größe der Stichprobe immer den gleichen Wert haben wird, wird das arithmetische Mittel der Stichprobe sich immer mehr dem arithmetischen Mittel der gesamten Population annähern, je größer die Stichprobe ist. Damit wird auch der Standardfehler mit zunehmender Stichprobengröße immer kleiner. Der Standardfehler kann also als ein Indikator für die Verlässlichkeit des Mittelwerts der Stichprobe im Hinblick auf den Mittelwert der gesamten Population genommen werden. In der Praxis ist es nicht möglich, die gleiche Studie immer und immer wieder zu wiederholen, um möglichst viele Mittelwerte zu erhalten. Daher wird der Standardfehler mit Hilfe des Mittelwertes von nur einer Stichprobe anhand einer bestimmten Formel berechnet. Bei Polit und Hungler (1997) sowie Swinscow (1996) finden sich gute Erklärungen des Standardfehlers. Auch wenn der Standardfehler wegen seiner Ähnlichkeit mit der Standardabweichung an dieser Stelle aufgeführt wurde, wird er von anderen AutorInnen häufig im Rahmen der Inferenzstatistik wegen seines Bezugs zu Stichproben und deren Beziehung zur Gesamtpopulation besprochen.

Perzentilen und Quartilsabstand

Während der Median einen Durchschnittswert darstellt, geht es bei den Perzentilen um die Beschreibung der Streuung der Daten. Perzentilen sind imaginäre Linien, die die Messwerte einer Verteilung in einzelne Bereiche aufteilen, wobei jeder Bereich einen bekannten Prozentsatz der Daten umfasst. Der Median trennt die unteren 50 Prozent der Werte von den oberen 50 Prozent und entspricht damit der 50-Prozent-Linie oder der 50. Perzentile. Wenn der Median berechnet wurde, werden normalerweise die 25-Prozent- und 75-Prozent-Linie oder die 25. und 75. Perzentile berechnet, wodurch die Daten in vier Bereiche geteilt werden. Das untere und das obere Viertel wird auch als unteres und oberes Quartil bezeichnet. (Quartile zerlegen eine Verteilung in vier gleiche Teile, Perzentilen zerlegen eine Verteilung in 100 gleiche Teile und werden in Prozent angegeben; Anm. d. Ü.) Das Streuungsmaß beschreibt dann den Abstand zwischen der 25. und 75. Perzentile und wird **Quartilsabstand** genannt. Rowntree (1981: 51) bezeichnet dies als «Mini-Spannweite» *(mini-range)*. Ist der Quartilsabstand klein, dann liegt die Hälfte der Datenwerte nahe am Median. Ist der Quartilsabstand groß, bedeutet dies, dass die Streuung der gemessenen Werte größer ist und sie damit weiter vom Median entfernt liegen. Der Quartilsabstand bleibt von extremen Werten unbeeinflusst und wird daher als repräsentatives Abbild für die Streuung der Werte betrachtet. Johnson et al (1997) benutzen in ihrer Studie den Median und den Quartilsabstand um die Zeitintervalle bis zur Amniotomie bei früher und bei selektiver Amniotomie zu vergleichen. Weitere Perzentilen werden paarweise angegeben: als gebräuchlichste sind hier die 10. und 90., sowie die 3. und 97. Perzentile zu nennen. Messwerte zwischen der 10. und 90. Perzentile werden in der Regel als normal betrachtet, während Werte jenseits dieser Linien als potenziell mit Komplikationen behaftet angesehen werden.

5.4.3 Wahrscheinlichkeit, p-Wert und Signifikanz

5.4.3.1 Wahrscheinlichkeit und p-Wert

Für die Inferenzstatistik ist ein Verständnis des Begriffes der Wahrscheinlichkeit notwendig. Unter **Wahrscheinlichkeit** versteht man die Chance, dass ein bestimmtes Ereignis bei zwei oder mehr möglichen Outcomes eintritt. So ist zum Beispiel die Wahrscheinlichkeit dafür, dass das nächste Kind, das geboren wird, ein Junge sein wird, 1:2. Eine Definition könnte lauten:

- Wahrscheinlichkeit ist die Chance, dass ein Ereignis eintritt, bezogen auf die Anzahl aller möglichen Male, die das Ereignis eintreten kann.

Diese Wahrscheinlichkeit wird als mathematische (klassische, logische) Wahrscheinlichkeit (Campbell und Machin 1993) bezeichnet, sie gilt nur für gleich wahrscheinliche, wiederholbare Ereignisse, und die Anzahl der möglichen Male ist bekannt. Diese Wahrscheinlichkeit lässt sich auch ohne empirische Daten genau vorhersagen. Sie wird zum Beispiel im Rahmen der genetischen Beratung eingesetzt, bei der die Wahrscheinlichkeit auf der Grundlage der Vererbungsmuster verschiedener Krankheiten ermittelt wird. Die empirische (statistische, frequentistische) Wahrscheinlichkeit gilt nur für wiederholbare Ereignisse, die aber nicht unbedingt gleich wahrscheinlich sein müssen, weshalb man empirische Daten zur Wahrscheinlichkeitsbestimmung benötigt. Das heißt, die Schätzung für die Wahrscheinlichkeit des Eintretens eines Ereignisses beruht auf einer großen Zahl vorangegangener Beobachtungen oder auf der Häufigkeit, mit der dieses Ereignis in früheren Stichproben aufgetreten ist. So könnte zum Beispiel die Wahrscheinlichkeit, in einer bestimmten geburtshilflichen Abteilung eine PDA zu bekommen, 20 Prozent sein, wobei sich dieser Prozentsatz aus der Anzahl der Frauen berechnen würde, die in den vorangegangenen Monaten eine PDA erhalten haben. Mit der empirischen Wahrscheinlichkeit wird in Forschungsprojekten am häufigsten gearbeitet. Die dritte Form der Wahrscheinlichkeit ist die subjektive Wahrscheinlichkeit. Hier findet die Bewertung der Wahrscheinlichkeit auf der Grundlage von begründetem Alltagswissen anstatt auf der Grundlage empirisch erhobener Daten statt. Sie gilt auch für nicht wiederholbare Ereignisse und drückt den subjektiven Überzeugungsgrad über das Eintreffen oder Nicht-Eintreffen eines Ereignisses aus. So lässt sich zum Beispiel annehmen, dass die Wahrscheinlichkeit einer großen Anzahl von Tagesausflügen zum Mond im nächsten Jahrhundert gering sein wird. Bei Campbell und Machin (1993) finden sich gute Erklärungen und Beispiele für die verschiedenen Formen der Wahrscheinlichkeit.

In der Inferenzstatistik werden Wahrscheinlichkeiten berechnet, um einschätzen zu können, ob eine Gruppe von Frauen einer anderen gleicht oder ob eine Betreuungsmaßnahme, die sich in einer Stichprobe von schwangeren Frauen bewährt hat, in der ganzen Population ebenso effektiv ist. Die zu beantwortende Frage würde folgendermaßen lauten: Ist das eingetretene Outcome durch Zufall und nicht durch die Intervention/Betreuungsmaßnahme verursacht worden? Hicks (1996) bezeichnet dieses Zufallselement als den *random error factor*. Es ist immer leichter zu beweisen, dass etwas nicht stimmt, als zu beweisen, dass es stimmt, weswegen die Frage in dieser negativen Form formuliert wird. Bei der Formulierung der **Nullhypothese** wird ebenso vorgegangen. Wie bereits in Kapitel 3 erklärt wurde, besagt die Nullhypothese, dass es *keinen* Unterschied zwischen Fall- und Kontrollgruppe(n) gibt. Man hofft, mit den Forschungsergebnissen einen Unterschied zwischen den Gruppen nachweisen und damit die Nullhypothese falsifizieren zu können. Das bedeutet, dass Studien normalerweise nachzuweisen versuchen, dass die Ergebnisse nur mit einer geringen Wahrscheinlichkeit auf Zufall beruhen, was wiederum impliziert, dass sie durch die Intervention bedingt sind.

Wahrscheinlichkeit kann als Prozentsatz oder als Verhältnis *(ratio)* ausgedrückt werden. Eine Ereignishäufigkeit von 50:50 ist gleichbedeutend mit einer 50 %igen Wahrscheinlichkeit. Eine Ereignishäufigkeit von 1 aus 5 kann entsprechend als 20 %ige Wahrscheinlichkeit ausgedrückt werden oder als eine Wahrscheinlichkeit von 5:1. Die Wahrscheinlichkeit wird mit dem Symbol p bezeichnet (in einigen Texten wird auch der Buchstabe P verwendet) und wird normalerweise in einer Dezimalzahl zwischen 0 und 1 ausgedrückt. Ein Wert von 1 bedeutet, dass das Ereignis mit absoluter Sicherheit eintritt: Jeder Mensch, der geboren wird, wird sterben. Eine Wahrscheinlichkeit von 0 bedeutet, dass das Ereignis mit absoluter Sicherheit nicht eintreten wird. Die Logik der statistischen Tests ist darauf angelegt, die Nullhypothese zu widerlegen. Zusammen mit dem *random error factor* (Hicks 1996) bedeutet dies, dass p interpretiert werden kann als ein Indikator für die Wahrscheinlichkeit, dass die Forschungsergebnisse auf Zufallsfehlern beruhen, das heißt solchen, die nicht vorherzusagen sind oder zufällig auftreten. Bei Clegg (1982) findet sich eine sehr gute Beschreibung des Wahrscheinlichkeitskonzepts, insbesondere für diejenigen, die sich noch nie damit auseinandergesetzt haben.

Die Quantifizierung der Wahrscheinlichkeit ermöglicht eine Einschätzung der Verlässlichkeit der verfügbaren Forschungsergebnisse, in der Regel aus experimentellen Studien oder Surveys. Je kleiner der Wert für p, umso geringer ist die

Wahrscheinlichkeit, dass die erzielten Ergebnisse auf Zufall beruhen. **Tabelle 5-2** zeigt einige p-Werte und ihre Interpretation.

Bei jeder Wahrscheinlichkeitsberechnung besteht die Möglichkeit eines Fehlers. Das bedeutet, selbst wenn die Wahrscheinlichkeit sehr gering ist, zum Beispiel p=0,05, was nahe legen würde, dass das Outcome auf Grund der Intervention eingetreten ist, bleibt die geringe Chance bestehen, dass das Outcome doch durch Zufall bedingt ist. Genauso, wenn die Wahrscheinlichkeit groß ist, zum Beispiel p = 0,2, was nahe legt, dass das Ergebnis durch Zufall bedingt ist, besteht dennoch die Möglichkeit, dass es auf Grund der Intervention eingetreten ist. Diese zwei Situationen werden als **Typ-I- und Typ-II-Fehler** bezeichnet. Diese Fehler werden immer in Bezug zur Nullhypothese betrachtet:

- Von einem Typ-I-Fehler wird gesprochen, wenn eine richtige Nullhypothese falsifiziert wird *(Ablehnungsfehler)*.
- Von einem Typ-II-Fehler wird gesprochen, wenn eine falsche Nullhypothese akzeptiert wird *(Annahmefehler)*.

5.4.3.2 Signifikanzniveau

Die Hauptsorge in der klinischen Forschung besteht darin, aus den Forschungsergebnissen fälschlicherweise zu schließen, dass eine neue Behandlungsform nützlich ist, das heißt, die Nullhypothese ungerechtfertigterweise abzulehnen oder einen Fehler vom Typ I zu machen. Um die Gefahr eines Typ-I-Fehlers zu verringern, werden Nullhypothesen nur abgelehnt, wenn die Wahrscheinlichkeit, dass die Ergebnisse auf Grund von Zufall zustande gekommen sind, sehr gering ist, das heißt, wenn der Wert für p sehr klein ist. Das Signifikanzniveau bezeichnet den p-Wert, bei dem die Wahrscheinlichkeit für einen Typ-I-Fehler für eine Studie als ausreichend gering angesehen wird. Für die meisten Studien wird ein Signifikanzniveau von p=0,05 festgelegt, das heißt, es besteht eine 5 %ige Chance, dass die Ergebnisse durch Zufall bedingt sind. Wenn p=0,05 oder kleiner ist, werden die Ergebnisse als **signifikant**, wenn p=0,05 oder größer ist, werden die Ergebnisse als nicht-signifikant bezeichnet **(s. Tab. 5-2)**. In bestimmten Situationen, zum Beispiel, wenn die neue Behandlungsform bekannte Nebenwirkungen hat, kann eine noch geringere Wahrscheinlichkeit für einen Typ-I-Fehler für notwendig erachtet werden. Es wird dann ein Signifikanzniveau von p=0,01 gewählt, was bedeutet, dass nur eine 1 %ige Chance besteht, dass die Ergebnisse durch Zufall bedingt sind.

Statistische Signifikanz darf *nicht* mit klinischer Relevanz verwechselt werden. Es kann durchaus sein, dass eine Studie statistisch signifikante Unterschiede zwischen den untersuchten Gruppen findet, dass diese Unterschiede aber in keiner

Tabelle 5-2: Die häufigsten p-Werte und ihre Interpretation

p-Wert	Anzahl der Male, die «es» auf Grund von Zufall eintritt*	Anzahl der Male, die «es» auf Grund der Intervention eintritt	signifikant/ nicht signifikant
p=0,5	5 von 10 Malen	5 von 10	nicht signifikant
p=0,3	3 von 10	7 von 10	nicht signifikant
p=0,1	1 von 10	9 von 10	nicht signifikant
p=0,05	5 von 100	95 von 100	signifikant
p=0,02	2 von 100	98 von 100	signifikant
p=0,01	1 von 100	99 von 100	signifikant
p=0,005	5 von 1000	995 von 1000	signifikant
p=0,001	1 von 1000	999 von 1000	signifikant
p=0,0001	1 von 10 000	9999 von 10 000	signifikant

* «es» meint den Outcome-Parameter; zum Beispiel könnte «es» für die Verbesserung der Zufriedenheit der Frauen durch Unterstützung während der Geburt stehen.

Weise klinisch relevant sind. So könnte eine Studie ergeben, dass eine neue Betreuungsform verglichen mit der bisher üblichen, zu einer um 10 Minuten verkürzten Eröffnungsperiode führt. Die Berechnungen können durchaus ergeben, dass die Unterschiede zwischen den Gruppen statistisch signifikant sind, aber jede Hebamme weiß, dass ein Unterschied von 10 Minuten in der Dauer der Eröffnungsperiode keine Rolle spielt, das heißt klinisch nicht relevant ist. Es muss also klar zwischen statistischer Signifikanz *(statistical significance)* und klinischer Relevanz *(clinical significance)* unterschieden werden. Die Statistik kann nützliche Hinweise geben, ob es überhaupt einen Unterschied zwischen den untersuchten Gruppen gibt. Ob dieser Unterschied für die Praxis relevant ist, können aber nur die in ihr Tätigen entscheiden.

5.4.4 Inferenzstatistik

5.4.4.1 Signifikanztests

Mit Hilfe der Inferenzstatistik (schließende Statistik) können einige Schlussfolgerungen über Beziehungen zwischen Variablen gezogen werden. Die hierfür verwendeten Tests werden auch als Signifikanztests bezeichnet, da mit ihnen Aussagen über signifikante beziehungsweise nicht-signifikante Unterschiede zwischen den Studiengruppen in experimentellen und korrelativen Studien gemacht werden können. Diese Signifikanz wird mathematisch berechnet und gibt an, wie verlässlich die zwischen den Gruppen gemessene Differenz tatsächlich ist. Mit anderen Worten: Beruhen die Ergebnisse auf Zufall oder kann davon ausgegangen werden, dass die Ergebnisse der untersuchten unabhängigen Variablen zugeschrieben werden können?

Man unterscheidet **parametrische** und **nicht-parametrische** Signifikanztests. Parametrischen Tests wird eine stärkere Aussagekraft und eine größere Sensitivität zugeschrieben, da sie die folgenden Kriterien erfüllen müssen:

- die abhängige Variable muss sich auf dem Intervall- oder Ratiomessniveau befinden
- die abhängige Variable sollte normalverteilt sein bzw. sich durch logarithmische Transformation auf eine Normalverteilung bringen lassen
- die Standardabweichungen der untersuchten Gruppen müssen annähernd gleich sein.

Bei nicht-parametrischen Tests müssen sich die Daten nur auf dem nominalen oder ordinalen Messniveau befinden und nicht zwingend normalverteilt sein. Theoretisch ist es möglich, nicht-parametrische Test anstelle parametrischer Tests einzusetzen, es wird aber auf Grund ihrer geringeren Sensitivität nicht getan. Eine höhere Fehlerwahrscheinlichkeit und eine geringere Verlässlichkeit der Ergebnisse wären die Folge. Die Nullhypothese würde möglicherweise angenommen und damit fälschlicherweise davon ausgegangen, dass kein Unterschied zwischen den untersuchten Gruppen besteht. Außerdem sind nicht-parametrische Tests für komplexere Analysen, wenn zum Beispiel mehrere Faktoren gleichzeitig berücksichtigt werden müssen, ungeeignet. Es sollten daher immer parametrische Tests angewandt werden, wenn die genannten Voraussetzungen erfüllt sind.

Bei der Untersuchung von Kausalbeziehungen können eventuelle Unterschiede im arithmetischen Mittel in den zwei oder mehr Gruppen hinsichtlich des untersuchten Aspekts Auskunft darüber geben, ob die Nullhypothese abgelehnt oder angenommen werden kann. Es geht bei der Untersuchung darum, festzustellen, ob es einen Unterschied im arithmetischen Mittel gibt und ob dieser Unterschied durch Zufall bedingt ist oder nicht. Signifikanztests können eingesetzt werden, um festzustellen, ob es Charakteristika gibt, hinsichtlich derer die Gruppen sich unterscheiden, wie zum Beispiel Alter, Gewicht oder anderer in beiden Gruppen vorkommenden Aspekten. Dies machen sich Surveys zunutze, deren Ziel es ist, deskriptive Charakteristika zwischen Gruppen zu vergleichen. Die Nullhypothese wird hier üblicherweise nicht formuliert, würde aber wie folgt lauten:

- «Es gibt keinen Unterschied hinsichtlich Alter, Gewicht, Ethnie usw. zwischen den Studiengruppen.»

In gut angelegten randomisierten, kontrollierten Studien sollten Signifikanztests keinen Unterschied zwischen den Gruppen ergeben, da der Prozess der Randomisierung zu einer Gleichverteilung dieser Variablen über alle Gruppen geführt haben sollte. Signifikanztests werden des Weiteren eingesetzt, um die Mittelwerte der abhängigen Variable zwischen den Gruppen in einer randomisierten, kontrollierten Studie zu vergleichen und festzustellen, ob eine Kausalbeziehung zwischen der abhängigen und der unabhängigen Variablen besteht. Die Nullhypothese würde besagen, dass es keinen Unterschied hinsichtlich der abhängigen Variablen (Outcome) gibt, unabhängig davon, ob die TeilnehmerInnen die unabhängige Variable (Intervention) erhalten haben oder nicht. Für die Studie von Hofmeyr et al (1991), in der die Eins-zu-eins-Betreuung untersucht wurde, würde man sich dann zum Beispiel fragen, ob die Unterschiede im Verbrauch von Analgetika auf die Eins-zu-eins- Betreuung oder auf Zufall zurückzuführen sind.

Auf das Thema Korrelation und die damit zusammenhängenden Tests wird später in diesem Kapitel detaillierter eingegangen, aber parametrische beziehungsweise nicht-parametrische Tests und Signifikanztests für Mittelwertdifferenzen oder Korrelationstests können kombiniert werden:

- parametrische Tests und Signifikanztests für Mittelwertdifferenzen
- parametrische Tests und Korrelationstests
- nicht-parametrische Tests und Signifikanztests für Mittelwertdifferenzen
- nicht-parametrische Tests und Korrelationstests.

In diesem Kapitel können nur die gebräuchlichsten Tests besprochen werden. Wer mehr über statistische Tests wissen möchte, sei an die entsprechende Literatur (s. Kapitel 5.5: Weiterführende Literatur) oder an StatistikerInnen verwiesen.

5.4.4.2 Parametrische (verteilungsabhängige) Tests für Mittelwertdifferenzen

Der t-Test
Der t-Test wurde ursprünglich von William Gosset entwickelt, der ihn aber nicht unter seinem Namen veröffentlichen durfte und ihn daher unter dem Pseudonym «Student» publizierte. Daher ist dieser Test auch als Student's-t-Test bekannt. Man unterscheidet den t-Test für unabhängige und den t-Test für abhängige Stichproben.

Der t-Test für unabhängige Stichproben
Hier wird die Nullhypothese durch Überprüfung des Unterschiedes zweier Stichprobenmittelwerte getestet. Mit anderen Worten: entstammen die beiden Gruppen (Stichproben) derselben Population (Grundgesamtheit)? Gleichen sich zum Beispiel die durchschnittliche Geburtsdauer von Frauen, die im Wasser und «an

Land» gebären, so stark, dass davon ausgegangen werden kann, dass sie die gleiche Betreuung erhalten haben? Erinnern wir uns daran, dass zur Anwendung des Tests kontinuierliche, intervall- oder ratioskalierte Daten vorliegen müssen, die annähernd normalverteilt sein müssen. Dies kann durch Auftragen der gemessenen Daten in einem Graphen vor der Analyse überprüft werden.

Beide Gruppen sollten hinsichtlich der zu untersuchenden Variablen eine gewisse Homogenität aufweisen. Das bedeutet, dass die Variablen in etwa die gleichen Zahlenwerte haben sollten, es sollten also nicht in der einen Gruppe dreistellige Zahlenwerte vorliegen, während die andere nur einstellige Zahlen aufweist. Mit dem t-Test können zum Beispiel nicht mütterliche Gewichte in der Schwangerschaft mit Geburtsgewichten von Neugeborenen verglichen werden, sehr wohl könnte aber das Geburtsgewicht der Mutter mit dem Geburtsgewicht ihres Kindes verglichen werden.

Die Studiengruppen müssen für den t-Test für unabhängige Stichproben nicht unbedingt die gleiche Größe aufweisen, es kann also durchaus eine Gruppe von 50 TeilnehmerInnen mit einer von 60 verglichen werden. Sie können auch für kleine Stichproben mit etwa 10 ProbandInnen durchgeführt werden. Allerdings gilt es zu bedenken, dass je kleiner die Stichprobe ist, desto größer der Unterschied im Outcome zwischen den beiden Gruppen sein muss, bevor mit dem Test ein statistisch signifikanter Unterschied festgestellt werden kann.

Für den t-Test müssen die Anzahl der Messwerte, die arithmetischen Mittel sowie die entsprechenden Standardabweichungen der Stichproben bekannt sein. Der t-Test wird dann mit Hilfe einer Formel oder eines Computerprogramms durchgeführt. Man erhält eine Zahl, die in einer Tabelle der Verteilung nach Student aufgesucht werden kann und aus der dann der entsprechende p-Wert hervorgeht. Diese Tabellen finden sich im Anhang der meisten Statistikbücher. Inzwischen gibt es aber auch Computerprogramme, wie zum Beispiel SPSS (Puri 1996), die diese Berechnungen automatisch vornehmen. In ihrer Studie, in der sie die normale Betreuung im Krankenhaus mit der Betreuung in Geburtshäusern verglichen, benutzten Waldenström et al (1997) den t-Test zum Vergleich der Basisdaten mütterliches Alter zum Zeitpunkt der Geburt und Parität. Der t-Test wurde hier zur Überprüfung der Randomisierung eingesetzt, das heißt, ob es tatsächlich keine Unterschiede hinsichtlich der genannten demografischen Daten in den Gruppen gab, was von einer randomisierten, kontrollierten Studie erwartet wird.

Der t-Test für abhängige (verbundene) Stichproben

Dieser Test wird eingesetzt, wenn es zwei zu verschiedenen Zeitpunkten aus einer Stichprobe erhobene Mittelwerte einer Variablen gibt, wie zum Beispiel aus Messungen vor und nach einer Intervention. Die Anzahl der Messungen muss dabei zu jedem Zeitpunkt gleich sein. Wenn einzelne Messungen fehlen, muss das entsprechende Paar aus der Analyse herausgenommen werden. Nachdem sichergestellt wurde, dass die Kriterien für einen parametrischen Test erfüllt sind, wird der t-Test für abhängige Stichproben mit der entsprechenden Formel oder per Computer durchgeführt. Wie bei dem t-Test für unabhängige Stichproben erhält man auch hier eine Zahl, mit Hilfe derer in der entsprechenden Tabelle der resultierende p-Wert abgelesen werden kann. Dieser p-Wert gibt wiederum Auskunft darüber, ob die Nullhypothese angenommen oder abgelehnt werden soll.

Ein- und zweiseitige Tests
Einige statistische Tests können weiter in ein- und zweiseitige Tests unterteilt werden. Dies gilt auch für den t-Test. Ein einseitiger Test vergleicht Veränderungen in eine Richtung mit keinen Veränderungen in den Gruppen. Zum Beispiel könnte mit einem solchen Test die Veränderung des Serumbilirubinspiegels von Kindern, die Phototherapie erhalten, untersucht werden, da hier die angenommene Richtung der Veränderung bekannt ist. Zweiseitige Tests untersuchen Veränderungen in beide Richtungen, das heißt in dem oben genannten Beispiel sowohl Verbesserung als auch Verschlechterung der Werte verglichen mit keiner Veränderung. In einer Studie, die zwei verschiedene Episiotomienahttechniken vergleicht, würde mit einem zweiseitigen Test untersucht werden, ob die Dauer der Heilung länger oder kürzer war oder ob es keinen Unterschied zwischen den Gruppen gab. Die Wahl des richtigen Tests ist wichtig, da anderenfalls eventuelle Unterschiede zwischen den Gruppen möglicherweise nicht festgestellt werden. In der Praxis empfiehlt sich der zweiseitige Test, um Veränderungen in unerwarteter Richtung nicht zu übersehen.

5.4.4.3 Nicht-parametrische (verteilungsunabhängige) Tests für Mittelwertdifferenzen

Mann-Whitney-U-Test
Der Mann-Whitney-U-Test wird eingesetzt, um den Unterschied zwischen ordinalskalierten Daten zweier unabhängiger Stichproben zu untersuchen. Dieser Test stellt das nicht-parametrische Äquivalent zum t-Test für unabhängige Stichproben dar und kann für Stichproben mit relativ geringem Umfang, wie zum Beispiel 10, eingesetzt werden. Wichtiger ist jedoch, dass mit Hilfe des Mann-Whitney-U-Tests schief verteilte Stichprobenmittelwerte verglichen werden können. Wie bei den zuvor beschriebenen Tests erfolgt die Berechnung des Wertes entweder über ein entsprechendes Computerprogramm oder der entsprechenden statistischen Formel und Tabelle. Der Wert wird manchmal als U-Wert bezeich-

net und steht in Beziehung zum p-Wert. Mathews et al (1998) nutzten den Mann-Whitney-U-Test in ihrer Studie zu präkonzeptionellen Folsäuregaben zum Vergleich von Daten, die nicht normalverteilt waren.

Wilcoxon-Test

Der Wilcoxon-Rangnummerntest, normalerweise einfach als Wilcoxon-Test bezeichnet, ist das nicht-parametrische Äquivalent zum t-Test für abhängige (verbundene) Stichproben. Die Messwerte sollten paarweise vorliegen, wie zum Beispiel als Messungen vor und nach einer Behandlung. Der Test wird eingesetzt, wenn die Werte nicht normalverteilt sind. Die Anzahl der Paare muss bekannt sein, genauso wie die Differenzen jedes Wertepaares. Daraus wird dann mit Hilfe eines Computerprogramms oder der entsprechenden Formel und Tabelle der T-Wert berechnet und der dazugehörige p-Wert bestimmt. So kann festgestellt werden, ob ein statistisch signifikanter Unterschied zwischen den Gruppen besteht oder nicht. Wright (1995) setzte den Wilcoxon-Test in einer Fall-Kontroll-Studie ein, in der Unterschiede in den Ernährungsgewohnheiten von Frauen, die ein gesundes Kind bzw. ein Kind mit einem Neuralrohrdefekt geboren hatten, untersucht wurden, um festzustellen, ob es Unterschiede in den Ernährungsgewohnheiten der beiden Gruppen von Frauen gab. Es wurden einige signifikante Unterschiede festgestellt.

Der Chi-Quadrat-Test

Der Chi-Quadrat-Test (χ^2-Test) ist sehr verbreitet und kann, obwohl es sich um einen nicht-parametrischen Test handelt, separat besprochen werden. Mit diesem statistischen Verfahren werden Häufigkeitsverteilungen untersucht. Es wird dabei immer verglichen, wie sehr die Verteilung oder Häufigkeit einer untersuchten Variablen einer Stichprobe der in einer anderen Stichprobe gleicht. Aus diesem Grund wird der Test im Englischen auch manchmal als *goodness-of-fit-test* bezeichnet (engl. to fit = passen zu, gleichen; Anm. d. Ü.) (Clegg 1982). Die Werte werden normalerweise in einer Kontingenztabelle (Vierfeldertafel) dargestellt. Während die bisher besprochenen Testverfahren Unterschiede zwischen den Gruppen untersucht haben, prüft der Chi-Quadrat-Test, ob die empirisch beobachtete Verteilung der Variablen der erwarteten Verteilung entspricht **(s. Kasten 5-3)**.

Es gibt zwei Versionen des χ^2-Tests. Der einfache χ^2-Test, der zur Untersuchung zweier Stichproben oder nominalskalierter Datensätze eingesetzt wird, und der komplexe χ^2-Test zur Untersuchung von drei oder mehr Datensätzen. Am Ende des χ^2-Tests steht ein Zahlenwert für χ^2. Anschließend muss die Zahl der Freiheitsgrade für die Studie ermittelt werden. Das Konzept der Freiheitsgrade (f) entstammt der statistischen Theorie. Eine Erklärung dieses Konzepts würde über den Rahmen dieses Buches hinaus gehen, grundsätzlich aber lässt

> **Kasten 5-3: Beispiel zum χ^2-Test**
>
> Einer Gruppe von Müttern wird ein Glas Cidre gegeben, eine zweite Gruppe bekommt ein Glas Apfelsaft. Sie werden gebeten, eine Gruppe von 20 Neugeborenen danach einzustufen, ob sie sie niedlich finden oder nicht. Wenn etwa die gleiche Anzahl an Neugeborenen von beiden Gruppen als niedlich eingestuft wird, lässt sich nicht schließen, dass Cidre die Wahrnehmung der Mütter im Hinblick auf die Niedlichkeit von Neugeborenen steigert.
>
> | *Erwartete Ergebnisse:* | Cidre-Gruppe | Apfelsaft-Gruppe |
> |---|---|---|
> | Anzahl niedlicher Neugeborener | 15 | 15 |
>
> | *Tatsächliche Ergebnisse:* | Cidre-Gruppe | Apfelsaft-Gruppe |
> |---|---|---|
> | Anzahl niedlicher Neugeborener | 19 | 6 |
>
> Der χ^2-Test vergleicht also die tatsächlichen Ergebnisse mit den erwarteten und weist, bei großem Unterschied, auf eine statistisch signifikante Differenz hin.

sich sagen, dass Freiheitsgrade im Wesentlichen einen Indikator dafür darstellen, wie viele Bestimmungsstücke bei der Berechnung einer statistische Prüfgröße frei beziehungsweise unabhängig voneinander variieren können. Freiheitsgrade lassen sich relativ einfach berechnen, indem man von der Anzahl der Werte/Messungen eines Datensatzes die Anzahl der Datensätze der Studie abzieht. Normalerweise gibt es genau einen Datensatz, das heißt f entspricht der Anzahl der Werte minus 1, geschrieben als $f = n-1$. Der Wert für χ^2 kann dann in Signifikanztabellen nachgeschlagen werden. In einer Studie zur Inanspruchnahme der Abschlussuntersuchung sechs Wochen post partum (Blick und MacArthur 1995) wurde der χ^2-Test eingesetzt, um festzustellen, ob ein Zusammenhang zwischen der Inanspruchnahme der Abschlussuntersuchung und dem Familienstand und der Parität bestand. Die Ergebnisse ($\chi^2 = 33{,}53$, $f = 1$, $p < 0{,}001$) zeigten einen statistisch signifikanten Unterschied. Gäbe es keinen Zusammenhang zwischen der Inanspruchnahme der Abschlussuntersuchung und dem Familienstand, würde der Anteil der alleinstehenden Frauen, die die Untersuchung wahrnahmen, mit dem der verheirateten Frauen identisch sein. Der χ^2-Test ergab, dass die Anteile unterschiedlich waren. Im Fall dieser Studie zeigte sich, dass diejenigen, die die Untersuchung nicht in Anspruch nahmen, signifikant häufiger alleinstehend waren.

5.4.4.4 Korrelation und Korrelationstests

Korrelative Forschungsdesigns liegen immer dann vor, wenn die Beziehung zwischen zwei Beobachtungsreihen/Messreihen verglichen wird. Dabei handelt es sich im Wesentlichen um nicht-experimentelle Designs. Es können mehrere

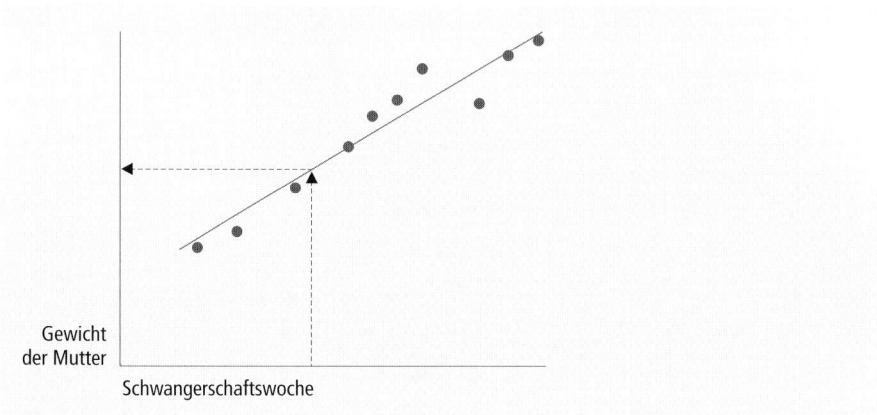

Abbildung 5-6: Streudiagramm: Positive lineare Beziehung zwischen mütterlichem Gewicht und Schwangerschaftswoche.

Variablen untersucht werden, aber es findet keine Manipulation der Variablen statt. Retrospektive Designs und Surveys sind die gebräuchlichsten korrelativen Studiendesigns. Korrelationstests beurteilen, ob sich bei der Veränderung einer Variablen die andere ebenfalls in vorhersagbarer Weise verändert. Mit Korrelationstests können keine Kausalbeziehungen festgestellt werden. Mit der folgenden kurzen Geschichte lässt sich der Unterschied zwischen korrelativen und kausalen Beziehungen gut illustrieren: In den 1960er Jahren stieg die Geburtenrate an. In der gleichen Zeitspanne stieg auch die Anzahl der Störche. Es gab also eine (zeitliche) Korrelation zwischen diesen Variablen, sie erlaubte deswegen aber noch nicht die Schlussfolgerung, dass Störche die Kinder bringen.

Im Rahmen einer korrelativen Studie erhält man eine Reihe von (normalerweise paarweisen) Ergebnissen oder Messungen. Nimmt man zum Beispiel eine Studie, die die Beziehung von mütterlichem Gewicht und Schwangerschaftsalter untersucht, wird es für jedes gemessene Gewicht einen zugehörigen Wert für das Schwangerschaftsalter geben. Diese Wertepaare können in einem Streudiagramm aufgetragen werden wie es in **Abbildung 5-6** dargestellt ist. In diesem Fall zeigt es, dass das mütterliche Gewicht mit zunehmendem Schwangerschaftsalter steigt.

Hierbei handelt es sich um eine positive Korrelation. Die von links unten nach rechts oben verlaufende Gerade ist eine imaginäre Linie, die so durch die aufgetragenen Punkte gelegt wurde, dass die Summe der Abweichungen von dieser Geraden am geringsten ist *(line of best fit)*. Sie zeigt in diesem Fall an, dass bei dem Anstieg des Wertes der einen Variablen der Wert der anderen ebenfalls ansteigt. Eine negative Korrelation ist in **Abbildung 5-7** dargestellt: bei Zunahme des Wertes der einen Variablen nimmt der Wert der anderen ab. Die gedachte

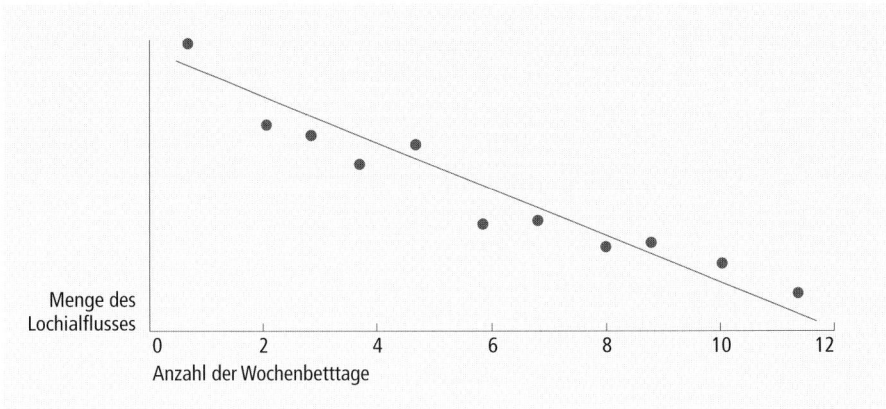

Abbildung 5-7: Streudiagramm: Negative lineare Beziehung zwischen der Anzahl der Wochenbetttage und der Menge des Lochialflusses.

Linie verläuft von links oben nach rechts unten. Dies könnte eine Darstellung für die Beziehung zwischen Lochialfluss und Wochenbettsdauer sein: mit Zunahme der Wochenbetttage nimmt die Menge des Lochialflusses ab.

Zusätzlich zur Richtung (positiv oder negativ) sollte auch die Stärke der Korrelation quantifiziert werden. Diese wird durch den Korrelationskoeffizienten angegeben, der mit Hilfe von für die Studie geeigneten statistischen Verfahren berechnet wird. Ein Wert von 0 bedeutet, dass es keine Korrelation zwischen den Variablen gibt. In **Tabelle 5-3** finden sich Korrelationskoeffizienten und ihre Interpretation.

In Abhängigkeit von den zu untersuchenden Variablen muss entschieden werden, welche Korrelation als signifikant angesehen wird. Eine Studie, die die Bezie-

Tabelle 5-3: Korrelationskoeffizienten und ihre mögliche Interpretation

Korrelationskoeffizient	Interpretation
−1,0 bis −0,8	sehr starke bis vollkommene negative Korrelation
−0,8 bis −0,6	gute negative Korrelation
−0,6 bis −0,4	mäßige negative Korrelation
−0,4 bis −0,2	schwache negative Korrelation
−0,2 bis 0	sehr schwache negative Korrelation bis gar keine Korrelation
0 bis 0,2	sehr schwache positive Korrelation bis gar keine Korrelation
0,2 bis 0,4	schwache positive Korrelation
0,4 bis 0,6	mäßige positive Korrelation
0,6 bis 0,8	gute positive Korrelation
0,8 bis 1	sehr starke bis vollkommene positive Korrelation

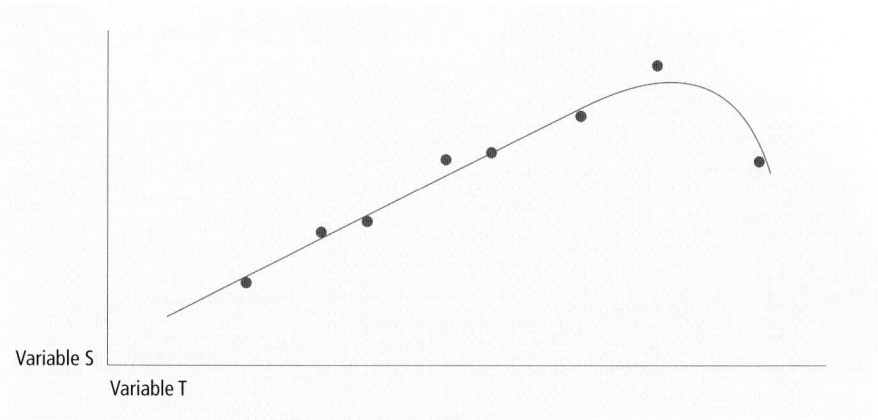

Abbildung 5-8: Nicht-lineare Beziehung, die möglicherweise auf Grund einer fehlerhaften Messung zustande gekommen ist.

hung zwischen biologischen oder physikalischen Variablen untersucht, bedarf eher einer starken Korrelation, das heißt, um signifikant zu sein, müsste der Korrelationskoeffizient Werte im Bereich von −0,8 oder +0,8 annehmen. Es ist allgemein anerkannt, dass für psychologische Variablen wie Angst, Ärger oder Einstellungen seltener starke Korrelationen auftreten, so dass eher niedrigere Werte erwartet werden. Das bedeutet, dass sich allein anhand des reinen Zahlenwertes die Bedeutung des Korrelationskoeffizienten nicht bestimmen lässt, die Interpretation liegt immer in der Verantwortung der ForscherInnen oder der in der Praxis Tätigen und ist von dem Fachgebiet und der Studie abhängig.

Die Stärke der Korrelation kann aus dem Graphen abgelesen werden. Je enger die einzelnen Messwerte an der *line of best fit* liegen, desto stärker ist die Korrelation und desto höher wird der Betrag des Wertes für den Korrelationskoeffizienten sein. Entsprechend wird die Korrelation umso schwächer sein und der Betrag für den Korrelationskoeffizienten umso niedriger, je weiter die einzelnen Messwerte um die *line of best fit* streuen. Eine kreisförmige *Clusterung* von Messwerten oder ein Kreis weist darauf hin, dass keine Korrelation vorhanden ist.

Korrelationskoeffizient

Korrelationstests gehen davon aus, dass die Beziehung zwischen den Variablen linear ist. Es ist ratsam, dies durch die Anfertigung eines Graphen vor der Berechnung des Korrelationskoeffizienten zu überprüfen. Lineare Beziehungen lassen sich annäherungsweise durch eine gerade Linie darstellen. Manchmal gibt es eine eindeutige Beziehung zwischen den untersuchten Variablen, die Darstellung

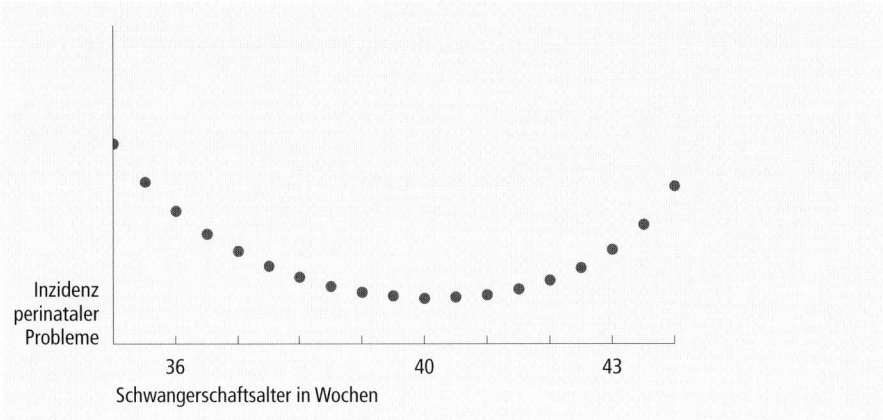

Abbildung 5-9: Echte, nicht-lineare Korrelation

der Daten in einem Koordinatensystem ergibt jedoch eine Linie, wie sie in **Abbildung 5-8** oder **5-9** dargestellt ist.

Der Kurvenverlauf kann entweder durch eine aus dem Rahmen fallende Messung zustande kommen, wie in Abb. 5-8. Dieser Wert kann korrekt sein, kann aber auch einen Messfehler darstellen. Diesen Wert zu ignorieren kann als Manipulation der Daten betrachtet werden, ihn in die Analyse einzuschließen kann zu falschen Schlussfolgerungen hinsichtlich einer Korrelation führen. Dieses Problem stellt sich häufiger bei kleinen Stichproben. Dennoch können solche «Ausreißer» oder extremen Werte auch die Ergebnisse von Studien mit großen Stichproben beeinflussen. Wenn es sich um eine echte nicht-lineare Korrelation handelt, wie in Abb. 5-9, sind statistische Analysen notwendig, die über den Rahmen dieses Buches hinausgehen und dann sollte eine oder ein StatistikerIn zu Rate gezogen werden.

Pearson's r

Pearson's r oder auch *Pearson's Produkt-Moment-Korrelationskoeffizient* ist der am häufigsten eingesetzte parametrische Korrelationstest. Er wird für nummerische Variablen genommen. Die Berechnung von Pearson's r beinhaltet viele Einzelschritte und wird daher üblicherweise mit einem Computerprogramm vorgenommen, er kann aber auch manuell berechnet werden. Das Ergebnis der Berechnung ist ein nummerischer Wert für r, der zwischen −1 und +1 liegt. Im nächsten Schritt wird die Signifikanz des Ergebnisses geprüft, das heißt, ob das Ergebnis auf Grund von Zufall zustande gekommen ist oder nicht. Hier wird genauso vorgegangen wie bei den Tests für Mittelwertdifferenzen. Mit dem Test wird evaluiert, ob der Wert für r sich signifikant von Null unterscheidet oder nicht. Dies bezieht sich auf die Nullhypothese, die besagt, dass es keinen Unterschied gibt. Differiert der Korrelationskoeffizient signifikant von Null, wird die Nullhypothese abgelehnt. Um das Signifikanzniveau zu ermitteln bedarf es weiterer Berechnungen, in die die Stichprobengröße und der Wert für r eingehen. Das Ergebnis ist ein weiterer Zahlenwert t und ein dazugehöriger p-Wert. Geht man von einem 95-Prozent-Signifikanzniveau aus, bedeutet ein p-Wert von 0,05 oder weniger, dass die Wahrscheinlichkeit, diese Korrelation zu erhalten, bei 5 Prozent oder darunter liegt, auch wenn es tatsächlich keine Beziehung zwischen den Variablen gibt.

Rangkorrelationskoeffizient nach Spearman

Der Rangkorrelationskoeffizient nach Spearman wird auch als Spearman's ρ *(rho)* bezeichnet und ist ein nicht-parametrischer Test. Er wird zur Evaluation von Beziehungen zwischen ordinalskalierten Variablen eingesetzt, oder wenn nicht klar ist, ob die Kriterien für den parametrischen Test, Pearson's r, erfüllt sind. Die Daten sollten paarweise sowie in einer Rangfolge vorliegen und die Korrelation sollte idealerweise linear sein. Genau wie bei Pearson's r liegt der Wert für Spearman's ρ zwischen −1 und +1. Anhand dieses Wertes kann zusammen mit der Stichprobengröße die Signifikanz des Ergebnisses eingeschätzt werden. Cluett et al (1995) benutzten Spearman's ρ, um die Korrelation zwischen dem mütterlichen Body-Maß-Index und der Variabilität in den Messungen des Symphysen-Fundus-Abstandes durch Hebammen zu untersuchen. Es ergab sich eine schwache bis mäßig positive Korrelation mit $p < 0{,}05$, was darauf hinwies, dass die Variabilität in den Messungen mit zunehmendem Body-Maß-Index zunahm.

Regression

Korrelation ist die allgemeine Bezeichnung zur Beschreibung von Zusammenhängen zwischen untersuchten Variablen. Von möglicherweise noch größerer Aussagekraft ist die Vorhersage, welchen Wert eine Variable bei einer gegeben anderen Variablen wahrscheinlich annehmen wird. Dies wird möglich, wenn angenommen wird, dass eine Veränderung der Variablen auf der x-Achse (normalerweise die unabhängige Variable) zu einer vorhersagbaren Veränderung der Variablen auf der y-Achse (normalerweise die abhängige Variable) führen wird. Die *line of best fit* kann genau berechnet werden und über die tatsächlich gemessenen Werte hinaus ausgedehnt werden. Dadurch wird eine Vorhersage für den Wert einer Variablen für jeden Wert der anderen Variablen möglich. Die gestrichelten Pfeile in Abb. 5-6 bezeichnen ein mütterliches Gewicht zu einem bestimmten Zeitpunkt der Schwangerschaft. Die *line of best fit* wurde ursprünglich von einem Wissenschaftler berechnet, der geschlossen hat, das bei einer ausreichend großen Stichprobe die Beziehung zwischen den Variablen immer eine Regression zum Mittelwert aufweist. Diese Linie, die als **Regressionslinie** bezeichnet wird, kann anhand einer Gleichung berechnet werden, die auf den gemessenen Wertepaaren einer Stichprobe basiert und die die angenommene Beziehung zwischen den Variablen beschreibt.

Wenn mehr als zwei Variablen verglichen werden, wird eine multiple Regressionsanalyse vorgenommen. Hundley et al (1995) setzten die multiple Regressionsanalyse ein, um zu untersuchen, welcher aus einer Reihe von Faktoren den größten Einfluss auf die Zufriedenheit der Hebammen mit der von ihnen angebotenen Betreuung hatte, abhängig davon, ob sie in einer hebammengeleiteten oder ärztlich geleiteten Abteilung arbeiteten. Sie fanden heraus, dass die Möglichkeit, alle Entscheidungen hinsichtlich der angebotenen Betreuung während der Geburt selbst treffen zu können, der Faktor mit der größten Vorhersagekraft für die Zufriedenheit der Hebammen war (Hundley et al 1995). Weitere Informationen zur multiplen Regressionsanalyse finden sich in Statistikbüchern.

5.4.4.5 Weitere statistische Begriffe und Verfahren in der Inferenzstatistik

Konfidenzintervall

Das **Konfidenzintervall** (KI) ist eine statistische Kennziffer, die Auskunft über die Populationsparameter hinsichtlich eines bestimmten Merkmals gibt. Mit dem KI werden Aussagen über den Grad der Unsicherheit für den Mittelwert eines bestimmten Merkmals einer Stichprobe gemacht. Basierend auf dem Mittelwert und der Standardabweichung der Stichprobe gibt es den Bereich an, in dem der Mittelwert für ein bestimmtes Merkmal der Population wahrscheinlich liegt. Bei Hicks (1996) und Lorenz (1996) findet sich eine detaillierte Beschreibung zur Berechnung des KI sowie Beispiele. Das KI berücksichtigt, dass bei der Übertragung von Ergebnissen aus Stichproben auf die gesamte Population, wie dies in vielen Studien geschieht, immer die Möglichkeit des Irrtums besteht. Auch wenn davon ausgegangen wird, dass die Stichprobe für die Grundgesamtheit repräsentativ ist, wird sich der Mittelwert der Stichprobe und die Standardabweichung leicht von denen der Grundgesamtheit unterscheiden, wenn auch nur geringfügig. Mit dem 95-Prozent-KI wird nun der Bereich berechnet, in dem bei der Ziehung von 100 unabhängigen Stichproben aus derselben Grundgesamtheit 95 Prozent der Mittelwerte aus den Stichproben zwischen der unteren und der oberen Konfidenzgrenze liegen würden. Dennoch liegen möglicherweise 5 Prozent der Mittelwerte nicht in diesem Bereich. Es ist möglich, das KI für jeden beliebigen Referenzbereich zu berechnen. Normalerweise wird aber das 95-Prozent-KI verwendet, da es sich auf die Normalverteilungskurve und die Beziehung der Standardabweichung zu dieser Kurve bezieht. Um Aristoteles und Mr. Spock aus «Raumschiff Enterprise» in stark abgewandelter Form zu zitieren: Das Unmögliche ist immer noch möglich und wahrscheinlicher als mit einem Lotterielos den Jackpot zu knacken.

Konfidenzintervalle können genauso zur Beschreibung von Parametern der Grundgesamtheit genutzt werden, werden aber häufiger in Zusammenhang mit Signifikanztests eingesetzt, weswegen sie hier im Rahmen der Inferenzstatistik besprochen wurden. Basierend auf den Ergebnissen experimenteller Studien mit Interventions- und Kontrollgruppen geben sie den Bereich an, in dem der wirkliche Unterschied zwischen zwei Vorgehensweisen oder Behandlungsformen wahrscheinlich liegt. So soll zum Beispiel in einer fiktiven Studie die Verabreichung von Wehenmitteln verglichen werden mit keiner Intervention. Es zeigt sich, dass die durchschnittliche Geburtsdauer durch die Gabe von Wehenmitteln um eine Stunde verkürzt wird. Ein Signifikanztest ergibt einen statistisch nicht signifikanten Wert von $p=0{,}06$. Mit dem KI wird die obere und untere Grenze der Werte für die Unterschiede in der Geburtsdauer berechnet – mit anderen Worten, welche Spannweite von Differenzen erwartet werden kann, wenn andere Stichproben aus der gleichen Population gezogen würden. In diesem Beispiel würde ein KI von –0,5 bis 3 darauf hinweisen, dass der Einfluss einer Verabreichung von Wehenmitteln auf die Geburtsdauer höchstwahrscheinlich in dem Bereich zwischen einer Verlängerung um eine halbe Stunde bis eine Verkürzung um drei Stunden liegen würde, verglichen mit keiner Intervention. Konfidenzintervalle liefern also mehr Informationen als der p-Wert allein. Der p-Wert gibt an, in welchem Maß die Nullhypothese unterstützt oder nicht unterstützt werden kann. Das KI gibt Hinweise auf die Aussagekraft der Ergebnisse: welches Ausmaß die Auswirkungen einer Intervention auf eine Grundgesamtheit haben werden. KIs können zusammen mit einer Reihe anderer statistischer Maßzahlen angegeben werden, wie zum Beispiel mit *Numbers Needed to Treat* (NNT) oder der Relativen Risikoreduktion (RRR), die beide noch kurz besprochen werden.

Konfidenzintervalle können für fast alle Stichprobengrößen berechnet werden. Je kleiner allerdings die Stichprobe ist, desto größer wird das KI sein und umgekehrt. Gore (1982 b) weist darauf hin, dass zur Halbierung der Spanne zwischen der oberen und unteren Grenze des KIs die Stichprobengröße vervierfacht werden muss.

Odds Ratio

Die **Odds Ratio** (OR, Chancenverhältnis) ist eine nützliche, zusammenfassende, statistische Maßzahl (Campbell und Machin 1993). Sie kann zur Beschreibung der Ergebnisse einer einzelnen Studie, aber auch eines Überblicks zu einem Thema eingesetzt werden. Die Odds Ratio wird immer häufiger angegeben und sollte daher interpretiert werden können. Die Odds Ratio ist definiert als das Verhältnis (Ratio) von zwei Odds (die Odds ist das Verhältnis der Wahrscheinlichkeit, dass ein Ereignis eintritt, zu der Wahrscheinlichkeit, dass dieses Ereignis nicht eintritt, Anm. d. Ü.) für ein bestimmtes Ereignis (Campbell und Machin 1993). Das bedeutet, die OR vergleicht die Chance (odds) von TeilnehmerInnen mit dem Outcome y, die der Intervention a ausgesetzt waren oder nicht mit den Chancen von TeilnehmerInnen ohne das Outcome y, die der Intervention a ausgesetzt waren oder nicht. Dies lässt sich folgendermaßen schreiben:

$$\frac{\text{Chance (odds) von TeilnehmerInnen mit dem Outcome y, die der Intervention a ausgesetzt waren bzw. nicht ausgesetzt waren}}{\text{Chance (odds) von TeilnehmerInnen ohne das Outcome y, die der Intervention a ausgesetzt waren bzw. nicht ausgesetzt waren}}$$

Die Zahl der TeilnehmerInnen in jedem Arm der Studie und die Zahl derer, die die untersuchte Outcomevariable aufweisen oder nicht aufweisen, werden genommen, um die OR entsprechend der oben angegebenen Formel zu berechnen. Das Ergebnis ist eine Zahl, die immer größer als 0 ist. Eine OR von 1,0 weist darauf hin, dass die TeilnehmerInnen die gleiche Chance haben, das Outcome y aufzuweisen, unabhängig davon, ob sie der Intervention a ausgesetzt waren oder nicht, das heißt a ist weder schädlich noch nützlich im Hinblick auf y. Eine OR<1 weist darauf hin, dass der Erhalt der unabhängigen Variablen a nützlich ist und dass die TeilnehmerInnen mit geringerer Wahrscheinlichkeit das Outcome y aufweisen werden. Eine OR>1 bedeutet, dass die Intervention a schädlich ist und dass die TeilnehmerInnen mit größerer Wahrscheinlichkeit das Outcome y aufweisen werden. Dies ist die gebräuchlichste Interpretation von ORs, manchmal werden jedoch Schaden und Nutzen ausgetauscht. Dann wird der nützliche Effekt durch eine OR>1 dargestellt und der schädliche Effekt durch eine OR<1. Das bedeutet, dass Studien im Hinblick darauf, wie die Autoren die OR definieren und entsprechend ihre Ergebnisse präsentieren, sehr sorgfältig gelesen werden müssen.

In der Cochrane Database finden sich Odds Ratios im Rahmen der Meta-Analysen zu den meisten Themen. Sie beziehen sich auf die Peto-Odds-Ratio, die eine bestimmte Methode zur Berechnung von ORs im Rahmen einer Meta-Analyse darstellt. Es handelt sich dabei um eine Näherung der OR und kann sich daher von der exakten OR unterscheiden. Das in der Datenbank vorhandene Glossar erklärt dies sehr gut, genauso wie auch viele andere Fachbegriffe (Cochrane Collaboration 1998). Zur Überprüfung des Verständnisses des wichtigen Prinzips der OR empfiehlt sich die Lektüre eines Cochrane Reviews.

Konfidenzintervalle (KI) und ORs werden normalerweise gemeinsam angegeben, die niedrigsten und höchsten Werte der für die Grundgesamtheit wahr-

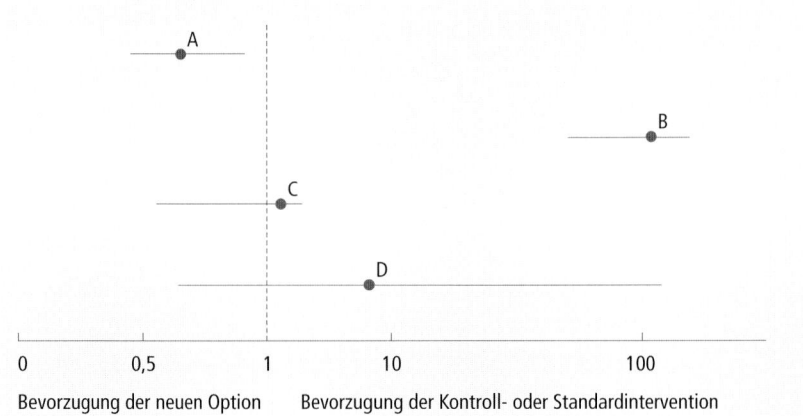

Abbildung 5-10: Grafische Darstellung von Odds Ratios. Die Punkte stellen den OR-Wert dar, die durchgezogenen Linien stellen die Konfiderenzintervalle (die Spannweite zwischen der oberen und unteren Grenze) dar. Die Länge rechts und links von dem Punkt für die OR muss nicht immer gleich sein.

scheinlichen ORs werden aus den Daten der Stichprobe berechnet. Wie für alle Konfidenzintervalle gilt, dass bei einer Wiederholung der Studie in 95 Prozent aller Fälle die Ergebnisse der Wiederholungsstudie zwischen der oberen und unteren KI-Grenze liegen. Wenn sowohl die obere als auch die untere Grenze des KI unter 1 liegen, bedeutet das, dass die Nützlichkeit der Behandlungs-/Betreuungsform signifikant ist. Wenn der Wert 1 innerhalb des KI liegt, bedeutet das, dass die Ergebnisse nicht signifikant sind, obwohl eine Tendenz vorhanden sein kann, dass die Intervention eher nützlich oder eher schädlich sein kann, je nachdem auf welcher Seite von 1 der größere Anteil des Konfidenzintervalls liegt. **Abbildung 5-10** zeigt eine grafische Darstellung der OR.

Die auf der x-Achse aufgetragene Skala ist nicht notwendigerweise linear, in Abbildung 5-10 ist die Distanz von 0 bis 1 größer als die Distanz von 1 bis 10. Die Skala kann logarithmisch sein, das heißt sie geht zunächst von 1 bis 10, der nächste Wert ist dann 100, wobei die Distanz zwischen 1 und 10 so groß ist wie zwischen 10 und 100. Dies beeinflusst die wesentliche Information der Darstellung nicht, das heißt, ob die ORs und KIs auf einen nützlichen oder schädlichen Effekt, signifikante oder nicht-signifikante Outcomes hinweisen. In Abbildung 5-10 sind die Werte der Variablen C und D nicht signifikant, aber C ist wahrscheinlich eher nützlich, während D wahrscheinlich eher schädlich ist. Wenn sowohl der obere als auch der untere Wert des KI größer als 1 sind, dann ist das Ergebnis signifikant und die Auswirkung schädlich, wie dies bei B der Fall ist. [Wenn sowohl der obere als auch der untere Wert des KI kleiner als 1 sind, dann ist auch das

Ergebnis signifikant und die Auswirkung nützlich (oder schützend), wie dies bei A der Fall ist. Anm. d. Hrsg.].

Die Spanne zwischen dem oberen und unteren Wert des KIs ist ein Zeichen für die Verlässlichkeit der OR. Wenn die Spanne klein ist, zum Beispiel OR=2,0 bei einem KI 1,9 bis 2,2, ist der OR-Wert verlässlicher als bei einer großen Spanne, zum Beispiel OR=2,0 bei einem KI= 0,5 bis 5,0.

Numbers needed to treat (NNT)

Die Berechnung dieses Wertes ist eine neuere Entwicklung, die durch verschiedene Zeitschriften, wie zum Beispiel *Evidence Based Medicine* (Evidence Based Medicine Editorial Team 1996), befürwortet wurde, da die NNT einen statistischen Wert liefert, der leicht verständlich ist. Die NNT gibt die Zahl der Personen an, die die neue Behandlungsform erfahren müssten, um ein unerwünschtes Ergebnis zu vermeiden. So wird zum Beispiel Magnesiumsulfat derzeit primär bei Frauen eingesetzt, die bereits einen eklamptischen Anfall hatten, aber es besteht die Möglichkeit, dass das Medikament auch zur Prophylaxe eines eklamptischen Anfalls bei Frauen mit einer Hochrisikoschwangerschaft eingesetzt werden könnte (Eclampsia Collaborative Trial Group 1995). Wenn dies der Fall wäre, müsste eine experimentelle Studie die Auswirkungen einer prophylaktischen Magnesiumsulfatgabe auf die **Inzidenz** der eklamptischen Anfälle untersuchen. Dann wäre es möglich, die Anzahl der Frauen zu berechnen, die behandelt werden müssten, um einen eklamptischen Anfall zu verhindern. Wenn 50 Frauen behandelt werden müssten, um einen Anfall zu verhindern, könnten die KlinikerInnen entscheiden, ob die Gefahren, die für 49 Frauen mit dem Medikament einhergehen, sowie die Kosten der Maßnahme die Vermeidung eines Anfalls aufwiegen. Zusätzlich würde das 95-Prozent-KI berechnet, das eine Aussage macht über die Spannweite der Anzahl der Frauen, die behandelt werden müssten, um einen Anfall zu vermeiden. In unserem Beispiel könnten dies 43 bis 57 Frauen sein (diese Zahlen entstammen keiner Studie, sie dienen lediglich der Illustration).

Absolute und relative Risikoreduktion

Die **absolute Risikoreduktion** (ARR) wird normalerweise als Prozentzahl ausgedrückt und gibt an, wie viel weniger Individuen mit der Komplikation oder Störung es geben würde, wenn sie die experimentelle Intervention/Behandlung erfahren würden, verglichen mit dem Erhalt der Kontroll- oder Standardintervention/-behandlung. Die **relative Risikoreduktion** (RRR), die ebenfalls in Prozent angegeben wird, ist ein Verhältnis und gibt den Unterschied an zwischen dem Anteil der Frauen der Experimentalgruppe, die das zu untersuchende Ereignis aufweisen und der Anzahl der Frauen in der Kontrollgruppe, die das zu untersuchende Ereignis aufweisen. Wie bei den NNT geht es bei diesen Maßzahlen darum, die Anwendung von Forschungsergebnissen in der Praxis für alle einfacher zu machen. Bisher ist die Angabe dieser Maßzahlen noch nicht sehr verbreitet, da sie aber das Potenzial besitzen, die Ergebnisse experimenteller Studien leichter verständlich zu machen, wurden sie hier mit aufgenommen. Mit ihnen wird es möglicherweise leichter, die Frauen und ihre Familien über die Forschungsergebnisse zu informieren und ihnen ihre Bedeutung näher zu bringen.

Varianzanalyse

Die Varianzanalyse oder ANOVA *(Analysis of Variance)* ist ein sehr gebräuchlicher parametrischer Test. Sie ist dem t-Test vergleichbar, da sie die Signifikanz der Unterschiede zwischen den Mittelwerten der Gruppen in einer experimentellen Studie untersucht, wobei hier die Varianz als Indikator für den Unterschied dient. ANOVA wird dann eingesetzt, wenn drei oder mehr Gruppen untersucht werden. Es wird dabei die Varianz sowohl innerhalb als auch zwischen den Gruppen verglichen. Wenn die Varianz zwischen den Gruppen signifikant größer ist als innerhalb der Gruppen, dann ist der Unterschied wahrscheinlich auf die Intervention zurückzuführen. Ist die Varianz zwischen den Gruppen gleich oder kleiner als die Varianz innerhalb der Gruppen, beruhen die Unterschiede zwischen den Gruppen wahrscheinlich auf Zufall. Es gibt unterschiedliche Formen der Varianzanalyse, je nachdem, ob die Stichproben unabhängig oder *gematcht* sind oder ob mehrere Variablen gleichzeitig untersucht werden. Zu weiteren Informationen über diese komplexeren statistischen Analysen kann die im Anhang angegebene statistische Literatur herangezogen werden.

Powerkalkulation

Mit der Powerkalkulation wird berechnet, wie viele TeilnehmerInnen idealerweise in eine Studie aufgenommen werden sollten, um den möglichen Nutzen oder mögliche Probleme im Zusammenhang mit der zu untersuchenden Intervention aufdecken zu können. Die Stichprobengröße hängt von der Art und dem Ziel der Studie ab. Ebenso muss die Praktikabilität einschließlich der klinischen Auswirkungen berücksichtigt werden. Um die benötigte Stichprobengröße berechnen zu können, muss etwas über die Inzidenz des zu untersuchenden Ereignisses in der Zielpopulation bekannt sein, auf welchem Messniveau sich die Daten befinden (qualitativ oder metrisch) und welchen Grad der Veränderung des zu untersuchenden Ereignisses klinisch für sinnvoll oder akzeptabel gehalten wird. Normalerweise gilt, je seltener das zu untersuchende Outcome auftritt, desto größer muss die Stichprobe sein, um ein signifikantes Ergebnis zu erhalten. Eine Studie zur Plazentarperiode, würde eine sehr große Stichprobe benötigen, wenn das wesentliche Outcome die mütterliche Mortalität, die ein sehr seltenes Ereignis darstellt, wäre. Wenn das zu untersuchende Outcome ein Blutverlust >500 ml wäre, könnte der Stichprobenumfang relativ klein gehalten werden, da dieses Ereignis häufiger auftritt. Powerkalkulationen sollten von StatistikerInnen durchgeführt werden. Auch wenn es inzwischen Computerprogramme hierfür gibt, sei allen, die eine Studie durchführen, geraten, sich der Hilfe einer Statistikerin/eines Statistikers zu bedienen. Wer sich für dieses Thema näher interessiert, dem sei das Handbuch von Lwanga und Lemeshow (1991) empfohlen.

Sekundäranalyse

Reid (1993) ist der Meinung, dass es sich bei der Sekundäranalyse um ein nicht-experimentelles Forschungsdesign handelt und daher um ein valides, statistisches Verfahren. Bei der Sekundäranalyse besteht jedoch die Gefahr fehlerhafter Ergebnisse, wenn im Rahmen der Wahl des Designs und des Allokationsprozesses der Originalstudie die Untersuchung der entsprechenden Variablen nicht vorgesehen war. Das bedeutet nicht, dass die Sekundäranalyse ohne Bedeutung ist. Sie führt häufig zu neuen Erkenntnissen, die dann weiter untersucht werden oder zu einer sinnvollen Debatte über deren Bedeutung in der Praxis führen können. Es muss aber deutlich gemacht werden, dass es sich um eine Sekundäranalyse handelt und auf ihre Grenzen muss hingewiesen werden.

Systematischer Review und Metaanalyse

In einem **systematischen Review** sind alle verfügbaren Evidenzen zu einem bestimmten Thema zusammengefasst und evaluiert, um so die bestmöglichen Leitlinien für die Praxis zu geben. Es sollten sowohl veröffentlichte als auch unveröffentlichte Studien in den Review mit einbezogen werden. Das *Centre for Reviews and Dissemination* (University of York 1996) gibt denen, die einen systematischen Review durchführen möchten, ausführliche Informationen, wie dabei vorzugehen ist. [Die englische Universität von York verfügt derzeit über das einzige europäische Cochrane Zentrum für Pflegethemen. Anm. d. Hrsg.] Des Weiteren gibt es ein umfassendes Buch zu den Vorteilen, Schwierigkeiten und Grenzen dieser systematischen Übersichtsarbeiten (reviews) (Chalmers und Altmann 1995). Diese Methode ist die Aufgabe geübter und erfahrener ForscherInnen, die über beachtliche Ressourcen verfügen müssen. Die *Cochrane Collaboration* wird als das Organ angesehen, das die meisten, qualitativ hochwertigsten Evidenzen, die je zusammengestellt wurden («highest level of evidence ever achieved» (Sackett et al 1995: 15)) anbietet. Die Metaanalyse ist eine statistische Methode, mit der die Ergebnisse der verschiedenen Studien im Rahmen des systematischen Reviews zusammengefasst werden (Sackett et al 1997). Sie prüft die Reliabilität und Validität der Forschungsdesigns und Stichprobengrößen, ebenso wie die der erzielten Ergebnisse. Die **Metaanalyse** kann eher als ein separates Forschungsdesign denn als statistische Berechnungsmethode betrachtet werden. Sie ist hier dennoch angeführt, um ihre Bedeutung für die statistische Analyse zu betonen.

5.5 Weiterführende Literatur

Für diejenigen, die sich ausführlicher mit Statistik beschäftigen möchten, gibt es drei Arten von Büchern. Einführungen in die Statistik sind zum Durchlesen gedacht und bieten oft Beispiele an sowie Übungsaufgaben zur Überprüfung des Verständnisses. Bücher über Forschungsmethoden haben einzelne, je nach Buch unterschiedlich ausführliche Kapitel zum Thema Statistik. Diese Bücher sind sehr hilfreich, da sie auch Fragen zu anderen Aspekten der Forschung behandeln. Jeder Hebamme sei empfohlen, sich ein solches Buch als Nachschlagewerk anzuschaffen. Schließlich gibt es noch Statistikbücher speziell für Mediziner, die sehr hilfreich sind, wenn es darum geht, bestimmte statistische Tests oder Vorgehensweisen nachzuvollziehen. Eine Liste solcher Bücher findet sich direkt vor den Literaturangaben am Ende dieses Kapitels.

5.6 Schlussfolgerung

In diesem Kapitel wurden einige der wesentlichen Aspekte der deskriptiven Statistik und der Inferenzstatistik behandelt, deren Verständnis für die Interpretation der meisten quantitativen Studien essenziell ist. Auch wenn Statistik oft als ein «trockenes» und schwieriges Thema betrachtet wird, ist es doch wichtig, sich bewusst zu werden, dass sie einen integralen Teil der Hebammenarbeit darstellt. Das Verstehen statistischer Daten ermöglicht es Hebammen, Forschungsergebnisse zu evaluieren und darüber zu entscheiden, ob sie für die eigene Praxis von Bedeutung sind. Die Evidenzen aus statistischen Analysen können von Hebammen für eine qualitativ hochwertige Betreuung aller Frauen genutzt werden.

Zusammenfassung

Folgendes wurde in diesem Kapitel deutlich gemacht:
- die Bedeutung von Statistik in der Präsentation und Interpretation von Studien
- die wichtigsten Arten der Statistik: Deskriptiv- und Inferenzstatistik
- die gebräuchlichsten Tests, einschließlich t-Tests, Chi-Quadrat-Test und Korrelationstests
- die Konzepte von Wahrscheinlichkeit und Signifikanz, zusammen mit einer Vielzahl anderer statistischer Begriffe.

Literatur

Einführungen

Benninghaus H (1998) Statistik für Soziologen: 1. Deskriptive Statistik – Stuttgart; Leipzig: Teubner [Anm. d. Hrsg.]
Clegg F (1982) Simple statistics. Cambridge University Press, Cambridge
Rowntree D (1981) Statistics without tears. Penguin Books, Harmondsworth

Bücher zu Forschungsmethoden, einschließlich Statistik

Hicks C M (1996) Undertaking midwifery research. A basic guide to design and analysis. Churchill Livingstone, Edinburgh
Lorenz R (1996) Grundbegriffe der Biometrie 4. Auflage. Gustav Fischer [Anm. d. Hrsg.]
Polit D F, Hungler B P (1997) Essentials of nursing research. Methods, appraisal and utilization. 4th edn. JB Lippincott, Philadelphia, PA.
Reid N (1993) Health care research by degrees. Blackwell Science, Oxford
Talbot L A (1995) Principles and practice of nursing research. C V Mosby, St Louis, MO

Statistikbücher für Mediziner

Altman D G (1991) Practical statistics for medical research. Chapman & Hall, London
Campbell M, Machin D (1993) Medical statistics. A commonsense approach, 2nd edn. John Wiley, Chichester
Clauß G, Ebner (1989) Statistik für Soziologen, Pädagogen, Psychologen und Mediziner. Band 1: Grundlagen. Thun; Frankfurt am Main [Anm. d. Hrsg.]
Swinscow T D V (1996) Statistics at square one, 9th edn. rev Campbell M J. British Medical Journal Publishing Group, London

Allgemeine Literatur

Altman D G (1982) Interpreting results, In: Altman D G, Gore S M. Statistics in medical practice: articles published in the British Medical Journal. British Medical Association, London
Bick D F, MacArthur C (1995) Attendance, content and relevance of the six week postnatal examination. Midwifery 11(2): 69–74
Bryar R (1991) Research and individualized care in midwifery. In: Robinson S Thomson A M (ed). Midwives, research and childbirth, vol. 2, Chapman & Hall, London, ch 3, p 48–71
Campbell M J, Machin D (1993) Medical statistics. A commonsense approach. 2nd edn. John Wiley, Chichester
Chalmers I, Altman D G (ed) (1995) Systematic reviews. British Medical Journal Publishing Group, London

Clegg F (1982) Simple statistics. A course book for the social sciences. Cambridge University Press, Cambridge

Cluett E R, Alexander J, Pickering R M (1995) Is measuring the postnatal symphysis-fundal distance worthwhile? Midwifery 11(4): 174–183

Cochrane Collaboration (1998) Pregnancy and childbirth module. The Cochrane Database of Systematic Reviews. The Cochrane Collaboration: Issue 4. Update Software, Oxford

Department of Health (1993) Changing Childbirth Part 1. Report of the Expert Maternity Group. HMSO, London

Department of Health (1997) NHS maternity statistics, England: 1989–90 to 1994–95. Statistics Bulletin 28. HMSO, London

Eclampsia Collaborative Trial Group (1995) Which anticonvulsant for women with eclampsia? Evidence from the Collaborative Eclampsia Trial. Lancet 345: 1455–1463

Evidence Based Medicine Editorial Team (1996) On some clinically useful measures of the effects of treatment. Evidence Based Medicine 1(2): 37–38

Flint C, Poulengeris P, Grant A S (1989) The «know your midwife» scheme – a randomised trial of continuity of care by a team of midwives. Midwifery 5(1): 11–16

Gore S M (1982 a) Assessing methods – descriptive statistics and graphs. In: Altman D G, Gore S M. Statistics in medical practice: articles published in the British Medical Journal. British Medical Association, London, p 64

Gore S M (1982 b) Assessing methods – confidence intervals. In: Altman D G, Gore S M. Statistics in medical practice: articles published in the British Medical Journal. British Medical Association, London, p 74

Hicks C M (1996) Undertaking midwifery research. A basic guide to design and analysis. Churchill Livingstone, Edinburgh

Hofmeyr G J, Nikodem V C, Wolman W-L, Chalmers, B E, Kramer T (1991) Companionship to modify the clinical birth environment: effects on progress and perceptions of labour and breastfeeding. British Journal of Obstetrics and Gynaecology 98(8): 756–764

Hundley V, Cruickshank F M, Lang G D et al (1994) Midwifery managed delivery unit: a randomised controlled comparison with consultant led care. British Medical Journal 309: 1400–1404

Hundley V A, Cruickshank F M, Milne J M et al (1995) Satisfaction and continuity of care: staff views of care in a midwifery managed delivery unit. Midwifery 11(4): 163–173

Johnson N, Lilford R, Guthrie K, Thornton J, Barker M, Kelly M (1997) Randomised trial comparing a policy of early with selective amniotomy in uncomplicated labour at term. British Journal of Obstetrics and Gynaecology 104 (3): 340–346

Lwanga S K, Lemeshow S (1991) Sample size determination in health studies. A practice manual. World Health Organization, Geneva

Mathews F, Yudkin P, Neil A (1998) Folates in the periconceptional period: are women getting enough? British Journal of Obstetrics and Gynaecology 105(9): 954–959

Matthews J N S, Altman D G, Campbell M G, Royson P (1990) Analysis of serial measurement in medical research. British Medical Journal 300: 230–235

Polit D F, Hungler B P (1997) Essentials of Nursing Research. Methods, appraisal and utilization, 4th edn. JB Lippincott, Philadelphia, PA

Puri B K (1996) Statistics in practice. An illustrated guide to SPSS. Arnold Publishing, London

Reid N (1993) Health care research by degrees. Blackwell Scientific, Oxford

Roberts B L, Anthony M K, Madigan E A, Chen Y (1997) Data management: cleaning and checking. Nursing Research 46(6): 350–352

Rowntree D (1981) Statistics without tears. Penguin Books, Harmondsworth

Sackett D L, Richardson W S, Rosenberg W, Haynes R B (1997) Evidence-based medicine: How to practice and teach EBM. Churchill Livingstone, New York

Statistisches Bundesamt (1998) Gesundheitsbericht für Deutschland. Gesundheitsberichterstattung des Bundes. Metzler-Poeschel, Stuttgart [Anm. d. Hrsg.]

Swinscow T D V (1996) Statistics at square one, 9th edn, rev Campbell M J. British Medical Journal Publishing Group, London

University of York (1996) Undertaking systematic reviews of research on effectiveness. CRD guidelines for those carrying out or commissioning reviews. NHS Centre for Reviews and Dissemination, University of York, York

Waldenström U, Nilsson C A, Winbladh B (1997) The Stockholm Birth Centre Trial: maternal and infant outcome. British Journal of Obstetrics and Gynaecology 104(4): 410–418

Wraight A, Ball J, Secombe I, Stock J (1993) Mapping team midwifery. Institute of Manpower Studies, Brighton

Wright M E (1995) A case control study of maternal nutrition and neural tube defects in Northern Ireland. Midwifery 11(3): 146–152

6. Grounded Theory

Rosalind Bluff

> **Themen dieses Kapitels:**
> - Ursprünge der Grounded Theory
> - Literaturrecherche
> - Theorieentwicklung
> - Ethische Aspekte
> - Methode des fortwährenden Vergleichs
> - Theoretical Sampling
> - Theoretische Sensibilität
> - Memos und Diagramme
> - Sättigung der Kategorien
> - Schlüsselkategorie

6.1 Einführung

Die **Grounded Theory** ist einer der wichtigsten Ansätze in der qualitativen Forschung. Ihre wesentlichen Aspekte sollen in diesem Kapitel besprochen werden. Vergleiche zur quantitativen Forschung sollen deutlich machen, an welcher Stelle des Kontinuums von quantitativer zu qualitativer Forschung die Grounded Theory angesiedelt ist. Beispiele von auf dem Grounded Theory Ansatz beruhenden hebammenrelevanten Studien werden gegeben.

Strauss (1987) ist der Meinung, dass die Grounded Theory eher eine Form der Datensammlung und -analyse ist als eine Methode. Generell lässt sich in der Literatur eine gewisse Uneinheitlichkeit in der Terminologie feststellen. Streubert und Carpenter (1999) und Holloway und Wheeler (1996) bezeichnen die Grounded Theory als einen Forschungsansatz, Strauss und Corbin (1994) sprechen von der Grounded Theory zunächst als einer «Methodologie», während sie sie in einer späteren Veröffentlichung (Strauss und Corbin 1998) als Ansatz und Methode bezeichnen. Eine Begründung für die unterschiedlichen Termini geben die AutorInnen nicht, jedoch sind sich alle darin einig, dass die Grounded Theory der Entwicklung und Überprüfung von Theorien dient und dass sie eng an den vorgefundenen Daten arbeitet beziehungsweise in ihnen verankert *(grounded)* ist. Strauss und Corbin (1994: 275) sagen außerdem, dass die Grounded Theory «eine Denkweise und eine Form der Konzeptualisierung der Daten» darstellt. Aus diesem Grund kann sie sowohl in unterschiedlichen Disziplinen angewandt werden als auch in Studien mit unterschiedlichen qualitativen Ansätzen, wie zum Beispiel ethnografischen, phänomenologischen und anderen Studien.

In der Pflegeforschung genießt die Grounded Theory große Popularität (Holloway und Wheeler 1996), aber in den letzten Jahren erkennen auch Hebammen zunehmend die Vorteile dieses Ansatzes (Bluff und Holloway 1994, Walker et al 1995, Donovan 1995, Hall und Holloway 1998). Einige Grounded-Theory-Studien wie die von Bright (1992), Beck (1993), Vasquez (1995), Barclay et al (1997) und Rogan et al (1997) beschäftigen sich mit hebammenrelevanten Themen, obwohl die ForscherInnen selbst keine Hebammen sind.

6.2 Ursprünge der Grounded Theory

Die Medizinsoziologen Glaser und Strauss (1967) entwickelten den Ansatz der Grounded Theory in den 1960er Jahren im Rahmen einer Untersuchung mit sterbenden PatientInnen im Krankenhaus. Die Publikation der Ergebnisse (Glaser und Strauss 1965, 1968) revolutionierte die Art der Kommunikation zwischen medizinischem Personal und Sterbenden und ihren Angehörigen. Das Sterben wurde nicht länger verdrängt, sondern offen thematisiert. In dem Buch *The Discovery of Grounded Theory* (Glaser und Strauss 1967) finden sich die Ergebnisse der Forschung von Glaser und Strauss; die Veröffentlichung von Strauss und Corbin (1968) enthält eine konkrete Handlungsanleitung zur Durchführung der Grounded Theory.

Die theoretische Grundlage der Grounded Theory ist der **Symbolische Interaktionismus**. Insbesondere Strauss war stark von Vertretern dieser Theorie wie Mead und Blumer beeinflusst (Strauss und Corbin 1998), die der Ansicht waren, dass das Verhalten von Menschen durch die subjektiven Bedeutungen, die sie den Objekten und Personen ihrer Umgebung zuweisen, bestimmt wird. Sie sagen, dass es innerhalb einer sozialen Gruppe eine übereinstimmende Verständigung über die Bedeutung bestimmter Symbole gibt. Diesem Symbolsystem liegen bestimmte Haltungen, Wertvorstellungen und Ansichten, die Teil der Kultur dieser sozialen Gruppe sind, zu Grunde. Die Kenntnis dieses Symbolsystems, das neben der verbalen auch die nonverbale Kommunikation umfasst, ermöglicht die Interaktion der Menschen miteinander und mit ihrer Umwelt (Mead 1934). Der Einzelne reagiert damit auf das Verhalten seines Gegenübers und wird so durch seine soziale Umwelt geformt.

Dies bedeutet nicht, dass Individuen nur passiv auf das Verhalten anderer reagieren. Die Vertreter des Symbolischen Interaktionismus betonen immer wieder den aktiven Gestaltungseinfluss, den der oder die Einzelne auf seine oder ihre soziale Umwelt hat. So haben zum Beispiel Frauen während der Geburt ein großes Informationsbedürfnis. Werden ihre Fragen nicht beantwortet, entwickeln sie bestimmte Strategien, um die gewünschten Informationen zu erhalten. Sie versuchen zum Beispiel den Erklärungen, die die Hebamme einer Schülerin gibt, zuzuhören oder sie sprechen abwertend über sich selbst – etwas, worauf Hebammen immer reagieren (Kirkham 1987). Die Grounded Theory ist bestrebt, die Prozesse zu erkennen, mit denen Geschehnisse in einem sozialen Setting erklärt werden können. Mit Hilfe der Grounded Theory werden die interaktiven, sozialen Prozesse durch Aufdecken des gemeinsamen Symbolsystems explizit gemacht, um das zwar die Mitglieder einer Kultur implizit wissen, nicht aber diejenigen, die ihr nicht angehören. Da das Verhalten der Einzelnen durch ihre Umwelt beeinflusst wird, ist es wichtig, den Kontext, in dem eine Grounded-Theory-Studie statt findet, zu beschreiben und ihn bei der Datenanalyse zu berücksichtigen (Morse und Field 1996).

Im Rahmen dieses Buches wurde die Grounded Theory in der Mitte des Kontinuums quantitativ/qualitativ angesiedelt (s. Kapitel 2). Glaser wurde nach Ansicht von Strauss und Corbin (1998) durch Paul Lazarsfield beeinflusst, dessen Schwerpunkt auf quantitativen Forschungsmethoden lag. Dies ist möglicherweise ein Grund, warum die Grounded Theory einige quantitative Elemente aufweist. Begriffe, die Glaser und Strauss (1967) in ihrem ursprünglichen Text zur Darstellung ihres Ansatzes benutzen, wie «Präzision», «Hypothese», «Variable» entspringen dem quantitativen Paradigma. Dies mag den Ursprüngen der Grounded Theory zu verdanken sein oder aber seinen Grund darin haben, dass das Buch zu einer Zeit geschrieben wurde, in der qualitative Forschung als nicht vertrauenswürdig galt, und ihm so die an die quantitative Forschung angelehnte Sprache größere Akzeptanz verleihen sollte.

Qualitative Forschung ist ein dynamischer Prozess. Ein Forschungsansatz, der für die Arbeit mit soziologischen Daten konzipiert wurde, wird mit großer Wahrscheinlichkeit nie allen Erfordernissen von im Gesundheitsbereich durchzuführenden Studien gerecht werden können. Es kann daher erforderlich sein, den Ansatz den Anforderungen der Studie im Kontext der jeweiligen Disziplin anzupassen. Auf diese Weise entwickelt sich ein solcher Ansatz mit der Zeit immer weiter. Tatsächlich gehen Strauss und Corbin (1994) davon aus, dass sich die Grounded

Theory weiter entwickeln wird je mehr ForscherInnen sie zur Untersuchung verschiedenster Phänomene einsetzen. Glaser (1992) ist jedoch der Überzeugung, dass der Ansatz der Grounded Theory seit seinen Anfängen von Strauss untergraben wurde. Stern (1994) weist darauf hin, dass die beiden Autoren von Anfang an von unterschiedlichen Ansätzen ausgegangen sind. Während ihre StudentInnen sich dieser Aussage anschlossen, wurde sie von Glaser bis zur Publikation von Strauss und Corbin (1990) nicht anerkannt.

6.3 Ziele der Grounded Theory

Grounded Theory ist ein kreativer Prozess zur Entwicklung einer neuen Theorie (Strauss und Corbin 1998). Aus diesem Grund eignet sich dieser Ansatz zur Generierung neuen Wissens zu einem noch nicht ausreichend erforschten Themengebiet (Glaser und Strauss 1967, Stern 1987). Werden die gewonnenen Erkenntnisse für angemessen erachtet, können sie im Rahmen einer groß angelegten quantitativen Studie genutzt werden, deren Ergebnisse dann wiederum generalisiert werden können. Daneben haben Grounded-Theory-Studien aber auch für sich allein genommen ihre Berechtigung. Bluff (laufende Studie) setzte die Grounded Theory ein, um das Phänomen der Hebamme als Rollenvorbild zu untersuchen. Es ist durchaus zulässig, ein Thema, das bereits Gegenstand einer Untersuchung war, mit diesem Ansatz erneut aufzugreifen, wenn es noch nicht von der eigenen Fachdisziplin behandelt wurde (Stern 1980). Beck (1993) begründete ihre Wahl der Grounded Theory zur Entwicklung ihrer Theorie zu postpartaler Depression damit, dass sie ein Thema, das bisher im Wesentlichen mit quantitativen Forschungsansätzen untersucht wurde, aus einer neuen Perspektive angehen wollte. Nach Beendigung dieser Studie wurden ihre Ergebnisse mit denen einer phänomenologischen Studie zu dem gleichen Thema verglichen. Dabei wurde die bestehende Theorie auf Grund der neuen Ergebnisse modifiziert und erweitert. Dies unterstützt die Ansicht von Strauss und Corbin (1998), dass Grounded-Theory-Studien nicht isoliert betrachtet, sondern mit anderen Studien aus dem gleichen Gebiet verglichen werden sollten. Hutchinson (1986) ist ebenfalls der Ansicht, dass die Grounded Theory geeignet ist, bereits bestehende Theorien zu überprüfen.

Mit Blick auf die Anforderungen, die der Bericht des britischen *Department of Health* (Department of Health 1993) an die individuelle, den Bedürfnissen der Frauen angepasste Betreuung durch Hebammen stellt, lässt sich sagen, dass die Grounded Theory hier ein wertvolles Instrument darstellt. Sie ist gut geeignet zur Untersuchung der Sichtweisen von Frauen hinsichtlich der Arbeit der Hebammen und ihrer Betreuung während der Schwangerschaft, der Geburt und der Zeit danach. Auch die Sichtweisen von Hebammen, Hebammenschülerinnen und anderen, die diese Betreuung anbieten, können mit der Grounded Theory untersucht werden. Die Qualität der Betreuung wird durch die Interaktion zwischen den Frauen und ihren Betreuungspersonen sowie durch die Interaktion ihrer Betreuungspersonen untereinander beeinflusst (Kirkham 1987). Daher sind die Faktoren, die diese Interaktion beeinflussen, von großem Interesse. Grounded-Theory-Studien können helfen zu überprüfen, wie sich die Einführung von *Primary Care Groups* (Department of Health 1997) auf Hebammen, KonsumentInnen sowie auf die Organisation der Betreuung von Schwangeren, Gebärenden und auf Wöchnerinnen auswirkt. Streubert und Carpenter (1999) halten die Grounded Theory außerdem für einen geeigneten Ansatz, um Themen im Bereich Ausbildung und Management zu untersuchen.

6.4 Der Ansatz der Grounded Theory

Es gibt einige Elemente, die für die Grounded Theory spezifisch sind. In Kapitel 2 wurde gesagt, dass qualitative Forschung im Allgemeinen als **induktiv** betrachtet wird (Leininger 1985), was bedeutet, dass die Theorie aus den Daten entwickelt wird. Damit unterscheidet sie sich von quantitativer Forschung, bei der von einer Theorie oder Hypothese ausgegangen wird, die getestet und anschließend entweder akzeptiert oder verworfen wird. Grounded Theory ist nun aber sowohl induktiv als auch **deduktiv** (Glaser und Strauss 1967, Stern 1980, Strauss und Corbin 1998). Da die Theorie erst aus den Daten generiert wird, werden zunächst Arbeitshypothesen formuliert. Diese werden im weiteren Verlauf der Datenerhebung getestet. Als Holloway und Bluff (1994) die Geburtserfahrungen von Frauen untersuchten, wurde während der Untersuchung deutlich, dass Frauen aus niedrigeren sozioökonomischen Schichten der Ansicht waren, dass ihre Betreuungspersonen wüssten, was am besten für sie sei. Die Arbeitshypothese, dass Frauen der Mittelschicht eher dazu tendierten, die Betreuungsmaßnahmen in Frage zu stellen, wurde getestet und verworfen.

6.4.1 Stichprobe

Die Stichprobe in einer Grounded-Theory-Studie ist, wie bei den meisten qualitativen Studien, in der Regel klein. Hall and Holloway (1998) befragten in ihrer Studie zu den Geburtserfahrungen von Frauen, die im Wasser geboren hatten, neun Teilnehmerinnen. Morse und Johnson (1991) nennen vier Kriterien, die TeilnehmerInnen für eine Grounded-Theory-Studie aufweisen sollten, wobei man aber auch sagen kann, dass diese Kriterien letztlich für alle TeilnehmerInnen an qualitativen Studien gelten **(s. Kasten 6-1)**.

> **Kasten 6-1: Kriterien zur Teilnahme an einer Grounded-Theory-Studie (Morse und Johnson 1991)**
>
> ▶ Die TeilnehmerInnen müssen Kenntnisse über das zu untersuchende Phänomen haben. Aus diesem Grund wird die Stichprobe *gezielt* ausgewählt
> ▶ Die TeilnehmerInnen müssen mit der Teilnahme einverstanden sein
> ▶ Die TeilnehmerInnen müssen die Zeit zur Teilnahme an der Studie haben
> ▶ Die TeilnehmerInnen müssen in der Lage sein, sich auszudrücken

Die Qualität der Daten ist für die zu entwickelnde Theorie von großer Bedeutung. Auf Grund der genannten Kriterien besteht allerdings die Gefahr eines Bias, zum Beispiel zu Gunsten von TeilnehmerInnen aus höheren sozioökonomischen Schichten. Auch wenn die Daten von weniger eloquenten TeilnehmerInnen qualitativ möglicherweise weniger gut auszuwerten sind als die von TeilnehmerInnen, die sich besser artikulieren können, können sie dennoch ausreichen, um die von anderen AutorInnen gewonnen Ergebnisse zu bestätigen oder zu widerlegen. Wenn die Daten hierfür nicht ausreichend sind, können sie nicht zur Entwicklung einer Theorie beitragen und müssen daher aus der Studie ausgeschlossen werden.

Die Auswahl der Stichprobe hat einen entscheidenden Einfluss auf die zu entwickelnde Theorie und muss daher vor Beginn der Studie gut überlegt werden. Die Stichprobengröße hängt von dem theoretischen **Sättigungsgrad** der Kategorien (s. u.) ab und die Auswahl der TeilnehmerInnen wird von der Datenanalyse beeinflusst. Aus diesem Grund wird die Stichprobenauswahl an diesen Stellen nochmals angesprochen.

6.4.2 Datenerhebung

Die Daten können auf verschiedene Weise erhoben werden. Bluff und Holloway (1994) haben zur Untersuchung der Geburtserfahrungen von Frauen Interviews geführt, die sie auf Tonband aufgenommen haben. Wenn ein Tonband benutzt wird, sollte nicht vergessen werden, es vor dem Interview auf seine Funktionstüchtigkeit hin zu prüfen. Auch an Ersatzbatterien oder ein Ladegerät sollte gedacht werden.

Durch Interviews können die subjektiven Sichtweisen der TeilnehmerInnen zu einem bestimmten Thema erfragt werden. Offene Fragen ermöglichen es den Interviewten, frei über die Aspekte zu sprechen, die ihnen wichtig sind. Der Gang des Gesprächs wird bei offen formulierten Fragen weitgehend durch die Befragten selbst bestimmt und die Gefahr, dass die Vorstellungen der ForscherInnen die

Studie bestimmen, wird gering gehalten. In **unstrukturierten** Interviews werden normalerweise ein bis zwei offene Fragen gestellt. Wenn sich im Verlauf der Datenerhebung bzw. -auswertung die Theorie aus den Daten zu entwickeln beginnt, erfolgt die weitere Datenerhebung gezielter und wird modifiziert, um sich auf die Aspekte zu konzentrieren, die für die Weiterentwicklung einer Theorie von hoher **konzeptueller Dichte** wesentlich sind (May 1991). Damit meinen Strauss und Corbin (1994) die Entwicklung einer Theorie, innerhalb derer die einzelnen Konzepte in klarer Beziehung zueinander stehen und eine Vielzahl von Aspekten des zu untersuchenden Phänomens erhellt werden. Aus diesem Grund werden oft entweder von Anfang an oder im weiteren Studienverlauf **teilstrukturierte** Interviews eingesetzt. Ein Interviewleitfaden, der die wichtigsten anzusprechenden Konzepte beziehungsweise Themenbereiche enthält, kann hier sehr hilfreich sein (Hutchinson 1986). Hat das Interview den Charakter eines Gesprächs, bei dem die Themen so besprochen werden, wie sie sich ergeben, kann eine Vielzahl an tiefgehenden und detaillierten Informationen gewonnen werden (Couchman und Dawson 1995).

Werden für die Theorie wichtige Konzepte von den Interviewten nicht angesprochen, kann der oder die InterviewerIn nachhaken, um die Ansichten der Befragten in Erfahrung zu bringen. Dabei sollten Suggestionsfragen sorgfältig vermieden werden, um wirklich die Ansicht der Befragten und nicht eine Reaktion auf die eigene vorgefasste Meinung zu erhalten. Diese Form des Interviews kann manchmal dazu führen, dass Themen zur Sprache kommen, an die der oder die InterviewerIn vorher nicht notwendigerweise gedacht hat.

Eine weitere Form der Datenerhebung ist die Beobachtung. Sie wird im Rahmen der Grounded Theory bevorzugt eingesetzt, da sie erlaubt, Individuen in Interaktion mit anderen und ihrer Umwelt zu beobachten und diese Beobachtungen zu interpretieren. Bei der teilnehmenden Beobachtung nehmen die ForscherInnen eine aktive Rolle in der Umgebung, in der die Forschung stattfindet, ein. Bei der nicht-teilnehmenden Beobachtung sind die ForscherInnen passiv und protokollieren lediglich die Interaktionen. Die Probleme dieser Methode werden ausführlich bei Kirkham (1987) diskutiert. Häufig werden die verschiedenen Methoden der Datenerhebung kombiniert. Bowler (1993) entschied sich für die nicht-teilnehmende Beobachtung und die Durchführung von Interviews als bevorzugte Methoden der Datenerhebung, während Bright (1992) und Beck (1993) sich für die teilnehmende Beobachtung in Kombination mit Interviews entschieden. Die Kombination verschiedener Methoden der Datenerhebung kann hilfreich sein, um den Wahrheitsgehalt der Daten nachzuweisen, da die verbalen Informationen nicht unbedingt dem Verhalten der Befragten in der Praxis entsprechen.

Zur Datenerhebung können eine ganze Reihe von Quellen herangezogen werden (Strauss und Corbin 1994, **s. Kasten 6-2**). Beobachtungen und Interaktionen

> **Kasten 6-2: Quellen zur Datenerhebung in der Grounded Theory**
>
> ▶ Mutterpass
>
> ▶ Briefe
>
> ▶ Klinikstandards
>
> ▶ Dokumentationen/Aufzeichnungen
>
> ▶ Leitlinien
>
> ▶ von TeilnehmerInnen geführte Tagebücher
>
> ▶ andere relevante Dokumente

können auch auf Video aufgezeichnet werden, wobei hier ethische Aspekte bedacht werden müssen.

Bei allen Methoden der Datenerhebung hat es sich als sinnvoll erwiesen, so genannte **Feldnotizen** *(field notes)* anzufertigen. Auf diese Weise werden der Kontext, in dem die Forschung stattgefunden hat, sowie Aspekte der nonverbalen Kommunikation festgehalten. Insbesondere bei der Methode der Beobachtung stellen diese Feldnotizen oft den einzigen Weg zur Dokumentation der Daten dar (Morse und Field 1996).

In qualitativen Studien sind die ForscherInnen selbst das Forschungsinstrument und damit Teil der Studie. Sie können unbewusst die TeilnehmerInnen und die erhobenen Daten beeinflussen. Hutchinson (1986) empfiehlt, ein Forschungstagebuch zur Reflexion der eigenen Arbeit zu führen und sich auf diese Weise möglicher Einflüsse auf die TeilnehmerInnen und damit auf die Studie bewusst zu werden. In diesem Tagebuch können die Erfahrungen mit dem Forschungsprozess oder auch die Erfahrungen mit dem zu untersuchenden Thema festgehalten werden. Im Rahmen dieser Reflexion wird man sich möglicherweise auch vorgefasster Ansichten, Wertvorstellungen und Meinungen bewusst (Hutchinson 1986). In Kapitel 7 wird noch näher auf das Forschungstagebuch eingegangen werden.

6.4.3 Datenanalyse

Vor der Analyse müssen die Daten transkribiert werden. Das bedeutet, dass die in Beobachtungen und Interviews gewonnenen Daten Wort für Wort schriftlich fixiert werden. In der Transkription müssen auch Dinge wie Räuspern, Lachen, Pausen und Gesten festgehalten werden, da all diese Dinge die Interpretation der

Daten beeinflussen können. Bei Holloway (1997) sowie bei Morse und Field (1996) finden sich detaillierte Beschreibungen, wie bei der Transkription vorgegangen werden soll. [Das Buch der Autorinnen Morse und Field (1998) ist auch in Deutsch erschienen. Weiterführende Literatur zur Transkription der Daten findet sich auch bei Mergenthaler (1992). Anm. d. Hrsg.]

Die Daten werden mit der **Methode des fortwährenden Vergleichs** analysiert. Die Datenerhebung und -analyse erfolgt hierbei parallel (Glaser und Strauss 1967) und wird so oft wie nötig wiederholt. Die Auswertung, das heißt die Identifikation und Elaboration von Konzepten oder Kategorien (Kodierung), beginnt bereits zu einem sehr frühen Zeitpunkt im Forschungsverlauf. Der erste Auswertungsschritt wird als **offenes Kodieren** bezeichnet. Das bedeutet, dass die Daten oder Indikatoren (Ereignisse, Vorstellungen, Verhaltensweisen) **Kategorien** zugewiesen werden und so den Daten eine Bedeutung zugeordnet wird (Strauss und Corbin 1998). Solange die Bedeutung der Oberbegriffe (Kategorien) für die Theorie ungewiss ist, spricht Strauss (1987) auch von «Codes». Die Benennung dieser gegenstandsbezogenen **Codes** kann durch Begriffe erfolgen, die von den Befragten stammen («in vivo») oder solchen, die durch die ForscherInnen eingeführt werden. Hutchinson (1986) nennt diese Codes Level-1-Codes. In diesem Prozess werden Fragen aus den Daten generiert und ein Ereignis wird mit einem anderen verglichen. Jedes Interview oder jeder Datensatz wird den bereits vorhandenen Daten und Interpretationsvorschlägen gegenüber gestellt und die sich auf diese Weise entwickelnden neuen Fragen bzw. Hypothesen werden dann erneut mit dem vorhandenen Material verglichen. Wie die schriftliche Fixierung in dieser Phase aussehen kann, zeigt **Tabelle 6-1**.

Tabelle 6-1: Strukturierung der Daten

Interviewdaten	Offene Kodierung
«Äh, die Leute haben mir gesagt, ich sollte irgendwelche Dinge holen und ich wusste nicht wo sie waren. Ich habe versucht, sie zu finden, aber es ging alles so schnell und man erwartet von Dir, dass Du gleich losspringst und die Sachen holst. Ich habe mich wie eine Außenseiterin gefühlt. Ich bin am ersten Tag ins Büro gegangen. Ich habe meine Arbeitskleidung gekriegt und keiner hat etwas gesagt wie ‹oh, herzlich willkommen›, und ich hab nur dagesessen und mich gefragt, was ich hier eigentlich tue. Ich war auf dieser Station an dem Punkt, dass ich mich gefragt habe, ob ich wirklich weiter machen will. Dieser Stress war ziemlich schlimm.»	mangelndes Wissen Versuch zu helfen «Handlanger» Außenseiter (in-vivo-Kategorie) ignoriert worden, mangelnde professionelle Identität erlebt Zweifel erlebt Zweifel gestresst

Diese Form der Datenauswertung führt zu einer Vielzahl von Konzepten oder Codes. Im nächsten Schritt werden zur weiteren Strukturierung des vorhandenen Datenmaterials gleiche Codes zu Kategorien oder Level-2-Codes (Hutchinson 1986) zusammengefasst. Die Benennung dieser Kategorien erfolgt auf einem höheren Abstraktionsniveau. So können z. B. aus den Interviews hervorgegangene Codes wie «Vertrauen», «Akzeptanz», «blindes Vertrauen» zu einer Kategorie «sie wissen es am besten» zusammengefasst werden (Bluff/Holloway 1994). Durch weitere Zusammenfassung und Reduzierung der Kategorien erhält man Level-3-Codes (Hutchinson 1986). Durch **axiales Kodieren** (Strauss/Corbin 1998) werden die Kategorien immer enger verknüpft, indem der Kontext und die Bedingungen des auftretenden Phänomens und die sich daraus ergebenden Konsequenzen herausgearbeitet werden. **Selektives Kodieren** (Strauss/Corbin 1998) ermöglicht schließlich die Entwicklung einer **Schlüsselkategorie**. Die Schlüsselkategorie steht mit allen anderen Kategorien in Zusammenhang und liefert eine Erklärung für das Verhalten von Menschen in bestimmten sozialen Situationen. Bei Beck (1993) findet sich eine gute Darstellung der einzelnen Kodierungsschritte.

6.4.4 Die Schlüsselkategorie

Die Schlüsselkategorie ist die zentrale, sich aus den Daten ergebende Kategorie. Sie liefert eine Erklärung für Geschehnisse in einer sozialen Situation, kristallisiert sich aber möglicherweise erst gegen Ende der Studie heraus (Strauss 1987). Sie taucht wiederholt in dem vorhandenen Datenmaterial auf und stellt die übergeordnete Verbindung dar. Unterschiede in den Daten lassen sich ebenfalls durch die Schlüsselkategorie erklären. Diese Unterschiede tragen zur konzeptuellen Dichte der Theorie bei und treten auf, weil der zentrale Aspekt nur auf wenige Individuen oder Fälle ganz genau zutrifft (Strauss und Corbin 1998).

Die Schlüsselkategorie oder der soziale Prozess der Studie von Beck (1993) lautete, dass Frauen mit einer postnatalen Depression einen so starken Kontrollverlust erlebten, dass es sie «fast um den Verstand brachte». Ein tiefergehendes Verständnis für diesen Prozess ergab sich durch die Entwicklung von Unterkategorien, die die Bewältigungsstrategien der Frauen beschrieben, wie sie mit dem von ihnen erlebten Kontrollverlust umgingen. Die Zusammenfassung und Reduktion von Kategorien kann zu dem führen, was Lofland und Lofland (1984: 138) als «Qual des Weglassens» bezeichnen. Das bedeutet, dass bestimmte Informationen oder Konzepte, die die ForscherInnen in ihrem abschließenden Bericht gerne mitteilen würden, weggelassen werden müssen, da sie für den zentralen Argumentationsstrang nicht relevant sind (Glaser 1978). Allerdings sollten diese Informationen nicht völlig ignoriert werden, da sie schließlich für die Befragten von

Bedeutung waren. Wenn es die Zeit erlaubt, können diese Informationen Material für weitere Veröffentlichungen bieten.

Strauss und Corbin (1998) geben für die Anwendung der Grounded Theory klare Handlungsanweisungen, was möglicherweise als etwas einengend erlebt werden kann. Nun sollte diese detaillierte und systematische Vorgehensweise zwar handlungsleitend sein, Strauss (1987) meint aber auch, dass Raum für Flexibilität bleiben sollte. Dabei hat sich die Fähigkeit zum Umgang mit Ambiguität als hilfreich erwiesen (Glesne und Peshkin 1992). Erst wenn die Beziehung zwischen den im ersten Schritt erstellten Codes und den später daraus hervorgehenden Kategorien deutlich wird, entwickelt sich die Schlüsselkategorie oder der zentrale Aspekt des zu untersuchenden Phänomens. Bis dahin sehen sich die ForscherInnen einer Vielzahl von Kategorien gegenüber, die scheinbar keinen Zusammenhang aufweisen. Da sie den Ausgang der Studie nicht kennen, «tappen die ForscherInnen permanent im Dunkeln». Das kann manchmal sehr frustrierend und entmutigend sein. An diesen Stellen ist es wichtig, den Mut nicht zu verlieren, da die Zusammenhänge langfristig deutlich werden. In einer solchen Phase kann es sehr hilfreich sein, mit KollegInnen über die Studie zu sprechen. Die Artikulation der bisherigen Ergebnisse kann zu neuen Fragen und Gedanken führen, die, zusammen mit den Ideen der KollegInnen, das eigene Verständnis voran bringen.

6.4.5 Theoretische Sättigung

Der theoretische **Sättigungsgrad** der Kategorien ist erreicht, wenn im Verlauf der weiteren Datenerhebung und -analyse keine neuen Informationen mehr zu den Kategorien hinzukommen (Strauss/Corbin 1998). Die Modifikation der Interviewinhalte wird so lange fortgeführt bis alle Kategorien gesättigt sind (Glaser/Strauss 1967). Dreher (1984) gibt zu bedenken, dass die Forderung nach der Sättigung aller Kategorien dazu führen kann, dass primär auf den Umfang oder die Quantität der Daten zu den einzelnen Aspekten des zu untersuchenden Phänomens geachtet wird. Dies entspricht jedoch eher dem Vorgehen der quantitativen Forschung. Dreher (1994) warnt daher davor, sich zu stark auf die Sättigung aller Kategorien zu konzentrieren. Sie sieht darin die Gefahr, dass möglicherweise andere bedeutsame Konzepte oder Kategorien nicht erkannt oder diskutiert werden. Sie begründet diesen Standpunkt nicht, dennoch ist es vorstellbar, dass eine vorrangige Konzentration auf den Sättigungsgrad bestimmter Kategorien die Generierung neuer Hypothesen behindert.

Die Stichprobengröße wird durch den theoretischen Sättigungsgrad der einzelnen Kategorien determiniert (Glaser/Strauss 1967) und ist zu Beginn der Studie nicht bekannt. Morse/Johnson (1991) sind der Meinung, dass der Stichprobenumfang bei geringerer Artikulationsfähigkeit der TeilnehmerInnen für einen ausreichenden Sättigungsgrad der Kategorien möglicherweise größer sein muss. Dies muss bei der Zeitplanung für die Studie berücksichtigt werden.

6.4.6 Memos und Diagramme

Alle Forschungsideen, Forschungspläne, Kodierungsbemühungen, Interpretationsvorschläge usw. sollten in Form von Memos festgehalten werden (Strauss und Corbin 1998). Sie können die Strukturierung und die Kontrolle der Daten erleichtern. Im Verlauf der Entwicklung der Theorie werden diese Memos zunehmend detaillierter und bilden die Basis für den abschließenden Bericht. Entsprechend den verschiedenen Interpretations- und Forschungsanstrengungen können Memos verschiedene Inhalte haben wie weiterführende Fragen, vorläufige Kategorienausarbeitungen, Dimensionen des gerade bearbeiteten Themas, Zusammenfassungen, Literaturexzerpte, Übertragungsphänomene etc. (Strauss und Corbin 1998). Das Anfertigen von Memos sollte parallel zum gesamten Forschungsprozess geschehen und ihre Inhalte leisten einen wesentlichen Beitrag zur Theorieentwicklung. **Kasten 6-3** zeigt ein Beispiel für ein Memo, das Gedanken und Fragen enthält, die durch das in Tabelle 6-1 dargestellte Datenmaterial entstanden sind.

Memos können zu jedem Code geschrieben werden. Sie können im Verlauf der Datenerhebung und -analyse überarbeitet werden. Wenn im Laufe der Kodierungsprozesse einzelne Kategorien zusammengefasst und ihre Zahl reduziert wird, können auch die Inhalte der **Memos** überarbeitet, zusammengefasst und

---

Kasten 6-3: Memo (Extrapolation der Interviewdaten)

Sandy ist Hebammenschülerin und hat ihren ersten praktischen Einsatz im Kreißsaal. Sie kennt sich in der klinischen Umgebung nicht aus, versucht aber, den Hebammen, mit denen sie arbeitet, zu helfen, als diese sie bitten, bestimmte Dinge für sie zu holen. Es hat den Anschein, dass die Situationen sich sehr schnell ändern und die Hebammen einen »Handlanger« brauchten. Dies wirft eine Reihe von Fragen auf. Ist es richtig, dass eine Schülerin diese Rolle übernimmt? Wenn es nur darum geht, bestimmte Dinge für die Hebamme zu besorgen, könnte dies dann nicht von Hilfspersonal übernommen werden? Welche Lernerfahrungen entgehen der Schülerin dadurch, dass sie Handlangertätigkeiten verrichtet?

Am ersten Tag ihres praktischen Einsatzes scheint sich die Schülerin ausgeschlossen zu fühlen. Obwohl sie die Arbeitskleidung einer Schülerin trägt, kennen die Hebammen sie nicht und sie verfügt über keine professionelle Identität. Dies könnte eine Erklärung dafür sein, dass Sandys Anwesenheit nicht gewürdigt wird. Dennoch lässt sich ein solches Verhalten als grob und unhöflich bezeichnen. Es ist daher nicht verwunderlich, dass Sandy sich gestresst fühlt und Zweifel an ihrer Entscheidung, Hebamme zu werden, hegt.

einer Kategorie zugeordnet werden. Diese Form der Datenerhebung, -analyse und -dokumentation kann zu einer riesigen Datenmenge führen. Morse (1993) sieht insbesondere für unerfahrene ForscherInnen die Gefahr, sich in der Menge der Daten zu verlieren.

Die Beziehung zwischen den ersten Kodierungen und den späteren Kategorien kann auch in Form eines Diagramms gezeigt werden. Bei Beck (1993) findet sich hierzu ein gutes Beispiel. Die grafische Darstellung der Memoinhalte kann bei klarer und genauer Ausführung hilfreich sein, um noch vorhandene Wissenslücken und damit noch existierenden Forschungsbedarf aufzudecken (Strauss und Corbin 1998).

6.4.7 Theoretical Sampling (theoriegeleitete Stichprobenziehung)

In den frühen Phasen der Untersuchung, wenn die Relevanz der Daten noch unklar ist, empfehlen Strauss und Corbin ein **Open Sampling**. Hiermit ist die völlige Freiheit in der Wahl der InterviewpartnerInnen, der zu beobachtenden Ereignisse oder der zu untersuchenden Dokumente, die möglicherweise Aufschluss über das zu erforschende Phänomen geben können, gemeint. Sobald sich die wichtigen Aspekte herauszukristallisieren beginnen, tritt das **Theoretical Sampling** in den Vordergrund. Diese Art der Stichprobenauswahl erlaubt eine Theoriegewinnung (bzw. -entwicklung) insofern, als dass weitere Probandinnen in Abhängigkeit von den bereits gewonnenen und ausgewerteten Daten (zum Beispiel den bereits erstellten Codes) ausgewählt werden. Die Auswahl der TeilnehmerInnen hängt dann von den bereits erstellten Codes ab, das heißt, ob die TeilnehmerInnen für einen Vergleich interessant erscheinen und damit zur Theorieentwicklung beitragen können oder nicht. [Probandinnen werden nach dem Prinzip des minimalen und maximalen Kontrastes ausgewählt. Mit dem Minimalkontrast können vorher gewonnene Erkenntnisse bestätigt werden. Der Maximalkontrast verbreitet die Spannbreite der Theorie. Anm. d. Hrsg.] Es kann Situationen geben, in denen ein *Theoretical Sampling* einzelner Personen nicht möglich ist. Bei Konzepten ist dies einfacher. Sie können immer durch gezieltes Nachfragen zur Sprache gebracht werden, wenn sie von den InterviewpartnerInnen nicht von selbst angesprochen werden. Auf diese Weise beeinflusst die sich entwickelnde Theorie die Datenerhebung (Glaser und Strauss, 1967).

Bluff und Holloway (1994) kamen zum Beispiel in ihrer Studie zu dem Ergebnis, dass Erstgebärende der Ansicht waren, dass das medizinische Personal wisse, welche Betreuungsmaßnahmen für die Frauen am besten wären. Dieses Ergebnis veranlasste die Forscherinnen zu einer vergleichenden Befragung von Mehrgebärenden. Auf diese Weise können Konzepte bestätigt, verworfen oder erweitert werden (Strauss und Corbin 1998). Die Auswahl der TeilnehmerInnen erfolgt gezielt unter dem Aspekt, ob sie die vorhandenen Konzepte und Kategorien unterstützen beziehungsweise widerlegen können oder möglicherweise eine andere Meinung zu dem zu untersuchenden Phänomen haben (Strauss und Corbin 1998). So wird die Entwicklung einer Theorie von konzeptueller Dichte und Integrität möglich. Dabei ist die wechselseitige Beziehung zwischen der Datenerhebung und -analyse immer von entscheidender Bedeutung. Eine zeitlich vor der Analyse gelegene Erhebung aller Daten kann dazu führen, dass Fragen, die sich aus den Daten ergeben, unbeantwortet bleiben und ein *Theoretical Sampling* nur auf Grund theoretischer Überlegungen der ForscherInnen stattfindet.

6.4.8 Theoretische Sensibilität

Theoretische Sensibilität ist eine wesentliche Bedingung für die Entwicklung einer in den Daten verankerten Theorie. Glaser und Strauss (1967) meinen damit das Gespür der ForscherInnen für die Daten und die Feinheiten in deren Bedeutung. Die Fähigkeit, die für die Theorie relevanten Daten heraus zu filtern, ist dabei entscheidend. Man mag dies als Vorbedingung für die Auswertung jeder Art von qualitativen Daten bezeichnen, was sicher korrekt ist. Bei der ethnografischen und phänomenologischen Methode bezieht sich die Forderung nach Sensibilität jedoch eher auf die Bedeutung und Interpretation der Daten als auf die Entwicklung einer Theorie, um die es bei der Grounded Theory geht.

Persönliches und professionelles Wissen sowie Erfahrung können die theoretische Sensibilität sowohl positiv als auch negativ beeinflussen (Strauss und Corbin 1998). So können sich unbewusste vorgefasste Meinungen in Verbindung mit einer Vertrautheit mit den Daten durchaus negativ auswirken. Wie immer die Auswirkungen auch sind, sie sollten im Rahmen der Studie deutlich gemacht werden. Eine gewisse Sprachgewandtheit erleichtert die Benennung der Kategorien und erhöht damit die theoretische Sensibilität. Hier kann ein Thesaurus ein hilfreiches Werkzeug darstellen.

Der geeignete Einsatz relevanter Literatur kann die theoretische Sensibilität ebenfalls verbessern (Glaser 1978). Bereits publizierte vergleichbare Studien zu Konzepten bzw. Phänomenen können das Erkennen dieser Konzepte in den eigenen Daten erleichtern bzw. die Gründe für ihr Fehlen können durch gezieltes Nachfragen bei weiteren Befragten erhellt werden (Strauss und Corbin 1998).

6.4.9 Verwendung der Literatur

Eine ausführliche Literaturrecherche zu Beginn der Studie wird von Glaser, Strauss und Corbin nicht für sinnvoll erachtet (Glaser und Strauss 1967, Strauss und Corbin 1998), da sie vorgefasste Meinungen befördern kann, die wiederum eine Theorieentwicklung behindern können. Für eine gute Forschungsplanung ist eine Literaturrecherche jedoch erforderlich (Chenitz und Swanson 1986) und auch hilfreich.

Ein allgemeiner Überblick über die verfügbare Literatur erleichtert die fundierte Begründung des Studienvorhabens (De Poy und Gitlin 1993) und eine Wiederholung bereits durchgeführter Studien wird vermieden. Morse und Johnson (1991) betonen allerdings, dass eine Distanzierung von dem durch die Literaturrecherche gewonnenen Wissen wichtig ist, um die Datenerhebung nicht zu beeinflussen. Es lässt sich allerdings fragen, ob diese Forderung realistisch ist. Ein Überblick über das bereits vorhandene Wissen zu dem gewählten Thema ermöglicht außerdem die Spezifizierung der Forschungsfrage (Glesne und Peshkin 1992). Ebenso ermöglicht die Literaturrecherche eine Einschätzung der aktuellen Bedeutung des Themas und der Art des Wissenszuwachses, der durch die Bearbeitung erlangt werden kann (Chenitz und Swanson 1986).

Auch wenn die Studie zunächst mit einer eingeschränkten Literaturrecherche begonnen wird, wird die thematisch verwandte Literatur doch während des ganzen Forschungsprozesses herangezogen und überprüft. Das bedeutet letztlich, dass die vorhandene Literatur extensiv gesichtet wird. Die im Rahmen der Studie gewonnen Ergebnisse werden mit dem, was bereits zu dem Thema bekannt ist, verglichen (Strauss und Corbin 1998, Morse und Johnson 1991). Möglicherweise stützt das bereits vorhandene Wissen die eigenen Ergebnisse. Wo dies nicht der Fall ist, werden die Gründe dafür untersucht. Damit beeinflusst auch die vorhandene Literatur den Prozess der Datenerhebung. Die Literatur wird in die eigene Arbeit integriert und ermöglicht eine Betrachtung des zu untersuchenden Phänomens aus der Perspektive anderer Disziplinen oder sozialer Kontexte und regt so möglicherweise zu einer Erweiterung der eigenen Theorie an. [Eine weiterführende Diskussion über den Umfang der zu beachtenden Literatur bei einer Grounded Theory Forschung findet sich bei Backman & Kyngäs (1999). Anm. d. Hrsg.]

6.4.10 Die Theorie

Der wesentliche Unterschied zwischen der Grounded Theory und anderen qualitativen Ansätzen besteht in der Bedeutung, die der Theorieentwicklung beigemessen wird (Strauss und Corbin 1994). Der spezielle Prozess der wechselseitigen Datenerhebung und -analyse erlaubt die Entwicklung einer datengestützten

Theorie. Im Verlauf dieses Prozesses wird die Theorie entwickelt, überarbeitet und überprüft (Strauss und Corbin 1998). Ihre Verifizierung wird immer nur vorläufig sein, da das soziale Umfeld dynamisch ist und diesem Umstand durch Überarbeitung und Modifizierung der Theorien sehr wahrscheinlich Rechnung getragen werden muss (Strauss und Corbin 1994). Dennoch sind Glaser und Strauss (1967) der Überzeugung, dass eine datengestützte Theorie, wie sie mit Hilfe der Grounded Theory entwickelt wird, ihre Relevanz behält. So beeinflusst ihre Erhebung zu sterbenden Patienten auch noch in den 1990er Jahren die Arbeit mit diesen Menschen im Krankenhaus.

Eine mit Hilfe der Grounded Theory entwickelte Theorie gilt als gut, wenn sie bestmöglich zu den Daten passt, sowie verständlich, generalisierbar und kontrollierbar ist (Glaser und Strauss 1967). Eine *Übereinstimmung* zwischen der Theorie und den Daten kann angenommen werden, wenn die Theorie die Realität aller an der Studie Beteiligten widerspiegelt. Dies können zum Beispiel schwangere Frauen sein sowie die sie betreuenden Hebammen und Hebammenschülerinnen. Ist eine solche bestmögliche Übereinstimmung gegeben, wird die Theorie von den betroffenen Personen *verstanden* und erlangt auf Grund ihrer Relevanz für diesen Personenkreis **Glaubwürdigkeit** *(credibility)*. Dabei ist immer zu berücksichtigen, dass die Sichtweise von Realität individuell verschieden ist und zum Teil von Vorerfahrungen sowie dem Setting, in dem die Untersuchung stattfindet, abhängt. Glaser und Strauss (1967) sind der Ansicht, dass eine Theorie bei entsprechender konzeptueller Dichte einen Abstraktionsgrad aufweist, der es ermöglicht, sie auch in anderen Kontexten, in denen das untersuchte Phänomen anzutreffen ist, anzuwenden. Dies ist gemeint, wenn sie von **Allgemeingültigkeit** *(generality)* sprechen, wobei Lincoln und Guba (1985) an dieser Stelle den Begriff Übertragbarkeit *(transferability)* vorziehen. Des Weiteren sollte die Theorie *kontrollierbar* sein. Das heißt, es sollte Hebammen möglich sein, die Theorie anzuwenden und sie den gegebenen Umständen oder entsprechend den Konsequenzen für Mutter und Kind anzupassen.

Eine Theorie kann Lücken aufweisen (Hutchinson 1986). Dies ist häufig bei unzureichender Sättigung der Kategorien der Fall, zum Beispiel auf Grund zeitlicher Beschränkungen bei der Durchführung der Studie. In einem solchen Fall kann es sinnvoll sein, einen anderen Forschungsansatz zu wählen. Auch bei unvollständigem Verständnis des Ansatzes kann eine Kodierung der Daten und die Bildung von Kategorien vorgenommen werden, ohne *Theoretical Sampling* mangelt es der zu entwickelnden Theorie allerdings an konzeptueller Dichte (Glaser und Strauss 1967). Der Ansatz der Grounded Theory sollte auch nur dann gewählt werden, wenn die Absicht besteht, eine Theorie zu entwickeln (Glaser und Strauss 1967). Kirkham (1987) verglich in einer ethnografischen Studie die Interaktionen zwischen Hebammen, Schwangeren und ÄrztInnen in verschiedenen Geburtssettings. Wie gezeigt wurde, sind solche Vergleiche eigentlich Gegenstand der Grounded Theory. Die ethnografische Methode wird für derartige Vergleiche im Allgemeinen nicht eingesetzt, ebensowenig ist die Entwicklung einer Theorie vorgesehen. Bei der Arbeit von Kirkham (1984) handelt es sich um eine deskriptive Studie. Lassen die Daten die Ermittlung einer Schlüsselkategorie, die Voraussetzung für eine Theorieentwicklung ist (Hutchinson 1986), nicht zu, sollte die Studie als deskriptive Studie präsentiert werden (Hutchinson 1986).

6.5 Ethische Aspekte

Weder Glaser und Strauss (1967) noch Strauss und Corbin (1998) äußern sich zu ethischen Aspekten im Zusammenhang mit der Grounded Theory. Dennoch dürfen sie nicht ignoriert werden. Sie beschränken sich nicht allein auf die Grounded Theory, sondern gelten für alle qualitativen Forschungsansätze. Vor Beginn jeder Forschung, an der Menschen als TeilnehmerInnen mitwirken, muss das Einverständnis einer Ethikkommission eingeholt werden. Der Zugang zum Setting erfolgt über so genannte **Gate-Keeper** (Morse und Field 1996). Vertraulichkeit und Anonymität müssen gewährleistet sein. Dies kann insbesondere bei kleinen Stichproben ein Problem sein. Aufzeichnung in Form von Texten, Tonbandaufnahmen und Videos müssen sorgfältig verwahrt werden, ohne die Möglichkeit der Identifikation der Personen. Die Notwendigkeit eines *Informed Consent* ist ein Thema für sich, genauso wie der Einfluss der ForscherInnen auf die TeilnehmerInnen und die Daten. Für weitere Informationen zu diesen und anderen Themen sei hier auf die Texte von Holloway und Wheeler (1996) und Ramos (1989) verwiesen. Einige dieser Texte behandeln ethische Fragen im Zusammenhang mit quantitativer und qualitativer Forschung gleichzeitig. Ramos (1989) stellt fest, dass ethische Standards für quantitative Forschung im Allgemeinen auf das qualitative Paradigma übertragen werden. Es bedarf daher eines guten Verständnisses des quantitativen Ansatzes und seiner Methoden, wenn die hierfür diskutierten ethischen Fragen auf die Grounded Theory und andere qualitative Ansätze angewandt und übertragen werden.

6.6 Schlussfolgerung

Die Grounded Theory ist ein qualitativer Forschungsansatz zur Erhebung und Analyse von Daten mit dem Ziel der Entwicklung einer konzeptuell dichten Theorie zur Erklärung von Geschehnissen in einem sozialen Setting. Obwohl es sich um einen qualitativen Ansatz handelt, können viele Aspekte mit dem quantitativen Forschungsprozess verglichen werden. Die Grounded Theory kann sehr arbeits- und zeitaufwändig sein. Sie kann sowohl «langweilig» als auch «aufregend» sein (Strauss 1987). Wie jede qualitative Forschung ist die Grounded Theory ein Prozess der Entdeckung. Die Entwicklung einer Theorie und der für diese Form der Forschung notwendige Spürsinn stellen eine echte Belohnung für engagierte ForscherInnen dar.

Zusammenfassung

In diesem Kapitel wurde deutlich gemacht, dass die Grounded Theory eine Methode zur Erhebung und Analyse von Daten darstellt. Zu dieser Methode gehört:

- eine extensive Literaturrecherche zur Begründung der Durchführung der Studie,
- eine gezielte, kontinuierliche Auswahl der Stichprobe,
- die Datenerhebung mittels unstrukturierter und teilstrukturierter Interviews,
- die Beobachtung von Ereignissen,
- eine schriftliche Dokumentation,
- die Datenanalyse nach der Methode des fortwährenden Vergleichs,
- die theoretische Stichprobenauswahl (Theoretical Sampling) und theoretische Sensibilität,
- die Sättigung der Kategorien,
- die Integration der Literatur in die eigene Arbeit.

Es handelt sich um einen detaillierten und systematischen Ansatz, der die Entwicklung einer Theorie erlaubt.
Grounded Theory ermöglicht Hebammen die Einschätzung des Verhaltens von Menschen und wie dieses Verhalten durch Interaktion mit anderen und der Umwelt beeinflusst wird.

Literatur

Barclay L, Everitt L, Rogan F, Schmied V, Wyllie A, (1997) Becoming a mother – an analysis of women's experience of early motherhood. Journal of Advanced Nursing 25(4): 719–728

Backman K, Kyngäs H A (1999) Challenges of the grounded theory approach to a novice researcher. Nursing and Health Sciences 1: 147–153 [Anm. d. Hrsg.]

Beck C T (1993) Teetering on the edge: a substantive theory of postnatal depression. Nursing Research 42(1): 42–48

Bluff R (Ongoing Study) Fitting in and staying out of trouble: the influence of midwives on student learning

Bluff R, Holloway I (1994) «They know best»: women's perceptions of midwifery care during labour and childbirth. Midwifery 10(3): 157–164

Bowler I (1993) «They're not the same as us»: midwives' stereotypes of South Asian descent maternity patients. Sociology of Health and Illness 15(2): 157–177

Bright A O (1992) Making place: the first birth in an intergenerational family context. Qualitative Health Research 2(1): 75–98

Chenitz W C, Swanson J M (1986) From practice to grounded theory: qualitative research in nursing. Addison Wesley, Menlo Park, CA

Couchman W, Dawson J (1995) Nursing and health-care research: a practical guide. Scutari Press, London

De Poy E, Gitlin L N (1993) Introduction to research: multiple strategies for health and human sciences. Mosby, St. Louis, MO

Department of Health (1993) Changing Childbirth. Report of the Expert Maternity Group. HMSO, London

Department of Health (1997) The new NHS: modern, dependable. London, HMSO

Donovan J (1995) The process of analysis during a grounded theory study of men during their partners' pregnancies. Journal of Advanced Nursing 21(4): 708–715

Dreher M (1994) Qualitative research methods from the reviewer's perspective. In: Morse JM (ed) Critical issues in qualitative research methods. Sage Publications, Thousand Oaks, CA, ch 15, p 281–297

Glaser B G (1978) Theoretical sensitivity. Sociology Press, Mill Valley, CA

Glaser B G (1992) Basics of grounded theory analysis. Sociology Press, CA

Glaser B, Strauss A (1965) Awareness of dying. Aldine Press, Chicago, IL

Glaser B G, Strauss A L (1967) The discovery of grounded theory: strategies for qualitative research. Aldine De Gruyter, New York

Glaser B, Strauss A (1968) Time for dying. Aldine Press, Chicago, IL

Glesne C, Peshkin A (1992) Becoming qualitative researchers: an introduction. Longman, New York

Hall S M, Holloway I M (1998) Staying in control: women's experiences of labour in water. Midwifery 14(1): 30–36

Holloway I (1997) Basic concepts for qualitative research. Blackwell Science, Oxford

Holloway I, Wheeler S (1996) Qualitative Research for nurses. Blackwell Science, Oxford

Hutchinson S (1986) Grounded Theory: the method. In: Munhall P, Oiler C J (ed) Nursing Research: a qualitative perspective. Appleton-Century-Crofts, Norwalk, CT, ch 6, p 111–130

Kirkham M (1987) Basic supportive care in labour: interaction with and around women in labour. PhD thesis, University of Manchester

Leininger M M (1985) Qualitative research methods in nursing. Grune & Stratton, Orlando, FL

Lincoln Y S, Guba E G (1985) Naturalistic inquiry. Sage Publications, Newbury Park, CA

Lofland J, Lofland L H (1984) Analyzing social settings: a guide to qualitative observation and analysis. Wadsworth, Belmont, CA

May K A (1991) Interview techniques in qualitative research: concerns and challenges. In: Morse J (ed) Qualitative nursing research – a contemporary dialogue. Sage Publications, London, ch 11, p 188–201

Mead G H (1934) Mind, self and society. University of Chicago Press, Chicago, IL

Mergenthaler E (1992) Die Transkription von Gesprächen: Eine Zusammenstellung von Regeln mit einem Beispieltranskript. Ulmer Textbank [Anm. d. Hrsg.]

Morse J M (1993) Drowning in data. Qualitative Health Research 3(3): 267–269

Morse J M, Field P A (1996) Nursing research: the application of qualitative approaches. Chapman & Hall, London

Morse J M, Field P A (1998) Qualitative Pflegeforschung: Anwendung qualitativer Ansätze in der Pflege. Ullstein Medical. Wiesbaden [Anm. d. Hrsg.]

Morse J M, Johnson J L (1991) Understanding the illness experience. In: Morse J M, Johnson J L The illness experience: dimensions of suffering. Sage Publications, Newbury Park, CA, ch 1, p 1–12

Ramos M C (1989) Some ethical implications of qualitative research. Research in Nursing and Health 12: 57–63

Rogan F, Shmied V, Barclay L, Everitt L, Wyllie A (1997) «Becoming a mother» – developing a new theory of early motherhood. Journal of Advanced Nursing 25(5): 877–885

Stern P N (1980) Grounded theory methodology. Its uses and processes. Image 12: 20–23

Stern P N (1994) Eroding grounded theory. In: Morse J M (ed) Critical issues on qualitative research methods. Sage Publications, Thousands Oaks, CA, ch 11, p 212–223

Strauss A L (1987) Qualitative analysis for social scientists. Cambridge University Press, Cambridge

Strauss A, Corbin J (1990) Basics of qualitative research grounded theory procedures and techniques. Sage Publications, Newbury Park

Strauss A, Corbin J (1994) Grounded theory methodology: an overview. In: Denzin N K, Lincoln Y S (ed) Handbook of qualitative research. Sage Publications, London, ch 17, p 273–285

Strauss A, Corbin J (1998) Basics of qualitative research techniques and procedures for developing grounded theory, 2nd ed. J B Lippincott, Philadelphia, PA

Streubert H J, Carpenter D R (1999) Qualitative research in nursing: advancing the humanistic imperative, 2nd edn. JB Lippincott, Philadelphia, PA

Vasquez E (1995) Creating paths: living with a very-low-birth-weight infant. Journal of Obstetric, Gynecologic and Neonatal Nursing 24(8): 619–624

Walker J M, Hall S, Thomas M (1995) The experience of labour: a perspective from those receiving care in a midwife-led unit. Midwifery 11(3): 120–129

7. Ethnografie

Patricia Donovan

> **Themen dieses Kapitels:**
> - Ursprünge der ethnografischen Forschung
> - Ziele der Ethnografie
> - Holistische und kontextuelle Natur der Ethnografie
> - Reflexivität
> - Emische und etische Daten
> - Das Endprodukt
> - Vorbereitung der Arbeit im Feld
> - Agieren im Feld
> - Teilnehmende und nicht-teilnehmende Beobachtung
> - Interviews
> - Datenanalyse
> - Ethnografische Berichte

7.1 Einführung

«Schwangerschaft und Geburt sind insofern soziale Ereignisse, als dass sie innerhalb eines ökonomischen und sozialen Systems stattfinden und innerhalb eines kulturellen Wertesystems verstanden werden» (Symonds und Hunt 1996: 83).

Mit Hilfe der Ethnografie können die verborgenen kulturellen Kontexte von Schwangerschaft, Geburt, Mutterschaft sowie dem Leben von Frauen allgemein der Welt zugänglich gemacht werden. Dies kann für Hebammen sehr hilfreich sein, die diese Dinge bisher möglicherweise nur aus ihrer eigenen Perspektive betrachtet haben. Mit Hilfe der Ethnografie lassen sich Schwangerschaft, Geburt und Mutterschaft aus einer kulturellen Perspektive verstehen sowie das Wissen um die stattfindenden physiologischen Prozesse darstellen. Ein solches Verständnis kann die Qualität der Betreuung der Frauen verbessern und Einfluss auf die Richtlinien haben (Silverman 1993). Feministische EthnografInnen gehen sogar so weit, zu sagen, dass die Ethnografie und das ganze Gebiet der qualitativen Forschung den bisher stummen und versteckten Stimmen der Frauen eine Ausdrucksmöglichkeit bietet.

Die Ethnografie ermöglicht eine holistische Sichtweise auf Menschen in ihrer physischen und soziokulturellen Umgebung und versucht das Verhalten und die Interaktionen innerhalb dieses Settings mit Bedeutung zu füllen. Werner und Schoepfle (1987) verstehen unter Ethnografie jede vollständige oder teilweise Beschreibung einer Gruppe (*ethno* – Volk, *grafie* – Beschreibung, *Ethnografie* – Beschreibung eines Volkes). In der soziologischen Literatur herrscht hinsichtlich der genauen Definition von Ethnografie und ihrer Abgrenzung zu anderen qualitativen Methoden keine Einigkeit, was in den unterschiedlichen Perspektiven der ForscherInnen begründet liegen kann. Ethnografie kann als ein Ansatz verstanden werden, der sich der Analysemethoden anderer Ansätze, wie zum Beispiel der Phänomenologie oder der Grounded Theory, bedient. Hunt und Symonds (1995) weisen auf diese Unklarheiten in der Abgrenzung von Grounded Theory und Ethnografie im Rahmen ihrer Diskussion einer Kreißsaalkultur hin, bieten aber keine weitere Klärung an. In diesem Kapitel wird die Ethnografie als ein eigenständiger Ansatz behandelt, jedoch durchaus in dem Bewusstsein, dass es Überschneidungen mit und Widersprüche zu anderen Forschungsansätzen gibt (Morse und Field 1996).

7.2 Ursprünge der ethnografischen Forschung

Historisch hat sich die Ethnografie aus der Kultur**anthropologie** entwickelt. Sie hat ihre Wurzeln in den Arbeiten von Franz Boas (1924) und Margaret Mead (1929) und ist die wichtigste Methode der EthnologInnen zur Untersuchung unbekannter und normalerweise primitiver Kulturen und Gesellschaften. Sie basiert auf der Annahme, dass alle Menschen über ausreichend Gemeinsamkeiten verfügen, um soziale Beziehungen aufbauen zu können. Auch in der Hebammentätigkeit wird davon ausgegangen, dass Frauen gemeinsame Charakteristika und Eigenschaften aufweisen, die den Aufbau von Beziehungen ermöglichen.

Mit der Abnahme der Zahl unbekannter Kulturen haben EthnologInnen begonnen, andere Gesellschaften zu untersuchen. Inzwischen haben sich ihnen ErziehungswissenschaftlerInnen, SoziologInnen und GesundheitswissenschaftlerInnen in den Bemühungen, das soziale Handeln in Subkulturen und Gesellschaftsgruppen mit Sinn zu füllen, angeschlossen.

7.3 Ziele der Ethnografie

EthnografInnen untersuchen die Geschehnisse in einer Gesellschaft sowie die Art und Weise, wie sie geschehen, wobei Sinndarstellung und Sinnherstellung im Mittelpunkt stehen (Leininger 1985). Ethnografische Studien versuchen die Interaktionen und das Verhalten einer Kultur nicht nur zu beschreiben, sondern das fremde oder möglicherweise auch das vertraute Verhalten mit Bedeutung zu füllen. EthnografInnen bemühen sich, in die Haut der zu Untersuchenden zu schlüpfen. Sie bezeichnen daher die Ethnografie ganz bewusst als einen subjektiven Ansatz. Ethnografie ist des Weiteren ein naturalistischer Ansatz, da Interaktionen in natürlichen Settings und Umgebungen untersucht werden. Wie jede Forschung ist sie an Aufdeckung interessiert und die ethnografische Arbeit wird oft «als eine aufregende Unternehmung» empfunden (Davies 1985: 224).

Während SoziologInnen und AnthropologInnen die Ethnografie als Methode zur Untersuchung der Rolle von Frauen sowie der von Schwangerschaft und Geburt innerhalb der Gesellschaft (Jordan 1980) schon lange einsetzen, wird sie von Hebammen in Großbritannien erst seit kurzem als geeignete Methode zur Untersuchung der Kultur um Schwangerschaft, Geburt und Mutterschaft entdeckt. So findet sich in der MIRIAD-Datenbank nur ein kleiner Prozentsatz an ethnografischen Studien. Ein Grund hierfür ist möglicherweise, dass Hebammen selbst Frauen sind und sie Schwangerschaft, Geburt und Mutterschaft für sich bereits mit Bedeutung ausgestattet haben. Sie empfinden diese Kultur nicht als fremd und sehen damit keinen Anlass, sie mit ethnografischen Methoden zu untersuchen. Unabhängig von dem vorliegenden Grund, bieten ethnografische Studien in jedem Fall die Möglichkeit eines neuen Verständnisses der Hebammentätigkeit, wie dies zum Beispiel in den Arbeiten von Kirkham (1987) oder Hunt und Symonds (1995) deutlich wird. Kirkham (1994) sieht Fertigkeiten wie Zuhören und Beobachten, die einen zentralen Aspekt der Hebammenarbeit darstellen, ebenfalls als eine wichtige Voraussetzung für die ethnografische Arbeit an. Hebammen, die ihre Aufgabe darin sehen, den natürlichen Verlauf der Schwangerschaft und Geburt zu beobachten und dabei die Rolle einer unterstützenden Person oder die einer nicht-teilnehmenden Beobachterin einzunehmen, verfügen damit bereits über Fertigkeiten, die im Rahmen einer ethnografischen Studie notwendig sind. Lipson (1991) ist allerdings der Ansicht, dass eine gute Klinikerin noch nicht notwendigerweise eine gute Ethnografin ist. Für Hebammen, die eine aktive Rolle im Geburtsprozess bevorzugen und die Form der (auch technisch) intensiven Geburtsbetreuung von Frauen mit hohem Risiko als befriedigend empfinden, kann das nicht-teilnehmende Beobachten im Rahmen ethnografischer Studien möglicherweise zu frustrierend sein. Sie bevorzugen daher vielleicht eher einen quantitativen Ansatz. – Ethnografie ist ein Oberbegriff, der sich nach Muecke (1994) folgendermaßen unterteilen lässt **(s. Kasten 7-1)**:

> **Kasten 7-1: Einteilung der Ethnografie**
>
> ▶ **Klassische Ethnografie** beinhaltet einen länger anhaltenden Kontakt mit einer Gruppe. Die ForscherInnen untersuchen und dokumentieren spezielle Aktivitäten und nehmen an ihnen teil.
>
> ▶ **Systematische Ethnografie** versucht spezifische kulturelle Strukturen zu definieren und darzustellen. Sie ist bestrebt, die beobachteten Verhaltensweisen unter Berücksichtigung motivationaler Faktoren mit Bedeutung zu füllen. Sie kann auch als kognitive Ethnografie bezeichnet werden. Sie konzentriert sich auf Methoden der Datenerhebung und -analyse.
>
> ▶ **Interpretative Ethnografie** untersucht die Bedeutung sozialer Interaktionen und Verhaltensweisen und konzentriert sich dabei auf die Analyse und Interpretation. Dies geschieht durch die Darstellung von Verhalten im Kontext der Kultur, in der es stattfindet (Jacobson 1991).
>
> ▶ **Kritische Ethnografie** betont die Subjektivität der ForscherInnen und ihre Rolle als Forschungsinstrument. Sie untersucht die Wertvorstellungen der ForscherInnen und bezieht sie in die Datenerhebung und -analyse mit ein.

(Im Deutschen wird genauer zwischen Ethnologie als der ‹Wissenschaft von den Völkern› und Ethnografie als der rein ‹beschreibenden Völkerkunde›, die ein Teilgebiet der Ethnologie darstellt, unterschieden. Anm. d. Ü.)

7.4 Charakteristische Merkmale des ethnografischen Ansatzes

Über folgende Merkmale des ethnografischen Ansatzes herrscht unter EthnografInnen weitgehende Einigkeit, auch wenn einige von ihnen unterschiedliche Schwerpunkte setzen (Boyle 1994):

- holistisch und kontextbezogen
- Reflexivität
- Verwendung emischer und etischer Daten
- das Endprodukt ist Ethnografie.

7.4.1 Das holistische und kontextbezogene Wesen

In der Ethnografie wird davon ausgegangen, dass das Verhalten von Menschen nur im Rahmen des Kontextes, in dem es stattfindet, verstanden werden kann. Damit ist sowohl der physische wie auch der soziale Kontext gemeint. Ball's (1993) Studie einer Schule oder Silverman's (1993) Studie einer Kinderklinik können hierfür als Beispiele dienen. Die ForscherInnen nehmen die Rolle von BeobachterInnen ein, die versuchen, ein bestimmtes Verhalten im Rahmen eines bestimmten sozialen Settings zu verstehen.

7.4.2 Reflexivität

Die ForscherInnen sind Teil des Forschungsprozesses und spielen bei der Datenerhebung eine entscheidende Rolle. Der Forschungsprozess erfordert ein gewisses Maß an Introspektion, Selbsterkenntnis und -analyse von Seiten der ForscherInnen, da die Daten sowohl der Interpretation der ForscherInnen als auch der der TeilnehmerInnen unterliegen. Daher ist ein Bewusstsein für das eigene verbale und nonverbale Verhalten wichtig, genauso wie für den Einfluss, den die eigenen Gefühle und Reaktionen auf den Datenerhebungs- und -analyseprozess haben können (Lipson 1991).

Vor dem Einstieg «ins Feld» muss die Rolle der ForscherInnen genau definiert werden. Diese Rolle wird als *persona* bezeichnet. In der Hebammenforschung ist die Einnahme einer solchen Rolle auf Grund der in der Regel offensichtlichen Situation eher selten erforderlich, ganz im Gegensatz zu manchen soziologischen Studien, bei denen die ForscherInnen in eine bestimmte Rolle in der zu untersuchenden Gesellschaft schlüpfen. Als Beispiel kann Davies' (1996) Studie dienen, in der sie die Erfahrungen von Hebammenschülerinnen in den ersten Wochen der Ausbildung untersuchte. Sie nahm die Rolle einer älteren Schülerin an und kleidete sich entsprechend (Davies 1996). Ball (1993) verglich diese Situation mit einem Blind Date – eine persönliche Konfrontation mit dem Unbekannten.

Die ForscherInnen müssen in ihrem Setting effektiv funktionieren. Hierfür muss ein gutes Verhältnis zu den AkteurInnen, TeilnehmerInnen oder InformantInnen im Feld aufgebaut werden. Es müssen Entscheidungen darüber getroffen werden, wer interviewt werden soll, wo die ForscherInnen sich aufhalten sollen und welche Art von Beziehung aufgebaut werden soll. Die für die Datenerhebung Zuständigen müssen entscheiden, was im jeweils nächsten Schritt gesagt, gefragt oder getan werden soll, um die Datenerhebung weiter voran zu bringen. Dieses Abwägen zwischen der Notwendigkeit, als Teil der Gruppe zu agieren und der Aufgabe, die notwendigen Daten zu erhalten, bezeichnet man auch als Integration von Subjekt und Objekt. Sie kann als auf einem Kontinuum liegend gesehen werden, an dessen einem Ende die Nicht-Teilnahme und an dem anderen das vollständige Eintauchen in das Feld steht.

Bei der Analyse des Gehörten und Gesagten sollte immer der Einfluss der Anwesenheit der ForscherInnen auf die erhobenen Daten berücksichtigt werden. Sie werden von den einzelnen TeilnehmerInnen unterschiedlich wahrgenommen, was ebenfalls Auswirkungen auf die Daten haben kann. Die TeilnehmerInnen werden die soziale Erwünschtheit ihrer Aussagen abwägen. Hierbei kann die Persönlichkeit der ForscherInnen und der erste Eindruck, den die InformantInnen von ihnen gewinnen, eine Rolle spielen. In hierarchisch strukturierten Gesellschaften ist ein solches Abwägen überlebenswichtig – die InformatInnen werden wahrscheinlich die Informationen geben, von denen sie glauben, dass die ForscherInnen sie hören wollen. Durch Beobachtung des Verhaltens der TeilnehmerInnen oder anhand später erhobener Daten kann untersucht werden, ob dies tatsächlich der Fall gewesen ist. Boyle (1994: 167) widerstrebt der Begriff InformantIn wegen seines negativen Beigeschmacks und zieht den Begriff TeilnehmerIn vor, da sich in ihm «die Art des Diskurses und der Beziehung zwischen ForscherIn und an der Studie teilnehmendem Individuum widerspiegelt». In klassischen anthropologischen Studien wurden die TeilnehmerInnen als Einheimische (*natives*) bezeichnet.

7.4.3 Emische und etische Daten

Die Datenerhebung ist abhängig von den TeilnehmerInnen, die zur Darstellung ihrer Sichtweisen bereit sind. Im Rahmen eines Interviews erfahren die ForscherInnen etwas über die Welt der TeilnehmerInnen, über ihre Ziele, ihre Vorstellungen und Ansichten, sie sehen die Kultur durch deren Augen: man spricht von der **emischen Perspektive** und entsprechend von emischen Daten. Diesen Daten liegt die Annahme zu Grunde, dass die TeilnehmerInnen über ein besseres Wissen zu dem zu untersuchenden Gegenstand verfügen als die ForscherInnen. Von der **etischen Perspektive** spricht man bei der Interpretation der erhobenen Daten durch die ForscherInnen beziehungsweise bei Annahmen, die sie über bestimmte Geschehnisse machen. Diese Annahmen sollten durch einen späteren Gang ins Feld abgeklärt werden. Für die abschließende Analyse ist es entscheidend zu klären, ob es sich um die emische oder etische Perspektive handelt (Boyle 1994).

Führen Hebammen Studien in geburtshilflichen Abteilungen durch versuchen sie dies aus etischer Perspektive zu tun. Da sie mit der Umgebung vertraut sind, könnten sie als Insider betrachtet werden. Die etische Perspektive ermöglicht es ihnen jedoch, die Geschehnisse mit den Augen eines Außenstehenden zu sehen, was Annahmen und Einstellungen bewusst machen kann, die im Rahmen der Berufssozialisation einfach akzeptiert wurden. Die eigene Person kann aus der Sicht der Außenstehenden betrachtet werden. Dies kann durchaus unbequem sein und in der Folge zu Veränderungen führen. So hat zum Beispiel Kirkham's Studie (1987) zur Beratung von Frauen gezeigt, an welchen Punkten die Kommunikation zwischen Hebammen und Frauen ineffektiv war und welche Strategien die Frauen angewandt haben, um die gewünschten Informationen zu bekommen.

7.4.4 Das Endprodukt ist Ethnografie

Ethnografie ist nicht nur eine Untersuchungs- oder Forschungsmethode, sondern gleichzeitig auch das Produkt dieser Untersuchung. Ethnografie stellt sowohl den Prozess der Untersuchung als auch das Ergebnis, den schriftlichen Bericht, dar (Agar 1980).

7.5 Vorgehensweise bei einer ethnografischen Studie

Das Erstellen eines Forschungsplanes für eine ethnografische Studie ist nicht immer einfach, da im Laufe des Forschungsprozesses Veränderungen eintreten können. Es ist daher schwierig, bereits in der Planungsphase exakte Angaben zum Forschungsverlauf zu machen. Die Zustimmung des Ethikkomitees kann ebenfalls schwierig zu erlangen sein, da die Mitglieder möglicherweise mehr mit dem quantitativen Paradigma vertraut sind. Selbst wenn ihnen die qualitative Forschung nicht fremd ist, kann es sein, dass sich dieses Wissen nicht auf die ethnografische Methode erstreckt. Dies kann auch auf das medizinische Personal zutreffen. So wurde Kirkham (1987) bei der Vorstellung des Entwurfes ihrer ethnografischen Studie von dem geburtshilflichen Oberarzt um das Design ihres Fragebogens gebeten. Eine ethnografische Studie gliedert sich normalerweise in folgende Schritte:

- Wahl des Themas
- Vorbereitung der Arbeit im Feld: Ort, Stichprobe und Form der Beobachtung
- Einstieg in das Feld und Datenerhebung
- Datenanalyse und Bericht.

7.5.1 Wahl des Themas

Das Thema entstammt normalerweise der klinischen Praxis. Liegt der Fokus auf der Erforschung einer Kultur, ist die Ethnografie eine angemessene Methode. Der Einstieg in das Feld sollte aber nicht «blind» und die Datenerhebung nicht «aufs Geratewohl» erfolgen. Das Ziel oder der Schwerpunkt sollten vorab klar sein. Idealerweise sollten vorgefasste Meinungen über die zu erforschende Kultur die Untersuchung nicht beeinflussen.

7.5.2 Vorbereitung der Feldphase

Ort

Vor dem Einstieg in das so genannte «Feld» muss entschieden werden, wo die Forschung stattfinden soll. Ball (1993) betrachtet die Wahl des Ortes als Teil der Stichprobenziehung, da der Ort Einfluss auf die Zusammensetzung der TeilnehmerInnen und damit auf die erhobenen Daten hat. Die Entscheidung für ein bestimmtes Setting sollte begründet werden. Es kann sich dabei um eine Schule, ein Krankenhaus, eine spezielle Abteilung, einen Klassenraum oder eine bestimmte

Gruppe von Personen handeln. Die Wahl des Ortes kann pragmatische Gründe haben, zu denen zum Beispiel die Erreichbarkeit gehört. Er kann entweder typisch für ein bestimmtes Setting sein, er kann aber auch gewählt werden, weil er absolut untypisch ist.

Stichprobe
Die Auswahl der TeilnehmerInnen ist in der Ethnografie genauso wichtig wie bei quantitativen Forschungsdesigns. Da die Forschung in natürlichen Lebensumwelten stattfindet, ist die zu untersuchende Stichprobe ebenso naturalistisch. Über die Stichprobenziehung muss vor der Datenerhebung entschieden werden. Da sie aber auch Teil der Datenerhebung ist, wird sie an dieser Stelle besprochen werden.

Form der Beobachtung
Vor dem Einstieg in das Feld muss die Form der Beobachtung genau überlegt werden. Sowohl über den Grad der Teilnahme der ForscherInnen an den Interaktionen, sowie über den Umfang an Informationen, den die TeilnehmerInnen vor Studienbeginn über die Forschung erhalten, sollte vor der Datenerhebung entschieden worden sein. Klassischerweise werden vier Partizipationsgrade unterschieden:

- vollständige Identifikation mit dem Feld (aktive Teilnahme)
- teilnehmende Beobachtung (aktive Teilnahme)
- beobachtende Teilnahme (passive Teilnahme)
- nicht-teilnehmende Beobachtung (passive Teilnahme).

7.5.3 Vollständige Identifikation mit dem Feld

In der klassischen ethnografischen Forschung integrieren sich die ForscherInnen vollständig in die zu untersuchende Kultur. Sie nehmen die Rolle eines Mitglieds der Kultur an und ihre wahre Identität ist den Gruppenmitgliedern nicht bekannt. Der Zugang zur gesamten Gruppe kann durch die jeweilige Rolle, die angenommen wird, beschränkt sein. Die Datenerhebung bzw. -aufzeichnung kann sich schwierig gestalten, da sie heimlich erfolgen muss, zum Beispiel mit einem versteckten Tonbandgerät. Ein solches Vorgehen wird von manchen AutorInnen auf Grund der damit einhergehenden Täuschung der TeilnehmerInnen als unethisch abgelehnt. Die erhobenen Daten können durch den stark subjektiven Blickwinkel einem Bias unterliegen, stellen aber Informationen dar, die auf andere

Weise möglicherweise nur schwer zu erhalten wären. Ein Problem der vollständigen Integration besteht darin, dass die ForscherInnen möglicherweise nicht in der Lage sind, ihre eigene Kultur völlig auszuklammern oder sie nehmen die kulturelle Identität der fremden Gesellschaft in einem Maße an, dass sie den Blick des Beobachters verlieren (**going native**). Die ForscherInnen befinden sich dann in der sehr fragwürdigen Rolle, sowohl ForscherIn als auch Beforschte/-r zu sein.

7.5.4 Teilnehmende Beobachtung (Teilnehmer als Beobachter)

Bei der teilnehmenden Beobachtung sind die ForscherInnen selbst Teil des zu beobachtenden Geschehens, sie nehmen in einer bestimmten Rolle am sozialen Leben der zu untersuchenden Gruppe teil. Dabei ist der Gruppe der ForscherInnenstatus bekannt. Auf diese Weise ist ein Zugang zu der gesamten Gruppe möglich. Unklarheiten hinsichtlich der Interpretation von Beobachtetem können durch Nachfragen behoben werden. Die Entwicklung einer zu starken Vertrautheit sollte vermieden werden, was bei Erforschung der eigenen Kultur oder des eigenen Umfeldes schwieriger sein kann. Um ein *going native* zu vermeiden, muss eine Balance zwischen Integration in die Gruppe und professioneller Distanz gefunden werden.

7.5.5 Beobachtende Teilnahme (Beobachter als Teilnehmer)

Bei der beobachtenden Teilnahme ist den Gruppenmitgliedern die Identität der ForscherInnen ebenfalls bekannt, aber die Interaktion mit der Gruppe ist auf ein Minimum reduziert. Diese Rolle ist typisch für eine einmalige Datenerhebung.

7.5.6 Nicht-teilnehmende Beobachtung (reiner Beobachter)

Bei der nicht-teilnehmenden Beobachtung sind die BeobachterInnen nicht Teil des Geschehens, sie nehmen in keiner Form an den zu untersuchenden Interaktionen in der fremden Kultur teil. Dies kann durchaus problematisch sein, da allein schon die Anwesenheit der ForscherInnen die TeilnehmerInnen in ihrem Verhalten beeinflussen kann. Die Beobachtung kann offen erfolgen, das heißt den TeilnehmerInnen ist bekannt, dass sie beobachtet werden. Die ForscherInnen sind hier entweder für die TeilnehmerInnen sichtbar, sie können sich aber auch mit dem Wissen der TeilnehmerInnen hinter einem Wandschirm verbergen. Die Beobachtung kann auch verdeckt, das heißt ohne das Wissen der TeilnehmerInnen erfolgen. Dabei sind die BeobachterInnen entweder versteckt oder sogar abwesend. Für diese Form der Beobachtung werden häufig eine Einwegscheibe oder versteckte Kameras eingesetzt. Die TeilnehmerInnen können über die Teilnahme an der Studie informiert sein, müssen aber nicht notwendigerweise die Forschungsfrage kennen. Kirkham (1987) informierte die TeilnehmerInnen zum Beispiel nicht darüber, dass sie sich im Rahmen ihrer Studie auf die Kommunikation im Kreißsaal konzentrierte. So wussten die Hebammen zwar um die Beobachtungssituation, kannten aber den Gegenstand der Beobachtung nicht. Hier stellt sich die Frage der ethischen Vertretbarkeit offener, verdeckter oder halbverdeckter ethnografischer Studien. Inzwischen wird es als unethisch angesehen, die TeilnehmerInnen nicht über die Beobachtungssituation zu informieren.

Für Hunt (Hunt und Symonds 1995) zeigten sich die Probleme von nicht-teilnehmender und teilnehmender Beobachtung in der Frage, welche Kleidung sie während der Durchführung ihrer Studie im Kreißsaal tragen würde. Zu Beginn ihrer Studie zur Kreißsaalkultur informierte sie die Frauen über ihren beruflichen Status als Hebamme und begründete dies mit der Intimität des Geschehens um die Geburt, die es ihrer Ansicht nach notwendig machte, von den Frauen als Teil dieser Kultur, das heißt als Expertin, angesehen zu werden. Sie entschied sich jedoch gegen das Tragen der üblichen Arbeitskleidung der Hebammen, um nicht als Teil des Kreißsaalteams betrachtet zu werden und in der Folge bestimmte Verantwortungen übertragen zu bekommen, was einen Konflikt mit ihrer Rolle als Forscherin bedeutet hätte. Ebenso entschied sie sich gegen normale Alltagskleidung, um nicht mit einer Angehörigen verwechselt zu werden und trug statt dessen einen weißen Kittel. Im Verlauf der Studie empfand sie dies allerdings als unaufrichtig und ging doch dazu über, normale Kleidung zu tragen (Hunt und Symonds 1995). Hunt informierte die Beteiligten über ihren Beobachterstatus und versuchte, die Beobachtungssituation so entspannt wie möglich zu gestalten (Hunt und Symonds 1995: 47). Kirkham (1987), eine erfahrene Hebamme, sah sich hinsichtlich der Interaktionen, an denen sie teilnahm, mit ähnlichen Problemen konfrontiert:

> Als ich ins Feld ging, beschloss ich, mich nicht als Hebamme vorzustellen. Wenn ich jedoch gebeten würde, in der Abwesenheit der betreuenden Hebamme für kurze Zeit ihre Aufgabe zu übernehmen, würde ich dies tun […] Ich betonte aber, dass ich mich nicht in die Betreuung ‹meiner› Klientinnen während der Geburt einmischen würde. (Kirkham 1997: 26)

Kirkham (1997) empfand das Halten der Balance zwischen der notwendigen Distanz als Forscherin und der professionellen Verantwortung für die Frauen als schwierig. Davies machte in ihrer Studie über Hebammenschülerinnen die gleiche Erfahrung, als sie den Eindruck hatte, dass während des Unterrichts Informationen vermittelt wurden, die nicht nur falsch, sondern auch potenziell gefährlich waren. Indem sie sie korrigierte, nahm sie nicht mehr die Rolle der Forscherin, sondern die der Lehrerin ein (Davies 1996). Es ließe sich aber auch sagen, dass

Davies in diesem Moment die Rolle der verantwortungsbewussten Hebamme im Sinne des *Midwive's rules and code of practice* (UKCC 1998) übernommen hat. Burden (1998), die sich in ihrer Studie mit der Bedeutung von Stellwänden zur Wahrung der Intimsphäre der Frauen im Kreißsaal beschäftigte, sah sich in der Situation, die Rolle der Forscherin zu Gunsten der Gesundheit einer Frau aufzugeben und die Rolle der Hebamme anzunehmen, wodurch sie ihre Aufgabe als Beobachterin nicht mehr erfüllen konnte, sondern an der Versorgung und Betreuung der Frau teilnehmen musste. In der späteren Reflexion betrachtete sie dieses Verhalten als für die Studie abträglich, da die Daten dadurch verfälscht wurden und für die Studie verloren waren. Reflexionsfähigkeit ist für das Aufdecken möglicher Rollenkonflikte (Hebamme/Forscherin) und damit der Einschätzung der Validität der erhobenen Daten von großer Bedeutung. Jeder Konflikt sollte in dem Forschungsbericht offen dargelegt werden.

Danziger (1979), obwohl in der Rolle der Beobachterin, interagierte ebenfalls mit den Schwangeren:

> Ich entwickelte eine positive, freundschaftliche Beziehung zu den Frauen […] In meiner Rolle als Beobachterin sah ich mich verschiedene Funktionen für die Frauen erfüllen. Ich bot ihnen Unterstützung und Ermutigung an, insbesondere während der Geburt, wenn die Grenzen der physischen und emotionalen Belastbarkeit in unvorstellbarer Form auf die Probe gestellt werden […] Ich massierte ihnen den Rücken, unterstützte sie bei der Einnahme bestimmter Positionen, wischte ihnen die Stirn, holte die Hebamme für sie. (Danziger 1979: 521–522)

In einer ethnografischen Studie können die ForscherInnen also auf vielfältige Weise an Interaktionen partizipieren. In den meisten hebammenrelevanten ethnografischen Studien ist die Identität der ForscherInnen von Beginn der Studie an bekannt, wobei aber das Ausmaß ihrer professionellen Position oder das Ziel der Studie nicht notwendigerweise von Anfang an offen gelegt werden. Der Grad der Partizipation kann als ein Kontinuum betrachtet werden, entlang dessen sich sowohl die ForscherInnen als auch die TeilnehmerInnen bewegen (Kirkham 1994: 391), was der Realität in der Praxis entspricht.

7.5.7 Feldzugang

Der Zugang zum Feld muss über **Gate-Keeper** ausgehandelt werden, das heißt, die ForscherInnen brauchen für ihre Anwesenheit im Feld die Erlaubnis von Personen, die in einer Position sind, ihnen den Zugang zu der gewünschten Personengruppe zu ermöglichen. Wer die Gate-Keeper sind, muss vor Beginn der Studie geklärt werden. Der Kontakt kann über offizielle Stellen oder Personen in leitenden Funktionen formell hergestellt werden oder durch persönlichen Kontakt und Beziehungen informell erfolgen. Ist die entsprechende Person mit der ethnografischen Methode nicht vertraut, kann es zunächst schwierig sein, die Erlaubnis unmittelbar zu bekommen. Diese Situation wird sich aber möglicherweise mit zunehmender Zahl ethnografischer Studien aus dem Bereich der Hebammentätigkeit ändern. Eine auf formellem Weg eingeholte Erlaubnis für den Feldzugang wird von den TeilnehmerInnen möglicherweise nicht anerkannt (Ball 1993). In hierarchisch strukturierten Organisationen kann dies darin begründet liegen, dass der Gate-Keeper zunächst selbst mit der verantwortlichen Person im Feld Kontakt aufnehmen muss. Im Krankenhaus kann dies die Stationsleitung oder auch die für die Geburt zuständige Hebamme sein, die Pflegedienstleitung oder sogar die Verwaltungsleitung. Hunt hat sich hinsichtlich der Erlaubnis an folgende Stellen gewandt:

- die leitende Hebamme
- die Pflegedienstleitung
- den Verwaltungsdirektor
- drei Gynäkologen
- den Leiter der geburtshilflichen Abteilung
- die leitende Lehrerin für Hebammenwesen
- das zuständige Ethikkomitee (Hunt und Symonds 1995: 43).

Diese Liste ist beeindruckend und es hat sie neun Monate gekostet, um die notwendige Erlaubnis für den Feldzugang zu erhalten. Zeitliche Dimensionen dieser Art sollten bei der Planung jeder ethnografischen Studie immer bedacht werden.

LeCompte und Preissle (1993) geben zu bedenken, dass ein zu enger Kontakt mit den leitenden Stellen auf die TeilnehmerInnen im Feld befremdlich wirken kann. Daher sollte nach Erhalt der Erlaubnis der Kontakt zu den Gate-Keepern auf ein notwendiges Maß reduziert werden, um zu vermeiden, dass die TeilnehmerInnen auf Distanz gehen.

Auch wenn die Erlaubnis zum Feldzugang offiziell vorliegt, ist sie mit den einzelnen TeilnehmerInnen vor Ort immer wieder neu auszuhandeln. Davies (1996) wurde zum Beispiel allen DozentInnen persönlich vorgestellt und bat in diesen Gesprächen die einzelnen Personen nochmals um Erlaubnis, die Studie mit ihnen durchführen zu dürfen. Sollen Klientinnen in die Untersuchung einbezogen werden, müssen auch sie um Erlaubnis gebeten werden, insbesondere, da sie als in einer vulnerablen Position befindlich betrachtet werden können. Es ist sehr wichtig, dass die Frauen das Gefühl haben, die Erlaubnis verweigern zu können, ohne sich Sorgen um die Qualität ihrer Betreuung machen zu müssen, weswegen die

ForscherInnen nicht als Teil «des Systems» auftreten sollten. Ebenso wichtig ist es, dass die Frauen die ForscherInnen als ExpertInnen und nicht als Voyeure sehen, da dies mit großer Wahrscheinlichkeit ihre Zustimmung und ihre Teilnahme beeinflussen würde. Als Kirkham (1987: 46) eine Frau um Erlaubnis zur Anwesenheit bei der Geburt bat, antwortete diese: «Ich bin damit einverstanden, weil Sie Hebamme sind; eine Soziologin würde ich nicht dabei haben wollen.»

Das Zitat zeigt, dass der Status, der den ForscherInnen von den potenziellen TeilnehmerInnen zugewiesen wird, ihre Zustimmung zur Teilnahme an der Studie beeinflussen kann. Der professionelle Status kann hier hilfreich sein, aber auch andere Rollen können für die TeilnehmerInnen akzeptabel sein. Hunt nutzte zum Beispiel den Status der Studentin, um den ersten Kontakt zu vereinfachen und die Erlaubnis zum Feldzugang zu erlangen. «Ich benutzte immer die gleichen einleitenden Worte, wenn ich jemand Neuem beggnete: ‹Hallo, ich bin Hebamme und Studentin an der Universität und untersuche […]›» (Hunt und Symonds 1995: 46).

Auf diese Weise werden auch Hebammen- oder Krankenpflegeschülerinnen oder MedizinstudentInnen in ihren entsprechenden Arbeitsbereich eingeführt, weswegen dies eine alltägliche Situation für Hebammen in einem Lehrkrankenhaus darstellt. Daher kann davon ausgegangen werden, dass sie über die Fertigkeit verfügen, den Feldzugang im Rahmen einer ethnografischen Studie auszuhandeln.

7.5.8 Die Feldphase

Integration und Sprache

Das Agieren im Feld verlangt von den ForscherInnen, in die Kultur der Beteiligten «einzutauchen». Daher geht es zu Beginn der Studie zunächst mehr um die Integration in das Feld und noch nicht in erster Linie um die Datenerhebung. In der kulturanthropologischen Ethnografie haben die ForscherInnen in der zu untersuchenden Kultur oder Gesellschaft gelebt. Dies machte oft das Erlernen der entsprechenden Sprache notwendig und konnte sich über mehrere Jahre erstrecken. Der sprachliche Aspekt ist nicht nur in klassischen ethnologischen, sondern auch in ethnografischen Studien im Gesundheits- oder sozialen Bereich von Bedeutung. Um Interaktionen verstehen zu können, muss man die Sprache, den Dialekt oder die üblichen Redewendungen verstehen, die in der zu untersuchenden Gesellschaft oder Gruppe gesprochen werden. Nun ließe sich sagen, dass die Handlungen der TeilnehmerInnen von größerer Aussagekraft sind als ihre Worte, dennoch halten einige AutorInnen die Beherrschung der Sprache für unabdingbar (LeCompte und Preissle 1993). Auch im Rahmen von Studien bestimmter sozialer oder beruflicher Gruppen (zum Beispiel Teenager oder Hebammen) ist dieser Aspekt von Bedeutung. Die Vertrautheit mit dem Setting kann sich hier möglicherweise als Vorteil erweisen, wobei es gilt, eine Balance zwischen Vertrautheit und Fremdheit zu finden (Hammersley und Atkinson 1983). Hunt beschreibt ihre Position als «gleichzeitig dazu zu gehören und fremd zu sein und sich nie wirklich ‹zu Hause› zu fühlen» (Hunt und Symonds 1995: 47). Davies zitiert eine Eintragung aus ihrem Forschungstagebuch: «Ich war mit dem ‹Jargon› der zu untersuchenden Berufsgruppe vertraut. Dies kann allerdings ein durchaus zweischneidiges Schwert sein, da der Ethnograf immer darauf bedacht sein muss, ein *going native* zu vermeiden» (Davies 1985: 225).

Zeitplanung und mögliche Schwierigkeiten

Ist der Einstieg in das Feld geschafft, verbringen die ForscherInnen normalerweise eine längere Zeit in intensivem, direktem Kontakt mit den TeilnehmerInnen, wie dies auch in den klassischen ethnologischen Feldstudien der Fall ist. Dies kann bedeuten, dass ganze Wochen oder wenigstens eine Vielzahl von Tagen im Feld verbracht werden. Eine solche Vorgehensweise ist also sehr zeitaufwändig und die Durchführung einer ethnografischen Studie neben der Ausübung des Hebammenberufes kann als problematisch empfunden werden. Einige ForscherInnen gehen nur zu bestimmten Zeiten oder speziellen Anlässen in das Feld. Hunt (Hunt und Symonds 1995) ist insbesondere zu den Übergaben bei Schichtwechsel präsent gewesen und zusätzlich zu unterschiedlichen Zeiten während der Woche, manchmal für einige Stunden, manchmal länger. Die Tageszeit wird in den Abschlussberichten selten erwähnt, obwohl sie in Abhängigkeit von dem Thema der Studie eine wichtige Rolle spielen kann (Ball 1993). Schulen haben einen bestimmten zeitlichen Rhythmus, ebenso Krankenhäuser. Gibt es zum Beispiel eine bestimmte Zeit im Jahr, zu der neue frischexaminierte ÄrztInnen eingestellt werden, kann dies einen Einfluss auf die Rolle der Hebamme in dem Krankenhaussetting haben. Übergabezeiten sind ebenfalls wichtige Zeiten. Die Unterschiede zwischen Tag, Nacht und Wochenende können auf Grund der unterschiedlichen personellen Besetzung entscheidend sein. So kann es sein, dass die Hebammen in der Abwesenheit von ÄrztInnen mehr Aufgaben übernehmen müssen. Welche Zeit von den ForscherInnen auch gewählt wird, sie kann in einem geburtshilflichen Setting auf Grund des Wesens der Geburt immer unpassend sein. So lässt sich zum Beispiel keine feste Zeit für die Anwesenheit bei einer Geburt vereinbaren, da sie nicht vorhersehbar ist. Chamberlain (1996) empfand die neonatale Intensivstation in ihrer Studie zur praktischen Ausbildung von Hebammenschülerinnen als einen besonders schwierigen Forschungsbereich, da es häufig vorkam, dass ein schwerkrankes Kind eingeliefert wurde und entsprechend viele ÄrztInnen zugegen waren, wenn sie die Schülerinnen beobachten wollte. All dies zeigt, wie die Auswahl der TeilnehmerInnen von dem Forschungsprozess beeinflusst werden kann.

Auswirkungen auf die ForscherInnen

Feldforschung kann sich auf das Familienleben der ForscherInnen auswirken, insbesondere wenn sie selbst Kinder haben. O'Brien (1993) wurde von ihren Eltern und Geschwistern während ihrer Arbeit im Feld besucht. Manchmal ist die Arbeit im Feld gefährlich, was dazu geführt hat, dass EthnografInnen der Vorwurf gemacht wurde, dass sie nur den «Kick» suchten (Lee 1995). Dies gilt besonders für Untersuchungen in potenziell gewalttätigen Subkulturen, wie sie zum Beispiel das Drogenmilieu oder Jugendbanden darstellen. ForscherInnen müssen sich potenzieller Gesundheitsrisiken bewusst sein, insbesondere, wenn die Forschung in entsprechend gefährdeten Gegenden stattfindet. Weibliche Forscherinnen werden sich möglicherweise mit sexueller Belästigung auseinander setzen müssen (Bell 1993).

7.5.9 Datenerhebung

Das wichtigste Instrument der Datenerhebung in ethnografischen Studien sind die ForscherInnen selbst. Dies schließt den Einsatz anderer Instrumente wie Beobachtung oder Interviews nicht aus (Chamberlain 1996), obwohl diese ihre Grenzen haben. LeCompte und Preissle (1993) sind der Ansicht, dass die Formen der Datenerhebung in der ethnografischen Forschung sehr vielfältig sind und von der Kreativität und Energie der ForscherInnen abhängen. Es gibt reaktive und nonreaktive Datenerhebungsverfahren (Pelto und Pelto 1978). Bei reaktiven Verfahren treten die ForscherInnen mit den TeilnehmerInnen in Interaktion, was wiederum zu Reaktionen führen kann, die sich auf die Daten auswirken. Bei nonreaktiven Verfahren findet keine Interaktion zwischen ForscherInnen und TeilnehmerInnen statt.

Daten aus nonreaktiven Verfahren

Durch nonreaktive Verfahren erhobene Daten können zum Beispiel Beschreibungen des Settings sein. So beschreibt Hunt (Hunt und Symonds 1995) in ihrer Studie die Anordnung der Stühle im Kreißsaalbüro. Es kann sich dabei auch um durch nicht-teilnehmende Beobachtung erhobene Daten handeln. Einige ForscherInnen beschreiben in ihren Beobachtungen, wie sich die TeilnehmerInnen im und zum Raum verhalten. Dies wird auch als **Proxemik** bezeichnet.

Daten aus Archivmaterial können ebenfalls ohne Interaktion mit den TeilnehmerInnen erhoben werden. In einem Krankenhaussetting können das die Krankenakten, Partogramme, Pflegeprotokolle oder Therapiepläne sein. Burden (1998) benutzte Partogramme und Stationskurven, um Informationen über den Geburtsmodus, die Ernährungsweise der Neugeborenen und über andere Faktoren zu sammeln, die sie für ihre Studie zum Einsatz von Stellwänden zur Wahrung der Intimsphäre im Kreißsaal für relevant erachtete. Ihr ging es um einen Überblick über die Faktoren, die das Verhalten von Frauen in der Kreißsaalumgebung beeinflussen können (Burden 1998: 18). Photos können in diesem Zusammenhang ebenfalls sinnvoll sein (Machin und Scammell 1997).

Die ersten Beobachtungen können noch unstrukturiert erfolgen und Chamberlain (1996) fand die Durchführung der Beobachtung trotz ihres beruflichen Status der Hebamme schwierig: «Ich brauchte einige Zeit, um zu verstehen, dass die Beobachtung eines bestimmten Zustandes einer Person andere Fertigkeiten erfordert als die Beobachtung einer Interaktion» (Chamberlain 1996: 113).

Daten aus reaktiven Verfahren

Die Erhebung dieser Daten erfordert die Interaktion mit den TeilnehmerInnen und die Aufzeichnung von Gesprächen und Interviews. Für formelle Interviews können Tonbandgeräte eingesetzt werden. Die Auswahl der geeigneten Personen ist entscheidend und muss mit großer Sorgfalt erfolgen (Hammersley und Atkinson 1983). Die Person, die im Feld die größte Autorität genießt, ist dabei nicht notwendigerweise der oder die geeignetste InformantIn. In einem Krankenhaussetting kann dies genauso gut ein Assistenzarzt oder eine Reinigungsfrau sein. Es ist außerdem möglich, dass einige Personen großes Interesse an einem Interview haben, weil sie etwas in ihren Augen Wichtiges mitzuteilen haben. Hunt erlebte dies, als die Kreißsaalhebammen unbedingt an einer Gruppendiskussion teilnehmen wollten, um «von dem ganzen Stress und den negativen Aspekten der Hebammenarbeit im Kreißsaal» zu berichten (Hunt und Symonds 1995: 123). In manchen Situationen ist offensichtlich, welche Personen für eine Befragung oder Beobachtung am ehesten geeignet sind.

Interviews

Interviews können im gesamten Verlauf der Datenerhebung geführt werden und können als Maßstab für die Validität der Analyse dienen. Die Interviews werden teilstrukturiert sein, häufig wird es einen Interviewleitfaden geben. Die Zuverlässigkeit der mittels Interview erhobenen Daten kann durch den Einsatz weiterer Methoden, wie zum Beispiel der Beobachtung, überprüft werden.

Feldnotizen

Oft werden im Verlauf der Studie und direkt nach dem Ausstieg aus dem Feld **Feldnotizen** angefertigt. Es sollte daher während der Beobachtung oder direkt nach dem Ausstieg aus dem Feld ein Notizbuch zur Hand sein. Einige ForscherInnen betrachten ein Notizbuch als «abschreckend» für die Teilneh-

> **Kasten 7-2: Beispiel für den Inhalt von Feldnotizen**
>
> ▸ Beschreibung der Räumlichkeiten
> ▸ Beschreibung der Beteiligten
> ▸ Beschreibung von Interaktionen
> ▸ Beschreibung der vorhandenen Gegenstände
> ▸ Beschreibung einzelner Handlungen einzelner Personen
> ▸ Beschreibung der zeitlichen Abfolge bestimmter Ereignisse
> ▸ Beschreibung der Ziele, die die Personen zu erreichen versuchen
> ▸ Beschreibung der empfundenen und geäußerten Emotionen

merInnen, während andere es einfach als ihr Arbeitsmaterial sehen, das sie als Forscherin statt als Hebamme ausweist. Kirkham (1987) sah das Anfertigen von Aufzeichnung als Teil der zu untersuchenden Kultur. Hunt (Hunt und Symonds 1995) verfügte über ein Diktafon, das sie in einem Schrank oder auf der Toilette deponiert hatte und mit dem sie die Schlüsselaussagen aufzeichnete.

Es ist nicht immer klar, was tatsächlich dokumentiert werden soll. Hunt (Hunt und Symonds 1995) orientierte sich an Spradley's (1980) Checkliste. Sie stellt insbesondere für in der ethnografischen Methode unerfahrene ForscherInnen ein nützliches Hilfsmittel dar und ist in **Kasten 7-2** dargestellt.

7.5.10 Datenanalyse und Bericht

Bei der Auswertung ethnografischer Daten geht es um die Suche nach bestimmten Mustern und deren Erklärung (Boyle 1994). Die Datenanalyse ist häufig ein kontinuierlicher Prozess. Boyle (1994) unterteilt die Auswertung ethnografischer Daten in drei Bereiche:

- kognitive Ethnografie (Ethnowissenschaft)
- Inhaltsanalyse
- deskriptive Analyse.

Kognitive Ethnografie

Hierbei handelt es sich um eine komplexe Form der Analyse, die normalerweise von EthnologInnen und SozialwissenschaftlerInnen vorgenommen wird, insbesondere im Rahmen systematischer Ethnografie. Hierzu gehört das Erstellen von Taxonomien, in denen es um die Verknüpfung bestimmter Konzepte geht. Es können kulturspezifische Themen herausgearbeitet werden, die dann in wichtigere und weniger wichtige unterteilt werden.

Inhaltsanalyse

Mit diesem Begriff werden eine Reihe von Techniken beschrieben, bei denen es darum geht, Schlussfolgerungen aus Textdaten zu ziehen. Die Inhaltsanalyse kann auf jede Textform angewandt werden und damit für Beobachtungsdaten, sowie für Transkriptionen von Interviews eingesetzt werden. Silverman (1993) betrachtet die **Inhaltsanalyse** als quantitative Methode und lehnt sie daher als qualitative Form der Analyse von Textdaten ab. Man unterscheidet zwei Hauptformen:

- Inhaltsanalyse der manifesten Textinhalte
- Inhaltsanalyse der latenten Textinhalte.

Bei beiden Formen der Inhaltsanalyse werden einzelne Worte oder Sätze in Kategorien zusammengefasst. Mit Hilfe eines Computers lässt sich die Häufigkeit des Vorkommens der einzelnen Kategorien in dem zu untersuchenden Textmaterial ermitteln. Bei der Analyse der latenten Textinhalte wird versucht, die Bedeutung «zwischen den Zeilen» zu erfassen.

Deskriptive Analyse

Hierbei handelt es sich um einen traditionellen Ansatz zur Analyse ethnografischer Daten. Die Analyse beginnt bereits zu einem frühen Zeitpunkt der Studie und wird im gesamten Verlauf kontinuierlich fortgesetzt. Die von den ForscherInnen entwickelten Ideen werden an den Beobachtungen getestet und vice versa. Es gibt also ein ständiges «vor und zurück» in dem Prozess der Datenerhebung und -analyse. Dabei wird zwischen emischer und etischer Perspektive gewechselt und beide werden gegeneinander getestet. Andere Forscher sprechen hier von *decontextualizing* und *recontextualizing text data* (Boyle 1994). An dieser Stelle kommt es häufig zu Verwechslungen mit der Datenanalyse im Rahmen der Grounded Theory. Chamberlain (1996, 1997) nutzte in ihrer Studie zur klinischen Ausbildung die Methode des fortwährenden Vergleichs der Grounded Theory zur Analyse der Daten, die sie ethnografisch erhoben hatte.

Hammersley und Atkinson (1983: 142–143) empfehlen zur Analyse von Dokumenten folgende Fragen:

- Wie sind die Dokumente geschrieben?
- Wie werden sie gelesen?
- Wer schreibt sie?

- Wer liest sie?
- Mit welchen Absichten?
- Zu welchen Gelegenheiten?
- Mit welchen Ergebnissen?
- Was wird berichtet?
- Was wird nicht berichtet?
- Was wird als selbstverständlich vorausgesetzt?
- Was setzt der oder die AutorIn bei dem oder der LeserIn als selbstverständlich voraus?
- Was müssen die Leser wissen, um den Text verstehen zu können?

Ethnografischer Bericht

Die oben angeführte Liste stellt einen guten Leitfaden zum Schreiben eines Berichtes einer ethnografischen Studie dar. Diese Berichte haben normalerweise Buchform und sind in einem leicht zu lesenden Erzählstil geschrieben, da das Zusammenfassen von Daten zu Datenverlusten führen kann. Dies mag ein Grund dafür sein, dass in Hebammen- oder medizinischen Fachzeitschriften so wenige qualitative Studien in Form kurzer Artikel veröffentlicht werden. Sie sind normalerweise in Anerkennung der subjektiven Natur der Daten in der ersten Person geschrieben – ein Anathema in quantitativen Studien, die bestrebt sind, die Illusion der Objektivität aufrecht zu erhalten.

7.6 Schlussfolgerung

Es ist deutlich geworden, dass die Ethnografie keine scharfen Grenzen aufweist und es zu Überschneidungen mit anderen qualitativen Ansätzen kommt. EthnografInnen begeben sich auf eine Reise ins Ungewisse, weswegen diese Unternehmung auch schon mit einer Kombination aus «Raumschiff Enterprise» und «Mission Impossible» verglichen wurde (Ball 1993). Die ForscherInnen begeben sich möglicherweise etwas ängstlich und zögernd in das Abenteuer, ohne den Schutz eines ausgeklügelten Forschungsplanes oder einem Bündel von Fragebögen. Dennoch ermöglicht die ethnografische Methode einen anderen Blickwinkel auf Schwangerschaft, Elternsein, Geburt und viele andere soziale Situationen und hat für Hebammen daher sicher etwas zu bieten.

Zusammenfassung

In diesem Kapitel wurde deutlich, dass Ethnografie eine Möglichkeit zur Erforschung von Kulturen darstellt:

- Die Stichprobe stammt aus der Kultur.
- Die ForscherInnen integrieren sich in die Kultur.
- Die Datenerhebung erfolgt mittels teilnehmender und nicht-teilnehmender Beobachtung, Beschreibung des Settings und Untersuchung von Archivmaterial.
- Es werden Feldnotizen angefertigt.
- Es gibt unterschiedliche Analysemethoden, ihr Fokus liegt jedoch auf der Interpretation und dem Verständnis des Verhaltens und der Interaktionen innerhalb der Kultur. Dies geschieht aus emischer und etischer Perspektive.

Der Begriff Ethnografie beschreibt sowohl den Prozess der Untersuchung als auch das Endprodukt, das heißt den Bericht.

Literatur

Agar M (1980) The professional stranger: an informal introduction to ethnography. Academic Press, New York

Ball S (1993) Self-doubt and soft data: social and technical trajectories in ethnographic fieldwork. In: Hammersley M (ed) Educational research, current issues, vol 1, Paul Chapman, London, ch 3, p 32–48

Bell D, Caplan P, Karim W J (ed) (1993) Gendered fields, women, men and ethnography. Routledge, London.

Boas F (1924) The methods of ethnology. American Anthropologists 22: 311–321

Boyle (1994) Styles of ethnography. In: Morse J M (ed) Critical issues in qualitative research methods. Sage Publications, Thousands Oaks, ch 9, p 159–186

Burden B (1998) Privacy or help? The use of curtain positioning strategies within the maternity ward environment as a means of achieving and maintaining privacy, or as a form of signalling to peers and professionals in an attempt to seek information or support. Journal of Advanced Nursing 27(1): 15–23

Chamberlain M (1996) The clinical education of student midwives. In: Robinson S Thompson A (ed) Midwives, research and childbirth, vol 4. Chapman & Hall, London, ch 6, p 108–132

Chamberlain M (1997) Challenges of clinical learning for student midwives. Midwifery 13(2): 85–91

Danziger S K (1979) On doctor watching: field work in medical settings. Urban Life 17(4): 513–532

Davies L (1985) Ethnography and status: focusing on gender in educational research. In: Burgess R (ed) Field methods in the study of education, vol 1. Falmer Press, Lewes, ch 4, p 79–96

Davies R (1996) ‹Practitioners in their own right›: an ethnographic study of the perceptions of student midwives. In: Robinson S, Thompson A (ed) Midwives, research and childbirth, vol 4. Chapman & Hall, London, ch 5, p 85–108

Hammersley M, Atkinson P (1983) Ethnography: principles in practice, vol 1. Tavistock, London

Hunt S, Symonds A (1995) The social meaning of midwifery. Macmillan, Basingstoke

Jacobson D (1991) Reading ethnography. State University of New York Press, Albany, NY

Jordan B (1980) Birth in four cultures. Eden Press, Montreal, Quebec

Kirkham M (1987) Basic supportive care in labour: interaction with and around women in labour. PhD thesis, University of Manchester

Kirkham M (1994) Using research skills in midwifery practice. British Journal of Midwifery 2(8): 390–392

LeCompte M D, Preissle J (1993) Ethnography and qualitative design in educational research, 2nd edn. Academic Press, London

Lee R M (1995) Dangerous fieldwork. Qualitative research methods, vol 34. Sage Publications, London

Leininger M M (1985) Ethnography and ethnonursing: models and modes of qualitative data analysis. In: Leininger M M (ed) Qualitative research methods in nursing. WB Saunders, Philadelphia, PA, ch 3, p 33–71

Lipson J (1991) The use of self in ethnographic research. In: Morse J (ed) Qualitative nursing research: a contemporary dialogue. Sage Publications, London, ch 5, p 73–90

Machin D, Scamell M (1997) The experience of labour: using ethnography to explore the irresistible nature of the bio-medical metaphor during labour. Midwifery 13(2): 78–84

Mead M (1929) Coming of age in Samoa. New American Library, New York

Morse J, Field P A (1996) Nursing research: the application of qualitative approaches, 2nd edn. Chapman & Hall, London

Muecke M (1994) On the evaluation of ethnographies. In: Morse J M (ed) Critical issues in qualitative research methods. Sage Publications, Thousand Oaks, CA, ch 10, p 187–210

O'Brien (1993) Sisters, parents, neighbours, friends: Reflections on fieldwork in North Catalonia (France). In: Bell D, Caplan P, Karim W J (ed) Gendered fields, vol 1. Routledge, London, ch 13, p 234–248

Pelto P J, Pelto G H (1978) Anthropological research: the structure of inquiry, 2nd edn. Cambridge University Press, Cambridge

Silverman D (1993) Interpreting qualitative data. Sage Publications, London

Spradley J P (1980) Participant observation. Holt, Rinehart & Winston, New York

Symonds A, Hunt S (1996) The midwife and society: perspectives, policies and practice, vol 1. Macmillan, Basingstoke

UKCC (1998) Midwives' rules and code of practice. UKCC, London

Werner O, Schoepfle G M (1987) Systematic fieldwork, vol 2. Sage Publications, Newbury Park, CA

8. Phänomenologie

Ann Robinson

> **Themen dieses Kapitels**
> - Ursprünge der Phänomenologie
> - Ziele der Phänomenologie
> - Merkmale des Ansatzes
> - Stichprobenauswahl
> - Datenerhebung – Interviews und Tagebücher
> - Datenanalyse
> - Literaturrecherche
> - Glaubwürdigkeit *(trustworthiness)*
> - Ethische Überlegungen

8.1 Einführung

Die phänomenologische Methode ist ein qualitativer Forschungsansatz, der eine eingehende Auseinandersetzung mit und die Entwicklung eines Verständnisses von anders kaum verstandenen **Phänomenen** ermöglicht. Das Konzept der Phänomenologie ist nicht ganz einfach zu verstehen. Mit diesem Kapitel soll versucht werden, den Ansatz näher zu bringen und den Kontext darzustellen, in dem er als qualitativer Forschungsansatz für Hebammen interessant sein kann. Die Entscheidung für einen phänomenologischen Ansatz muss im Rahmen der Arbeit begründet und die Vorgehensweise dargelegt werden. Dafür soll in diesem Kapitel der historische Hintergrund der phänomenologischen Methode sowie der aktuelle Diskurs vorgestellt werden. Themen wie geeignete Methoden zur Datenerhebung, Stichprobenziehung und Datenanalyse werden aus phänomenologischer Perspektive diskutiert, ebenso das komplexe Thema der Sicherstellung der Glaubwürdigkeit *(trustworthiness)*.

8.2 Ursprünge der Phänomenologie

Die Phänomenologie entstand aus dem Bedürfnis heraus, die Auswirkungen von Erfahrungen auf Individuen zu verstehen (Clarke und Wheeler 1992, Talbot 1995). Der Begriff geht auf das griechische Wort *phainomenon* (Erscheinung) zurück und bedeutet die «Lehre von den Erscheinungen». Bei der Phänomenologie geht es um das «Studium des alltäglichen Lebens wie es wirklich erlebt und erfahren wird» (Bottorff 1990: 202) oder nach Husserl (1967: 452) um die «Wissenschaft vom Wesen der Dinge».

Die Phänomenologie hat im Verlauf ihrer Geschichte unterschiedliche Interpretationen erfahren (Omery 1983, Stewar und Mickunas 1990, Reed 1994), die mittlerweile allgemein anerkannt sind (Paley 1998). Die philosophischen Ursprünge der Phänomenologie lassen sich bis in das 18. Jahrhundert zurück verfolgen (Baker et al 1992, Jasper 1994). Vertreter der transzendentalen, existenzialistischen und hermeneutischen Philosophie wie Husserl und Heidegger (Reed 1994) beschäftigten sich ebenfalls mit ihr. Existenzialistisch meint hier Existenz durch Erfahrung statt durch Vernunft, während die Hermeneutik eine Erkenntnisgewinn durch Interpretation anstrebt (Walters 1995). Hermeneutik geht auf das griechische Wort *hermeneia* zurück (Annells 1996). *Transzendental* steht im Zusammenhang mit den Vorstellungen Husserls, ein Pionier im Kampf um die Akzeptanz der Phänomenologie, der der Überzeugung war, dass es mit ihr möglich sei, «das Wesen einer Sache durch objektive Erkenntnis zu erfassen» (Annells 1996: 706).

Herbert Spiegelberg (1965) teilt die Entwicklung der Phänomenologie in verschiedene Phasen ein. Er spricht von der frühen, der deutschen und der französischen Phase. Jede Phase hat ihre eigenen Vertreter. Die erstmalige Einführung des Begriffes «Phänomenologie» wird Immanuel Kant zugeschrieben, der damit 1786 die Bedeutung der Konzentration auf die Erscheinung bestimmter Phänomene oder Dinge illustrieren wollte (Cohen 1987). Nach Ansicht Spiegelbergs (1965) kamen in der frühen Phase insbesondere von Franz Brentano (1838–1917) und Carl Stumpf (1848–1936) viele Impulse. Sie konzentrierten sich auf das, was die wesentlichen Begriffe der Phänomenologie werden sollten, die Introspektion und die Intentionalität. Cohen (1987: 32) beschreibt Introspektion als «innere Wahrnehmung, als Bewusstsein für unsere psychischen Phänomene» und Intentionalität als die Vorstellung, dass «alles, was wir als übersinnlich ansehen, einen Bezug zu einem Objekt hat».

Edmund Husserl (1859–1938), deutscher Philosoph und Professor sowie ein Anhänger Brentanos und Stumpfs, wird im Allgemeinen als der Begründer der phänomenologischen Bewegung betrachtet (Stewart und Mickunas 1990) und als eine Schlüsselfigur in der transzendentalen Phänomenologie (Annells 1996). Husserl war von den Entwicklungen in den Naturwissenschaften im späten

19. Jahrhundert fasziniert (Omery 1983) und bestrebt, in der Philosophie die gleichen Formen der Interpretation und Erkenntnis zu etablieren wie sie diesen exakten Wissenschaften zugeschrieben wurden (Walters 1995), «sehr ähnlich dem wie nicht-menschliche Phänomene untersucht werden, das heißt mit einer distanzierten und nicht emotional involvierten Haltung» (Reed 1994: 337). Husserl war der Überzeugung, dass für ein echtes Verständnis von Phänomenen (Erfahrungen oder Ereignissen) eine klare Vorstellung der eigenen Haltung sowie ein hohes Maß an Selbstkritik und geistiger Disziplin notwendig ist (Husserl 1967). Man muss die Grundlage der Erfahrung interpretieren können und damit das Wesen dieser Erfahrung erfassen (Spiegelberg 1965). Der phänomenologische Zugang zur Welt, das heißt das Erkennen des Wesens der Erfahrung, setzt in Husserls Augen einen Reduktionsprozess voraus. Sämtliche Vorannahmen und Vorstellungen über die Welt müssen strikt vernachlässigt werden (Spiegelberg 1965), um die wahre Bedeutung der Phänomene erkennen zu können.

Nach Cohen (1987: 32) war die Phänomenologie für Husserl «die grundlegende Basis der Philosophie und Wissenschaft» und heute ist der von ihm geprägte Begriff der **Lebenswelt** synonym mit Phänomenologie (Jasper 1994) ebenso wie der Begriff der **Intersubjektivität.** Damit ist gemeint, dass so etwas wie eine gemeinsame Erfahrung existiert (Husserl 1967, Cohen 1987).

Martin Heidegger (1889–1976), ebenfalls ein deutscher Philosoph und Nachfolger Husserls an der Universität Freiburg (1929–1945), hatte großen Einfluss auf andere Vertreter der Phänomenologie, insbesondere auf Gabriel Marcel (1889 bis 1973), auf den bekannten französischen Philosophen und Schriftsteller Jean-Paul Sartre (1905–1980) und auf Maurice Merleau-Ponty (1908–1961) (Cohen 1987, Jasper 1994). Heidegger wurde als Vertreter eines anderen Zweigs der Phänomenologie, der Hermeneutik, bekannt, in der das Dasein einen zentralen Begriff darstellt (Annells 1994). Dasein meint in diesem Zusammenhang, dass ein Verständnis einer Person außerhalb des Kontextes ihrer Umgebung oder Welt nicht möglich ist (Walters 1995). Reed (1994) sieht drei verschiedene Elemente in diesem Begriff: Erstens «Eingestimmtsein oder Stimmung», zweitens «Diskurs oder Artikulation», welche die Dinge zu ihrer Funktion in Beziehung setzen, und drittens die Umgebung zu nutzen, um ein Ziel zu erreichen (Reed 1994: 337–8).

Es ist schwierig, sich mit Heidegger auseinander zu setzen und dabei seine Verbindung zu den Nationalsozialisten in den späten 1930er und 1940er Jahren unberücksichtigt zu lassen (Holmes 1996). Nach Cohen (1987: 33) «führte Heideggers Engagement für die Nazis zur Beendigung seiner Aktivitäten und Aufgabe seines Vertrauens in die Menschen und in die Kraft der Subjektivität» und möglicherweise verlor die deutsche Phase in der Entwicklung der Phänomenologie dadurch endgültig an Intensität. Es ist durchaus denkbar, dass Heideggers Verbindungen zu den Nationalsozialisten die Meinung mancher Menschen zur Phänomenologie beeinflusst haben.

Nach dem zweiten Weltkrieg wurde Frankreich zum Ort des Diskurses und der Weiterentwicklung der Phänomenologie (Cohen 1987). Jean-Paul Sartre und Maurice Merleau-Ponty, beides Literaturexperten (um nur zwei zu nennen) (Spiegelberg 1987), wurden zu zwei ihrer bekanntesten Vertreter. Während dieser Zeit lag der Fokus auf der Ansicht, dass das Verhalten und die Handlungen der Menschen auf ihrer Wahrnehmung und ihrem Verständnis der Phänomene beruhen (Streubert und Carpenter 1999).

8.3 Ziele der Phänomenologie

Hebammen gewinnen zunehmend Erfahrungen im Umgang mit dem phänomenologischen Ansatz (Bottorf 1990, Reed 1994, Beck 1994, Halldorsdottir und Karlsdottir 1996). Er bietet ihnen einen Rahmen, die Bedürfnisse und Erfahrungen der Frauen mit den Prozessen der Schwangerschaft, der Geburt und des Wochenbettes zu erforschen und zwar in einer Tiefe, in der es vorher möglicherweise noch nicht versucht worden ist. Es kommen Gefühle und Erfahrungen ans Tageslicht, die anderen möglicherweise sonst nicht zugänglich gewesen wären. Im Rahmen einer phänomenologischen Studie müssen sich die TeilnehmerInnen mit einer Erfahrung auseinander setzen, sie für sich erklären und die ForscherInnen müssen anschließend diese Interpretation interpretieren (Burns und Grove 1993). Im Verlauf dieses Kapitels wird deutlich werden, dass Hebammen auf Grund ihres Berufes über eine ganze Reihe von Fertigkeiten verfügen, die für die Durchführung einer phänomenologischen Studie notwendig sind. Halldorsdottir und Karlsdottir (1996) sind der Ansicht, dass auf Grund dieser vorhandenen Fertigkeiten nicht die Gefahr besteht, dass der eigentliche Kern der Erfahrung im Rahmen des Interpretationsprozesses verloren geht.

Das Wissen und Verständnis, welche durch die phänomenologische Perspektive gewonnen werden können, kann für Hebammen hilfreich sein, dem Anspruch «einer individuellen Begleitung der Frauen» gerecht zu werden (Donnison 1988: 11) und Verbesserungen in der Praxis herbeizuführen. Die Bemühungen um neues Wissen mit dem Ziel, den Bedürfnissen Schwangerer und Gebärender gerecht zu werden, kommt auch in der Übersetzung des französischen Wortes für Hebamme, *sage-femme* (weise Frau), zum Ausdruck (Gelis 1991: 105).

Die individuelle Betreuung auf der Grundlage der physischen, sozialen, psychologischen, emotionalen, spirituellen und kognitiven Bedürfnisse der Frauen ist Teil der Philosophie der Hebammenarbeit. Entsprechend liegt der Schwerpunkt der Betreuung auf der ganzen Person und nicht auf einem einzelnen Aspekt. Ziel der Phänomenologie ist es, alle Aspekte eines Phänomens zu verstehen und nicht so sehr die Konzentration auf ein spezielles Konzept, weswegen sie als Ansatz zur Untersuchung von Phänomenen in der Hebammenarbeit sehr geeignet ist.

8.4 Merkmale des phänomenologischen Ansatzes

Es gibt heute eine ganze Reihe von Definitionen und Interpretationen des phänomenologischen Ansatzes. Trotz der Vielzahl von Auslegungen, die die Phänomenologie in ihrer Geschichte erfahren hat, wird oftmals noch in Frage gestellt, ob es sich dabei tatsächlich um einen Forschungsansatz handelt, und viele ihrer Elemente werden mit qualitativer Forschung allgemein vermischt. Tatsächlich lässt sich die folgende Definition qualitativer Forschung auch auf die Phänomenologie anwenden: «Die Exploration wenig bekannter Phänomene, deren Qualifizierung oder Kategorisierung nur schwer möglich ist. Auf Grund bestimmter Beobachtungen oder Interviewdaten werden Generalisierungen oder Theorieentwicklungen auf induktivem Weg angestrebt» (Talbot 1995: 658).

Die Phänomenologie geht davon aus, dass die Komplexität der Lebenserfahrungen mehr als nur einen flüchtigen und oberflächlichen Blick verdient. Der Ansatz ermöglicht einen tieferen Einblick in den Kontext derer, die ein bestimmtes Phänomen erfahren und es wird davon ausgegangen, dass auf Grund ihrer Komplexität sonst nur schwer zu verstehende Erfahrungen greifbar und verständlich werden. Daher wurde die Phänomenologie auch beschrieben als «Wissenschaft, deren Ziel es ist, bestimmte Phänomene oder die Erscheinung bestimmter Dinge als subjektives Erleben der Betroffenen, als ihre gelebte Erfahrung oder Lebenswelt, zu beschreiben» (Streubert und Carpenter 1999: 43).

Oiler (1992) nennt die Phänomenologie einen Forschungsansatz, eine Methode und eine Philosophie, während Omery (1983: 50) sie in ihrer umfassenden Analyse zur Anwendung der Phänomenologie im pflegerischen Kontext als eine «induktive und deskriptive Forschungsmethode» beschreibt. Das Ziel ist, ein Phänomen zu erforschen oder zu untersuchen und es detailliert zu beschreiben, so wie es sich in der Wirklichkeit darstellt. Hierfür muss entsprechend auch die Interaktion zwischen den Individuen und dem Phänomen berücksichtigt werden.

In dem Versuch, das Wesen der Phänomenologie zu beschreiben, meint Morse (1992: 91), dass es «die Einzigartigkeit des Lebens ist, die so wichtig ist, die unser Leben zu dem unseren macht und die in der Phänomenologie ihren Ausdruck finden soll». In gleicher Weise beschreiben Powers und Knapp (1995: 123) Phänomenologie als «eine bestimmte Art und Weise über die Bedeutung von Erfahrungen für die Menschen nachzudenken».

Oiler (1992) versucht die verschiedenen Auslegungen der Phänomenologie zu verdeutlichen und führt vier Charakteristika an, die in **Kasten 8-1** dargestellt sind.

Die von van Kaam, Giorgi und Colazzi zur Durchführung phänomenologischer Studien entwickelten Methoden illustrieren einige der Auslegungen, mit denen sich heutige WissenschaftlerInnen häufig beschäftigen (Omery 1983). Alle AutorInnen suchen Erfahrungen zu beschreiben und aufzuarbeiten, um zu einem

Kasten 8-1: Charakteristika der Phänomenologie (Oiler 1982)

▶ **Phänomen:** Signifikante Erscheinungsform bestimmter Objekte oder Ereignisse

▶ **Realität:** Oiler (1982: 178–179) beschreibt sie als «subjektiv und durch die eigene Perspektive bestimmt». Das bedeutet, dass die Realität stark durch das subjektive Erleben und die subjektive Wahrnehmung beeinflusst ist und daher zufällig sein kann.

▶ **Subjektivität:** die Welt wird dadurch real, dass die einzelnen mit ihr in Kontakt treten. Auf diese Weise entsteht

▶ **Wahrheit** schließlich durch individuellen Ausdruck

---

echten Verständnis des jeweiligen Phänomens zu gelangen. Bevor die verschiedenen Auslegungen dargestellt werden, sollen zunächst einige ihrer Gemeinsamkeiten betrachtet werden. Herbert Spiegelberg (1965) ist der Ansicht, dass eine phänomenologische Untersuchung aus verschiedenen Komponenten besteht, die alle bedeutsam sind und der Reihe nach abgearbeitet werden können. Es ist allerdings nicht zwingend notwendig, alle Komponenten in einer Studie zu berücksichtigen **(s. Kasten 8-2)**.

Es scheint nahezu unmöglich, die eigenen Erinnerungen, Erfahrungen oder auch Ansichten auszuklammern, um so eine Voreingenommenheit zu vermeiden. In der Praxis lässt sich dieses Ausklammern *(bracketing)* durch die Berücksichtigung folgender Punkte erleichtern:

Kasten 8-2: Klassifikation der Phänomenologie (Omery 1983)

▶ Die deskriptive Phänomenologie erforscht, beschreibt und analysiert Phänomene

▶ Die Phänomenologie des Wesens betrachtet und erforscht Phänomene auf typische Strukturen oder auf ihr «Wesen» hin sowie auf die Beziehung zwischen den Strukturen

▶ Die Phänomenologie der Erscheinungen beobachtet Phänomene aus unterschiedlichen Perspektiven, um so Klarheit zu erlangen

▶ Die konstitutive Phänomenologie stellt die eigenen Ansichten zurück und betrachtet das Phänomen aus der Sicht der TeilnehmerInnen

▶ Die reduktive Phänomenologie klammert die eigenen Ansichten und Meinungen konsequent aus, um das Phänomen aus der Sicht der TeilnehmerInnen betrachten zu können («bracketing»)

▶ Die hermeneutische Phänomenologie sucht nach der versteckten Bedeutung des Phänomens

- Auswahl eines nicht vertrauten Gegenstandsbereiches
- Aufschieben der Literaturrecherche bis nach Abschluss der Datenerhebung (Oiler 1982, Streubert und Carpenter 1999)
- Vermeidung der Diskussion der erhobenen Daten mit KollegInnen (aus Vertraulichkeitsgründen sehr wichtig).

Sowohl das Verständnis des philosophischen Hintergrunds als auch das Wissen um die Vielzahl der verschiedenen Definitionen und Auslegungen der Phänomenologie sind von großer Bedeutung, da es die Planung und Durchführung einer phänomenologischen Studie erleichtert.

8.5 Vorgehen bei der Durchführung einer phänomenologischen Studie

8.5.1 Stichprobe

Da viele phänomenologische Studien die Durchführung von Tiefeninterviews erfordern (Lundgren und Dahlberg 1998, Berg und Dahlberg 1998), kann die Stichprobe klein und bewusst ausgewählt sein. Der Umfang der erhobenen Daten oder der Tiefgang der Untersuchung ist jedoch nicht von der Stichprobengröße abhängig. Morse und Field (1996) weisen darauf hin, dass eine randomisierte Stichprobenziehung in der qualitativen Forschung nicht angemessen ist und betonen die Bedeutung der Erhebung aussagekräftiger Erfahrungsdaten. Im Rahmen einer phänomenologischen Studie ist eine **bewusste Stichprobenauswahl** angebracht (Streubert und Carpenter 1999). Diese Form der Stichprobenziehung ermöglicht eine Auswahl von InterviewpartnerInnen, deren Merkmale oder Erfahrungen ein Verständnis des zu untersuchenden Phänomens erlauben und die daher von unschätzbarem Wert sind. Patton (1990) bezeichnet dies als die Stärke der bewussten Stichprobenziehung. Eine Form der bewussten Auswahl ist das **Schneeballverfahren**. Es eignet sich für Ereignisse, die nur selten auftreten, wie zum Beispiel die Geburt eines Kindes mit Phenylketonurie. Die Mutter dieses Kindes wird dann gefragt, ob sie noch weitere Mütter in der selben Situation kennt, die bereit wären, an der Studie teilzunehmen.

8.5.2 Datenerhebung

Zur Untersuchung der Lebenswelt können mehrere Methoden der Datenerhebung in Erwägung gezogen werden. Tagebücher sind eine schriftliche Fixierung von Erfahrungen durch die TeilnehmerInnen und können der Analyse zur Verfügung gestellt werden (Burns und Grove 1993). In der Pflegeforschung wurden sie erfolgreich eingesetzt (Richardson 1994). So haben zum Beispiel Oleske et al (1990) Tagebücher benutzt, um einen Einblick in das Leben von KrebspatientInnen zu bekommen. Ein Tagebuch, das mit der Geburt eines Kindes begonnen wurde, kann ein Medium sein, das die zur Aufzeichnung dieser Erfahrung notwendige Intimität und Vertraulichkeit bietet. Ein Tagebuch ermöglicht eine sofortige Aufzeichnung und die TeilnehmerInnen sind später nicht auf die Erinnerung angewiesen (Roughman und Haggerty 1972). Robson (1993) und Richardson (1994) geben jedoch zu bedenken, dass bei dieser Form der Datenerhebung eine starke Abhängigkeit von den TeilnehmerInnen besteht. Ein häufiges Problem im Zusammenhang mit Tagebüchern scheint die Auswahl der TeilnehmerInnen und eine mangelhafte Qualität der Daten zu sein.

Um methodische Schwächen zu umgehen und eine gute Darstellung des zu untersuchenden Phänomens zu erreichen, kann eine Kombination verschiedener Forschungsansätze (Triangulation) in Erwägung gezogen werden. Nach DePoy und Gitlin (1994: 150) kann Triangulation in einem natürlichen Setting auch als ein «multistrategischer Ansatz» bezeichnet werden, der das Ziel verfolgt, sämtliche Perspektiven und Dimensionen in die Untersuchung mit einzubeziehen. Winter (1989) ist der Meinung, dass man drei verschiedene Methoden verwenden sollte, um anschließend Vergleiche ziehen und die Schwächen der einzelnen Methoden ausgleichen zu können. So können zum Beispiel im Anschluss an einen Fragebogen teilstrukturierte Interviews geführt werden (DePoy und Gitlin 1994: 150), um ein umfassendes Bild der unterschiedlichen Aspekte der Studie zu erhalten. Für die TeilnehmerInnen kann es angenehm sein, zunächst alleine Fragen schriftlich zu beantworten und nicht in einer Situation von Angesicht zu Angesicht. Die Abwesenheit der ForscherInnen beim Ausfüllen eines Fragebogens verringert auch die Gefahr eines durch die Anwesenheit oder die Reaktionen der ForscherInnen bedingten Bias (Polit und Hungler 1997). Die Datenerhebung mit Hilfe eines Fragebogens und anschließendem Interview gibt den TeilnehmerInnen außerdem eine längere Bedenkzeit für ihre Antworten. Das komplexe Thema der Triangulation und seine Vorteile werden in Kapitel 9 eingehender besprochen.

8.5.3 Das Interview

Neuere Untersuchungen zeigen, dass sich das Interview im Rahmen phänomenologischer Studien großer Popularität erfreut (Bottorf 1990, Beck 1994, Reed 1994, Halldorsdottir und Karlsdottir 1996, Lundgren und Dahlberg 1998, Berg und Dahlberg 1998). Die persönliche Atmosphäre, die bei einem Tiefeninterview entstehen kann, wird für das Verstehen eines wenig bekannten Phänomens sehr geschätzt. Das Interview ist eine sehr beliebte und weit verbreitete Methode der

Datenerhebung (Fielding 1994). Das Interview unterstützt den Prozess der Exploration und bietet den Interviewten einen gewissen Rahmen, ihre eigene Perspektive einzubringen. In bestimmten Phasen kann die Kontrolle über den Interviewverlauf bei dem Interviewer oder der Interviewerin liegen, dann wieder kann es Phasen geben, in denen der oder die Befragte das Interview durch seine oder ihre Antworten in eine Richtung lenkt, an die vorher nicht gedacht worden war. Besonders hilfreich ist der Einsatz von offenen und klärenden Fragen (Streubert und Carpenter 1999). Sie bieten den Interviewten den nötigen Freiraum, um offen und ehrlich über ihre persönlichen Erfahrungen zu sprechen. Die Unkalkulierbarkeit dieser Situation gibt dem Interview ein wenig den Charakter eines «Abenteuers» (Rose 1994: 25).

Die Beziehung zwischen Hebammen und den von ihnen betreuten Frauen kann die Datenerhebung erleichtern. Die Forderung «die Frauen zu begleiten» illustriert die enge Verbindung zu den Schwangeren, Gebärenden und Wöchnerinnen und betont die Rolle der Hebamme als Advokatin der Frau. Empathie, Intimität und Eingehen auf die Bedürfnisse der Frau sind dieser Beziehung implizit. Ebenso ist Vertrauen unabdingbar, wie Lundgren und Dahlberg (1998) in einer Studie zur Schmerzerfahrung während der Geburt feststellten. All diese Aspekte sind für eine phänomenologische Studie von wesentlicher Bedeutung. Hebammen verfügen also auf Grund ihres Berufes über Fähigkeiten, die notwendig sind, um Nähe und eine angenehme, sichere und entspannte Atmosphäre zu schaffen, die es den Frauen ermöglicht, über ihre innersten Gefühle, Ängste und Erfahrungen sprechen zu können. Dies kann durch die Zusicherung der vertraulichen Behandlung der Daten noch unterstützt werden.

Für ein Interview sind zwei Personen notwendig, die in der Lage sind, miteinander zu kommunizieren. Hebammen verfügen über die kommunikativen Fertigkeiten, die für eine sowohl sehr persönliche als auch erforschende Vorgehensweise notwendig sind. Gelis (1991) beschreibt in einer Studie zur historischen Rolle der Hebamme die Hebamme im 18. Jahrhundert als eine Frau, die «Rückhalt bietet […] und um die richtigen Gesten wusste; sie sprach beruhigende Worte und entband» (Gelis 1991: 105). In dieser Darstellung hebt Gelis sowohl die Bedeutung der Kommunikation als auch die des Wissens hervor, die heute genauso wichtig sind wie damals. Die Fähigkeit zuzuhören und Aussagen mit Bedeutung füllen zu können sind hierbei besonders bedeutsam. Kommunikation spielt eine große Rolle bei der Schaffung einer Umgebung, die einen natürlichen Gesprächsfluss ermöglicht und die es den TeilnehmerInnen erlaubt, während des Interviews entspannt, unvoreingenommen und ungehemmt zu sein (Garrett 1982). Wenn ein Tonbandgerät zur Aufzeichnung benutzt wird, muss sichergestellt sein, dass es einwandfrei funktioniert. Es kann hilfreich sein, außerdem ein Notizbuch dabei zu haben, da die Interviewten häufig weitere wichtige Informationen liefern, sobald das Tonbandgerät ausgeschaltet ist.

8.5.4 Datenanalyse

In phänomenologischen Studien geht es bei der Datenanalyse um ein Verständnis für die Bedeutung des Phänomens und gleichzeitig um die Wahrung der Individualität der Erfahrung (Banonis 1989). Die Bedeutung des Phänomens wird durch genaues und wiederholtes Anhören, Lesen und Reflektieren der Aufzeichnungen nach und nach deutlich. Bei den Interviewmitschnitten sollte insbesondere auf den Tonfall, sowie auf nonverbale Äußerungen wie Zögern, Seufzen oder Lachen geachtet werden. Sie sind alle Teil des zu untersuchenden Phänomens. Im Idealfall sollten die Interviews von den ForscherInnen persönlich transkribiert werden. Diese Arbeit ist sehr zeitaufwändig, fördert jedoch die Vertrautheit mit den Daten.

Es gibt verschiedene Vorgehensweisen bei der Durchführung phänomenologischer Studien; die von van Kaam (1959), Giorgi (1970, 1985) und Colaizzi (1978) vorgeschlagenen Wege sind in **Kasten 8-3** dargestellt.

Diese Vorgehensweisen lassen gewisse Gemeinsamkeiten erkennen. Sie beginnen mit der Transkription der Daten, anschließend wird das Transkript nach Themen gegliedert. Signalwörter, die auf das Wesen der Aussage hinweisen, sind normalerweise leicht zu erkennen und werden festgehalten. Lundgren und Dahlberg (1998: 106) bezeichnen diese als «bedeutungstragende Einheiten». Ähnliche Themen werden zu Kategorien zusammengefasst und schließlich werden die Merkmale des Phänomens herausgearbeitet (Jasper 1994). Phänomenologische Studien orientieren sich heute häufig an einer dieser Vorgehensweisen (Clarke und Wheeler 1992, Beck 1994, Robinson 1995, Lundgren und Dahlberg 1998).

Colaizzi (1978) betont die Bedeutung der «Benutzerfreundlichkeit» des Leitfadens, der sich sowohl für unerfahrene als auch für erfahrene ForscherInnen eignet. Der Leitfaden führt Schritt für Schritt durch den Prozess und verhilft schließlich zu einer klaren Beschreibung des zu untersuchenden Phänomens (Robinson 1995). Welche Vorgehensweise man letztlich wählt, hängt von dem zu untersuchenden Phänomen und den aus der Literaturrecherche gewonnenen Erkenntnissen ab (Holloway und Wheeler 1996). Es gibt noch weitere Ansätze und die Möglichkeiten der Datenanalyse beschränken sich nicht auf die drei hier in diesem Kapitel vorgestellten Vorgehensweisen.

Mills (1994) ist der Ansicht, dass mit der Datenanalyse am besten gleich nach der Erhebung der ersten Daten begonnen werden sollte, da die daraus resultierenden vorläufigen Ergebnisse die weitere Datenerhebung leiten können. Die Datenanalyse wird dann kontinuierlich fortgeführt. Streubert und Carpenter (1999) sind hingegen der Ansicht, dass alle notwendigen Daten zunächst erhoben und erst anschließend der Analyse zugeführt werden können.

Für Hebammen können die Freiheiten, die der phänomenologische Ansatz zur gründlichen Erforschung eines Phänomens im Zusammenhang mit Schwanger-

8.5 Vorgehen bei der Durchführung einer phänomenologischen Studie

Kasten 8-3: Verschiedene Vorgehensweisen bei der Durchführung phänomenologischer Studien

Adrian L. van Kaam (1959):

- Etabliere einen Grundstock gemeinsamer Erfahrungen.
- Ermögliche den TeilnehmerInnen, sich frei zu äußern. Dies kann auf verschiedene Arten wahrgenommen werden und sollte durch den oder die ForscherIn nicht beeinflusst werden, um auf diese Weise einen ForscherInnen-Bias zu vermeiden.
- Reduktion und Elimination. Hier geht es um das Erkennen und die Benennung der wesentlichen Aspekte des Phänomens, das heißt um die Reduktion der Daten und die Elimination des für die Studie Irrelevanten.
- Ähnliche Aussagen werden vorläufig zusammengefasst und betitelt.
- Abschließende Identifikation der Kernaussagen. Jede Komponente, die zur Darstellung des Wesens des Phänomens dient, wird benannt.

Giorgi (1970, 1985):

- Erster Überblick über das Phänomen im Anschluss an ein Interview.
- Erneutes Lesen der Beschreibung dieses Phänomens.
- Gliederung der Beschreibung nach erneutem Lesen und Überdenken.
- Die einzelnen Teile werden jedes für sich und in Beziehung zueinander betrachtet.
- Die einzelnen Teile werden reflektiert. Die Bedeutung wird dann «in die Sprache der Wissenschaft oder in eine Theorie umgesetzt» (Omery 1983: 52).
- Eine Beschreibung wird anderen zur Analyse zugänglich gemacht.

Colaizzi (1978):

- Datenerhebung
- Studium der Interviewtranskripte
- Extraktion der Aussagen, die direkt mit dem Phänomen in Zusammenhang stehen.
- Untersuchung der Bedeutung dieser Aussagen
- Extraktion bestimmter Themen aus der Interpretation der Aussagen.
- Die Themen werden zu einer Beschreibung des Phänomens.
- Prüfung der Glaubwürdigkeit der Ergebnisse durch Rücksprache mit den TeilnehmerInnen.

schaft, Geburt und Elternsein bietet, sehr ansprechend sein (Bottorff 1990, Beck 1994, Halldorsdottir und Karlsdottir 1996).

Beck (1994), die sich in ihrer Studie an Colaizzi (1978) orientierte, untersuchte die Gedanken und Gefühle von Frauen während der Geburt. Ihre Ergebnisse weisen viele Implikationen für die Hebammentätigkeit auf, insbesondere das Bedürfnis Informationen zu wiederholen und zu prüfen, ob die Information in dieser ganz besonderen und sensiblen Situation auch richtig verstanden wurde. Bottorff (1990) setzte den phänomenologischen Ansatz erfolgreich zur Untersuchung der Stillmotivation und -dauer ein sowie zur Beschreibung von Gefühlen wie Engagement oder dem Bedürfnis zu geben.

8.5.5 Literaturrecherche

Dem zu untersuchenden Phänomen sollte man sich so unvoreingenommen wie möglich nähern. Hierfür müssen die eigenen Vorstellung so weit es geht ausgeklammert werden (Spiegelberg, 1965), um so die wahre Bedeutung des Phänomens erkennen zu können. De facto ist es jedoch nicht möglich, alle Vorerfahrung und alles Vorwissen völlig auszuschalten. Es wird daher empfohlen, die Literaturrecherche möglichst gegen Ende der Studie vorzunehmen, um so die Datenkontamination gering zu halten. Neben der kritischen Beurteilung der Literatur zu dem zu untersuchenden Phänomen empfiehlt sich die Lektüre allgemeiner, sowohl historischer wie auch aktueller Literatur zur Phänomenologie. So kann ein Einblick in die ihr zu Grunde liegende Philosophie gewonnen und ein Vergleich der unterschiedlichen Auslegungen angestellt werden.

8.5.6 Glaubwürdigkeit (trustworthiness)

Glaubwürdigkeit ist ein zentraler Aspekt qualitativer Forschung. Die Ergebnisse sollten die Realität der Erfahrung widerspiegeln. Glaubwürdigkeit bezieht sich auf die Genauigkeit und Aufrichtigkeit der Daten (Oiler 1982). Die Glaubwürdigkeit kann geprüft werden, indem man den TeilnehmerInnen Einblick in die Interpretation der Daten ermöglicht (Koch 1994, Guba und Lincoln 1989). Colaizzi (1978) ist der Ansicht, dass den TeilnehmerInnen eine Beschreibung des Phänomens zur Verfügung gestellt und sie gebeten werden sollten, die Richtigkeit der Interpretation zu prüfen. Alle neuen Daten, die auf diese Weise durch die TeilnehmerInnen erlangt werden, können dann in den abschließenden Bericht integriert werden. Benner (1994) vertritt die Ansicht, dass bereits bei der Datenerhebung Verständnisfragen gestellt werden sollten, wie zum Beispiel: «Meinen Sie damit, dass […]?». Dies sollte fortwährend geschehen und macht wahrscheinlich einen «zweiten Durchlauf» überflüssig. Beck (1994) überprüfte das Verständnis der einzelnen Befragten direkt nach jedem Interview. Auf diese Weise wurden die TeilnehmerInnen zu dem Phänomen nur einmal befragt und die Vertraulichkeit blieb gewahrt.

Die Auswertung der Daten in einem Team beugt einem Bias vor, da eine Interpretation aus verschiedenen Perspektiven vorgenommen wird. Andererseits stellt sich dabei das Problem, dass die Daten durch viele Personen interpretiert werden, die nicht im engen Kontakt mit den TeilnehmerInnen, dem Forschungsprozess oder auch dem zu untersuchenden Phänomen stehen. Im Hinblick auf die Vertraulichkeit müssten die TeilnehmerInnen sich einverstanden erklären, dass ihre Angaben durch mehrere Personen analysiert werden.

Das Ausklammern der eigenen Ansichten zur Vermeidung der Beeinflussung der Datenerhebung und -analyse fördert die Glaubwürdigkeit. So kann ein Bias vermieden werden und eine verlässliche Beschreibung des Phänomens wird möglich (Beck, 1994).

Im Rahmen der Diskussion um Glaubwürdigkeit müssen ebenfalls Themen wie **Verlässlichkeit**, **Übertragbarkeit** und **Bestätigung** bedacht werden (Guba und Lincoln 1989). Um die Verlässlichkeit zu prüfen, müsste die Studie von einer/einem anderen ForscherIn auf die gleiche Weise durchgeführt werden und sie oder er müsste zu den gleichen Ergebnissen kommen (Talbot 1995). Das bedeutet, dass diejenige Person, die die ursprüngliche Studie durchgeführt hat, einen *Audit Trail* (Lincoln und Guba 1985) erstellen sollte, der jeden einzelnen Schritt des Forschungsprozesses nachvollziehbar macht. Mit Übertragbarkeit ist gemeint, ob sich die Ergebnisse auf ein anderes Setting gleicher Art anwenden lassen. Wenn die Daten mit den Personen, von denen sie stammen, in Verbindung gebracht werden können, dann ist die Bestätigung der Daten gegeben (Guba und Lincoln 1989). Dies gilt für die Ergebnisse der Studie, die Interpretation sowie für die Schlussfolgerungen. Es kann davon ausgegangen werden, dass eine Studie, die sich als glaubwürdig, übertragbar und verlässlich erwiesen hat, ebenso auch im obigen Sinne bestätigbar ist (Lincoln und Guba 1985).

8.6 Ethische Aspekte

Jede Forschungsplanung sollte durch ein Ethikkomitee genehmigt werden. Ethik in der Forschung meint das Maß, in dem die Forschung moralischen Standards entspricht, vor allem hinsichtlich professioneller, rechtlicher und sozialer Verantwortung. Das Gelingen phänomenologischer Forschung, das heißt die wirkliche Erhellung eines bestimmten Phänomens, ist weitgehend von der Teilnahme sorgfältig ausgesuchter Personen abhängig. Wie für jede Forschung gilt es auch in der Phänomenologie darauf zu achten, dass den TeilnehmerInnen durch die Studie kein Schaden entsteht oder sie ausgenutzt werden (Polit und Hungler 1997), weswegen der Nutzen der Studie sorgfältig überlegt werden muss. Um psychologischen Schaden von den TeilnehmerInnen abzuwenden, müssen die Fragen sorgfältig ausgewählt und in sensibler und mitfühlender Weise gestellt werden. Eine Nachbesprechung unmittelbar im Anschluss an das Interview kann in Erwägung gezogen werden, um den Befragten die Möglichkeit zur Reflexion und Raum für eigene Fragen zu geben.

Um eine Ausnutzung der TeilnehmerInnen zu vermeiden, müssen sie in jeder Phase der Forschung klare und verständliche Informationen erhalten und es muss auf die Einhaltung aller Richtlinien geachtet werden. Eine *Informierte Zustimmung (informed Consent)* ist unabdingbar, um deutlich zu machen, dass die Entscheidung zur Teilnahme nach korrekter, klarer und detaillierter Aufklärung über die Forschung freiwillig erfolgte.

Folgende Punkte müssen dabei immer betont werden:

- Die TeilnehmerInnen haben das Recht, sich gegen eine Teilnahme zu entscheiden.
- Die TeilnehmerInnen können ihre Teilnahme jederzeit abbrechen.
- Die TeilnehmerInnen sollten immer wieder aufgefordert werden, bei Bedarf Erklärungen einzufordern.

Phänomenologische Studien haben oft einen sehr persönlichen und intimen Charakter, weswegen immer auf die Wahrung der Privatsphäre der TeilnehmerInnen zu achten ist (Morse und Field 1996). Es gilt zu garantieren, dass

- sie im Rahmen der Forschung nicht bedrängt werden,
- alle Daten vertraulich behandelt und sicher verwahrt werden,
- stets Pseudonyme zum Schutz der Identität der TeilnehmerInnen benutzt werden.

Vor Beginn der Studie muss die Zustimmung eines entsprechenden Ethikkomitees eingeholt werden. Ethikkomitees haben unterschiedliche Erwartungen. Es ist daher ratsam, den oder die Vorsitzende oder die im Komitee mitarbeitende Hebamme bereits in der Planungsphase der Studie zu konsultieren. Es kann ebenfalls angebracht sein, die Pflegedienst- oder Krankenhausleitung hinsichtlich einer Autorisierung und auch Unterstützung aufzusuchen.

8.7 Schlussfolgerung

Phänomenologie will die Lebenswelt von Individuen erforschen und ist daher ein geeigneter Ansatz für Hebammen, um die Sichtweisen der Frauen hinsichtlich Schwangerschaft, Geburt, Wochenbett, geburtshilflichen Dienstleistungen und Themen, die ihre Gesundheitsversorgung betreffen, zu untersuchen. Hebammen verfügen auf Grund ihres Berufes über eine Vielzahl von Fertigkeiten, die zum Gelingen einer phänomenologischen Studie notwendig sind, wobei diese Fertigkeiten genauso für andere Forschungsansätze nützlich sind. Sie erleichtern ebenso die eventuell erforderliche Modifikation der Ansätze zur Anpassung an die speziellen Bedürfnisse der Frauen. Im nächsten Kapitel werden weitere Forschungsansätze dargestellt.

> **Zusammenfassung**
>
> In diesem Kapitel wurde deutlich, dass
> - die Phänomenologie ihre Wurzeln in der Philosophie hat und der Fokus auf der Lebenswelt von Individuen liegt
> - die eigenen Ansichten so weit wie möglich ausgeklammert werden müssen
> - eine bewusste Stichprobenauswahl stattfindet
> - Tiefeninterviews und Tagebücher zur Datenerhebung eingesetzt werden
> - das Vorgehen bei der Datenanalyse von dem gewählten Ansatz abhängt, die aber folgende Punkte gemeinsam haben: Auswertung der Transkripte – Identifikation der das Phänomen betreffenden Aussagen und deren Bedeutung – schriftliche Darstellung des Phänomens
> - die Literaturrecherche eine wichtige Komponente darstellt
> - der Versuch der Phänomenologie, alle Aspekte eines Phänomens zu verstehen, der Philosophie von Hebammen entgegen kommt, in deren Mittelpunkt eine individuelle und umfassende Betreuung steht.

Literatur

Annells M (1996) Hermeneutic phenomenology: philosophical perspectives and current use in nursing research. Journal of Advanced Nursing 23(4): 705–713

Baker C, Wuest J, Stern N (1992) Method slurring: the grounded theory/phenomenology example. Journal of Advanced Nursing 17(6): 1355–1360

Banonis B C (1989) The lived experience of recovering from addiction: a phenomenological study. Nursing Science Quarterly 2(1): 37–42

Beck C T (1994) Women's temporal experiences during the delivery process: a phenomenological study. International Journal of Nursing Studies 31(3): 245–252
Benner P (1994) Interpretative phenomenology-embodiment caring and ethics in health and illness. Sage Publications, Newbury Park, CA
Berg M, Dahlberg K (1998) A phenomenological study of women's experiences of complicated childbirth. Midwifery 14(1): 23–29
Bottorff J L (1990) Persistence in breastfeeding: a phenomenological investigation. Journal of Advanced Nursing 15(1): 201–209
Burns N, Grove S K (1993) The practice of nursing research, 2nd edn. WB Saunders, Philadelphia, PA
Clarke J B, Wheeler S J (1992) A view of the phenomenon of caring in nursing practice. Journal of Advanced Nursing 17(6): 1283–1290
Cohen M Z (1987) A historical overview of the phenomenologic movement. Image: Journal of Nursing Scholarship 19(1): 31–34
Colaizzi P (1978) Psychological research as the phenomenologist views it. In: Valle R King M (ed) Existential phenomenological alternatives for psychology. Oxford University Press, Oxford
DePoy E, Gitlin L N (1994) Introduction to research. Mosby/Year Book, St Louis, MO
Donnison J (1988) Midwives and medical men. Historical Publications, London
Fielding N (1994) Varieties of research interviews. Nurse Researcher 1(3): 4–13
Garrett A (1982) Interviewing: its principles and methods. Family Service Association of America, New York
Gelis J (1991) History of Childbirth. Polity Press, Cambridge
Giorgi A (1970) Psychology as a human science: a phenomenologically based approach. Harper & Row, New York
Giorgi A (1985) Phenomenology and psychological research. Duquesne University Press, Pittsburgh, PA
Guba E, Lincoln Y (1989) Fourth generation evaluation. Sage Publications, Newbury Park, CA
Halldorsdottir S, Karlsdottir S I (1996) Journeying through labour and delivery: perceptions of women who have given birth. Midwifery 12(1): 48–61
Holloway I, Wheeler S (1996) Qualitative research for nurses. Blackwell Science, Oxford
Holmes C A (1996) The politics of phenomenological concepts in nursing. Journal of Advanced Nursing 24(3): 579–587
Husserl E (1967) Ideas: general introduction to pure phenomenology. George Allen & Unwin, London
Jasper M A (1994) Issues in phenomenology for researchers of nursing. Journal of Advanced Nursing 19(2): 309–314
Koch T (1994) Establishing rigour in qualitative research: the decision trial. Journal of Advanced Nursing 19(5): 976–986
Lincoln Y S, Guba E G (1985) Naturalistic inquiry. Sage Publications, Newbury Park, CA
Lundgren I, Dahlberg K (1998) Women's experience of pain during childbirth. Midwifery 14(2): 105–110
Mills C (1994) Phenomenology. Surgical Nurse 7: 27–29
Morse J M (1992) Qualitative health research. Sage Publications, Newbury Park, CA

Morse J M, Field P A (1996) Nursing research: the application of qualitative research. Chapman & Hall, London

Oiler C (1982) The phenomenological approach in nursing research. Nursing Research 31(3): 178–181

Oleske D M, Heinze S, Otte D M (1990) The diary as a means of understanding the quality of life of persons with cancer receiving home nursing care. Cancer Nursing 13(3): 158–166

Omery A (1983) Phenomenology: a method for nursing research. Advances in Nursing Science January: 49–63

Paley J (1998) Misinterpretive phenomenology: Heidegger, ontology and nursing research. Journal of Advanced Nursing 27(4): 817–824

Patton M Q (1990) Qualitative evaluation and research methods, 2nd ed. Sage Publications, Newbury Park, CA

Polit D F, Hungler B P (1997) Nursing research – methods, appraisal, and utilization, 4th edn., JB Lippincott, Philadelphia, PA

Powers B A, Knapp T R (1995) A dictionary of nursing theory and research. Sage Publications, Thousand Oaks, CA

Reed J (1994) Phenomenology without phenomena: a discussion of the use of phenomenology to examine expertize in long-term care of elderly patients. Journal of Advanced Nursing 19(3): 336–341

Richardson A (1994) The health diary: an examination of its use as a data collection method. Journal of Advanced Nursing 19(4): 782–791

Robinson A (1995) The experiences of mothers breastfeeding term twins. Unpublished MSc thesis, University of Surrey

Robson C (1993) Real world research. Blackwell, Oxford

Rose K (1994) Unstructured and semi-structured interviewing. Nurse Researcher 1(3): 23–32

Roughman K, Haggerty R (1972) The diary as a research instrument in the study of health and illness behaviours. Medical Care 10(2): 143–163

Spiegelberg H (1965) The phenomenological movement: a historical introduction, vol 1, 2nd edn., Martinus Nijhoff, The Hague

Stewart D, Mickunas A (1990) Exploring phenomenology: a guide to the field and its literature. Ohio University Press, Athens, OH

Streubert H J, Carpenter D R (1999) Qualitative research in nursing: advancing the humanistic imperative. 2nd edn. Lippincott, Philadelphia

Talbot L A (1995) Principles and practice of nursing research. CV Mosby, St Louis, MO

Van Kaam A L (1959) Phenomenological analysis: exemplified by a study of the experience of «really feeling understood». Individual Psychology 15: 6–72

Walters A J (1995) The phenomenological movement: implications for nursing research. Journal of Advanced Nursing 22(4): 791–799

Winter R (1989) Learning from experience: principles and practices in action research. Falmer Press, Philadelphia, PA

9. Weitere Forschungsansätze

Patricia Donovan

Themen dieses Kapitels
- Integration quantitativer und qualitativer Forschungsansätze
- Triangulation
- Historische Forschung
- Feministische Ansätze
- Aktionsforschung
- Fallstudien

9.1 Einführung

In den vorangegangenen Kapiteln wurden die wichtigsten Forschungsansätze besprochen. Angesichts der Anforderungen eines sich ständig weiter entwickelnden Gesundheitssystems, dem Streben nach neuem Wissen und der Verpflichtung zu einer evidenzbasierten Praxis, kann es dennoch sein, dass keiner dieser Ansätze für eine bestimmte Studie geeignet ist. In diesem Kapitel sollen daher einige der neueren bzw. alternativen Forschungsansätze dargestellt werden. Sie verwenden alle eine Vielzahl von Datenerhebungsmethoden, die wiederum von der Philosophie und der Methodenpräferenz der ForscherInnen abhängig sind. Es gibt ein wachsendes Bewusstsein für die Art und Weise, in der sowohl quantitative wie auch qualitative Methoden einen Beitrag zur Erforschung der Hebammentätigkeit leisten können. In diesem Kapitel wird die Kombination quantitativer und qualitativer Methoden diskutiert, wobei der Schwerpunkt auf der Triangulation, der historischen Forschung, feministischen Ansätzen, der **Aktions-** und **Evaluationsforschung** sowie auf Fallstudien liegen wird. Einige dieser Ansätze, wie die Aktionsforschung, sind in der Pflegeforschung bereits zunehmend häufiger anzutreffen, von Hebammen werden sie bisher nur wenig genutzt. Es ist daher schwierig, Beispiele aus der Hebammenforschung zu finden. An ihrer Stelle werden, wenn möglich, Beispiele aus der Sozialforschung angeführt. Bei der Darstellung der Ansätze wird die Perspektive der ForscherInnen, das klinische Setting und in einigen Fällen die Sicht der KlientInnen berücksichtigt. Sowohl philosophische als auch praktische Überlegungen werden untersucht.

9.2 Integration quantitativer und qualitativer Ansätze

Die Integration quantitativer und qualitativer Ansätze wird kontrovers diskutiert. Dies hat seinen Grund in unterschiedlichen epistemologischen Positionen. Hekman (1990) ist der Ansicht, dass ein Bedarf für verschiedene Methodologien besteht, da sich das Ziel der Naturwissenschaft Erklärungen zu liefern, von dem der Sozialwissenschaften ein Verständnis zu entwickeln, unterscheidet. Die Hebammentätigkeit kann nun aber als eine Kombination aus Sozialwissenschaft und Naturwissenschaft betrachtet werden. Selbst innerhalb einer Studie mag es ein Ziel geben, das in einzelne Unterziele unterteilt werden kann, bei denen es sowohl um Erklärung als auch um Verständnis geht. Dies liegt in dem Anspruch einer umfassenden Betreuung der Frauen und ihrer Familien begründet. Wenn Hebammen eine individuelle Betreuung anbieten sollen, muss es unterschiedliche Forschungsansätze geben, um das Wissen und Verständnis im Hinblick auf die zukünftige Praxis zu erweitern. Welche Ansätze gewählt werden, wird von dem Ziel der Studie abhängen.

Die Hebammentätigkeit ist eine aus verschiedenen Quellen schöpfende Disziplin und würde daher auch von einem integrativen Ansatz und Testtheorie profitieren. Ein solcher Ansatz scheint allerdings bisher noch nicht entwickelt worden zu sein. Dies mag an der nach wie vor geführten Debatte zwischen dem polaren biomedizinischen Modell der Betreuung und dem frauenzentrierten Modell der Betreuung liegen, wobei letzteres durch den *Winterton Report* (Department of Health 1992) und den *Changing Childbirth Report* (Department of Health 1993) in Großbritannien an Glaubwürdigkeit gewonnen hat.

Bei Bryman (1992) findet sich eine Auflistung von 12 Formen der Integration verschiedener Forschungsansätze, auf die sie bei der Durchsicht von Publikationen gestoßen ist. Steckler et al (1992) haben diese in vier Modellen zusammengefasst **(s. Kasten 9-1)**.

Diese Modelle haben zu einer Aufweichung der Grenzen zwischen den verschiedenen Forschungsansätzen geführt. Sowohl für die Hebammenforschung wie auch für jede andere Forschung im geburtshilflichen Bereich, die bestrebt ist, einen effizienten, kosteneffektiven und klientenorientierten Service anzubieten, hat dies Vorteile. Die häufigste Form der Integration von Forschungsansätzen ist die der **Triangulation**, die im Folgenden näher besprochen werden soll.

> **Kasten 9-1: Integration von Forschungsansätzen: vier Modelle (Steckler et al 1992: 5)**
>
> *Modell 1:* Einsatz qualitativer Methoden zur Entwicklung quantitativer Messinstrumente
>
> *Modell 2:* Einsatz qualitativer Methoden zur Erklärung quantitativer Ergebnisse
>
> *Modell 3:* Einsatz quantitativer Methoden zur «Aufwertung» einer primär qualitativ angelegten Studie
>
> *Modell 4:* Gleichberechtigter und paralleler Einsatz qualitativer und quantitativer Methoden (dieses Modell wird gewöhnlich als Triangulation bezeichnet)

9.3 Triangulation

Der Begriff der Triangulation stammt ursprünglich aus der Navigation und Landvermessung. In der Forschung wurde später damit eine quantitative Technik bezeichnet, bei der mit zwei Messungen Informationen über eine Variable erlangt wurden. Heute ist mit Triangulation die Kombination quantitativer und qualitativer Methoden gemeint. Es gibt vier anerkannte Formen der Triangulation, die in **Kasten 9-2** dargestellt sind.

Triangulation kann als eine Möglichkeit zur Überwindung der Dichotomie zwischen quantitativen und qualitativen Forschungsansätzen verstanden werden. Der Grad der Komplexität hängt von den Anforderungen der Studie ab, wobei auch mehr als eine Form der Triangulation im Rahmen einer Studie verwendet werden kann (Jones 1996). Gregory und McKie (1996) setzten in ihrer Studie zu Sichtweisen von Frauen hinsichtlich Cervixabstrichen sowohl Diskussionsgruppen als auch Fragebögen ein. Diese Form der Triangulation findet sich in der Literatur am häufigsten. Bei der Kombination verschiedener Methoden sollte immer geprüft werden, ob sie für die Forschungsfrage geeignet sind, denn nur dann kann die Triangulation die Validität einer Studie erhöhen. Die Triangulation kann vorgenommen werden:

- innerhalb eines Forschungsansatzes
- zwischen verschiedenen Forschungsansätzen
- kombiniert.

Triangulation innerhalb eines Ansatzes meint eine Kombination von zwei oder mehr Datenerhebungsmethoden, die dem selben Forschungsansatz zugerechnet werden, im Rahmen einer Studie zur Messung derselben Variablen. Ein Beispiel hierfür könnte der Einsatz zweier quantitativer Skalen zur Messung derselben Variablen mit anschließendem Vergleich der Ergebnisse sein. Denzin (1978) merkt hierzu kritisch an, dass es sich hierbei immer noch um den ausschließ-

> **Kasten 9-2: Formen der Triangulation (Denzin 1978)**
>
> ▶ **Theoretische Triangulation:** Anwendung unterschiedlicher Theorien auf die Analyse des gleichen Gegenstandes
>
> ▶ **Datentriangulation:** Nutzung unterschiedlicher Datenquellen, um eine Theorie in mehr als einer Form zu testen
>
> ▶ **Beobachtertriangulation:** Einsatz unterschiedlicher InterviewerInnen und BeobachterInnen innerhalb einer Studie
>
> ▶ **Methodentriangulation:** Einsatz von zwei oder mehr Datenerhebungsmethoden in einer Studie

lichen Einsatz quantitativer Messungen handelt und nicht um eine Kombination quantitativer und qualitativer Ansätze. Die Triangulation zwischen verschiedenen Ansätzen, bei der quantitative und qualitative Messungen kombiniert werden, ist häufiger anzutreffen, wie zum Beispiel in der Studie von Gregory und McKie (1996).

In der Pflegeforschung kommt die Triangulation zunehmend häufiger zum Einsatz, in der Hebammenforschung ist sie noch relativ selten zu finden. Bei Nolan und Behi (1995) wird das Konzept der Triangulation ausführlicher diskutiert und die Lektüre dieses Textes ist für ein tieferes Verständnis der Thematik möglicherweise hilfreich.

9.4 Historische Forschung

Man könnte sagen, dass die Forschung von Hebammen auf der Suche nach der Wahrheit immer nur eine Perspektive der Wahrheit aufdecken wird. Das Berufsbild der Hebamme hat sich, beeinflusst durch die Rolle der Frau in der Gesellschaft, über Generationen hinweg entwickelt, ihre Arbeit war schon immer praktisch orientiert und sollte stets in ihrem gesellschaftlichen und historischen Kontext gesehen werden.

Der Hebammenberuf, ähnlich wie der der Pflegenden, hat im Vergleich zu anderen medizinischen Berufen einen relativ niedrigen Status, obwohl er deutlich älter ist als die Medizin selbst und die medizinischen Berufe. Das alte Sprichwort von dem Beruf der Hebamme als dem «zweitältesten der Welt» existiert nach wie vor. Die historische Perspektive hat daher durchaus das Potenzial, das Hebammenwissen zu erweitern. Über Jahrhunderte wurden die traditionellen Werte einer Kultur von einer Generation zur nächsten weitergegeben und eine Form, in der dies getan werden kann, ist die geschriebene. In der **historischen Forschung** können die Daten durch Interviews erhoben, aber auch aus Archivmaterial gewonnen werden. Bei der letzteren Form der Datenerhebung sollte bedacht werden, dass die wichtigsten historischen Texte immer aus der Perspektive des «Gewinners» geschrieben sind und die geburtshilflichen Texte machen da keine Ausnahme.

In der historischen Forschung finden die soziologischen, politischen und ökonomischen Entwicklungen, die immer einen Einfluss auf die jeweilige Situation haben, Berücksichtigung. Eine Beschäftigung mit dieser Form der Forschung bietet daher die Möglichkeit, den bisher nicht gehörten Stimmen der Frauen nicht nur Gehör zu verschaffen, sondern ihnen auch Glaubwürdigkeit zu verleihen. Die historische Forschung erfordert einen definierten Fokus. Dies kann zum Beispiel eine bestimmte Person sein, wie in der Geschichte von John Rivers (1981) über Dame Rosalind Paget. Es kann ein Ort sein wie in der Geschichte von High Coombe (Beckett 1990) oder auch ein bestimmtes Thema wie der Kampf um die Kontrolle über Schwangerschaft und Geburt (Donnison 1988, Cowell 1981, Hannam 1996). Solche Arbeiten können inspirierend und informativ sein, insbesondere in Ländern, die eine Wiedergeburt der Hebammentätigkeit erleben. So unterscheiden sich die Schwierigkeiten und der Kampf um die rechtliche Anerkennung der Hebammen in Großbritannien vor dem *Midwives Act* von 1902 nicht wesentlich von den Schwierigkeiten, denen sich Hebammen derzeit in Nordamerika gegenübersehen.

Das Wissen um die Analyse und Interpretation geschriebener Texte ist in der historischen Forschung von entscheidender Bedeutung. So muss zunächst immer geprüft werden, wann und unter welchen Umständen die Texte entstanden sind. Einige der allerersten geburtshilflichen Schriften wurden von Hebammen verfasst, die Mehrheit der Hebammen allerdings konnte weder lesen noch schreiben. Unterschiedliche Schreibstile können bei der Interpretation der Worte und ihrer Bedeutung in dem entsprechenden Kontext Schwierigkeiten bereiten. Hallett (1997) beschreibt dies für die historische Forschung im Bereich der Pflege und berichtet von der Schwierigkeit, pflegerelevante Gegenstandsbereiche anhand von Texten, die von MedizinerInnen verfasst wurden, zu untersuchen. Die Entwicklung der Hebammenprofession ist eng mit der Entstehung des Berufs des Geburtshelfers verknüpft, bei dem es sich in Großbritannien ursprünglich um eine männliche Hebamme handelte. Historische Forschung zur Hebammentätigkeit ist anhand der Literatur dieser Zeit daher schwierig. Es grenzt an Ironie, dass Hebammen, historisch gesehen, mehr mit Geburtshelfern gemeinsam haben als mit Krankenschwestern.

McGann (1997) beschreibt die ersten Arbeitsschritte in der historischen Forschung, bei denen es um die Definition des Gegenstandsbereiches und das Finden von Aufzeichnungen geht. Bei diesen Aufzeichnungen kann es sich zum Beispiel handeln um:

- öffentliche Dokumente
- Krankenakten
- Verwaltungsakten der Gemeinden
- Unterlagen der Fort- und Weiterbildung (Zeugnisse)
- Unterlagen von Hebammenverbänden
- private Aufzeichnungen
- Zeitschriften
- Bücher.

Die Darstellung der Hebamme in den damaligen Medien kann für die historische Forschung sehr aufschlussreich sein und kein britischer historischer Text, der sich mit Hebammen beschäftigt, scheint ohne Dickens' Sarah Gamp (Hughes 1990) auszukommen.

Der Datenerhebung schließt sich die Interpretation an, was eine sehr umfangreiche Aufgabe sein kann. Bei der Analyse von Texten anderer Autoren sollte stets bedacht werden, dass es sich dabei immer um die Interpretation einer Interpretation handelt. Dies ist auch unter dem Begriff der **doppelten Hermeneutik** bekannt. Zentrale Elemente bei der Analyse sind Objektivität, Urteilsvermögen und Kreativität der ForscherInnen (Kerr 1986). Historische Forschung wird meist, wie ethnografische Studien, in Form von Büchern publiziert und möglicherweise ist dies ein Grund, dass sich die LeserInnen nicht immer darüber im Klaren sind, dass sie eine Forschungsarbeit lesen.

9.5 Feministische Forschung

Unter feministischer Forschung versteht man jede von Feministinnen durchgeführte Forschung oder solche, die entweder bewusst oder unbewusst eine feministische Perspektive oder feministische Kriterien aufweist. Die starke Frauenorientierung der Hebammentätigkeit lässt die Frage nach der Bedeutung feministischer Forschung im Zusammenhang mit der Hebammentätigkeit angemessen erscheinen. Aus feministischer Perspektive lässt sich die Profession der Hebamme entweder als eine Erweiterung der Arbeit der Mütter und der traditionellen Hebammen betrachten oder aber als ein qualifizierter Beruf. Etzioni (1969) war der Ansicht, dass Frauen in weiblichen Berufen nicht zu Objektivität oder Ausübung von Autorität in der Lage sind und vielmehr lediglich triviale Gespräche über persönliche Angelegenheiten führen. Dies unterstreicht die Vorstellung, dass Objektivität, wissenschaftliche Ansätze, die medizinische Sichtweise und schließlich auch Forschung männlich dominiert sind. Dies wiederum impliziert, dass für feministische Konzepte in der Forschung kein Platz ist. Damit wird aber eine wesentliche Perspektive im Zusammenhang mit jeglicher Forschung unterschlagen, insbesondere in Bereichen, in denen die Beteiligten überwiegend weiblich sind, wie dies bei der Hebammentätigkeit der Fall ist.

Gunew (1990) beschreibt in ihrer Arbeit durch Männer definierte Modelle von Wissen und Wissenserwerb. Dies impliziert, dass es auch durch Frauen definierte Modelle geben muss. Aus feministischer Perspektive ließe sich sagen, dass bei der Untersuchung eines weiblichen Berufes den Konzepten für Wissen und Wissenserwerb ein feministisches Modell zu Grunde liegen sollte. Ein solches Modell würde die subjektiven Sichtweisen von Frauen berücksichtigen und damit im Einklang mit einem individuell ausgerichteten, frauenorientierten Betreuungskonzept stehen. Die feministische Forschung will die Unterschiede zwischen dem männlich dominierten medizinischen Modell und einem feministischen Modell aufzeigen. Angesichts des Vorwurfs, dass Hebammen Handlangerinnen des medizinischen Modells seien und Schwangerschaft, Geburt und Elternsein zu einem medizinischen Ritual werden ließen (Barclay et al 1989), will die feministische Forschung Hebammen darin unterstützen, nach einem frauenorientierten Modell zu arbeiten.

In jeder Forschung spielen vorhandene Machtstrukturen eine Rolle und neue werden auf den Plan gerufen. Der Grund hierfür ist, dass an der Forschung immer zwei Parteien beteiligt sind, die ForscherInnen und die TeilnehmerInnen. Datenerhebung und -analyse sind ebenfalls keine neutralen Vorgänge, auch hier spielt Macht eine Rolle. Dies steht in engem Zusammenhang mit Geschlechterfragen und der Diskussion um feministische Forschung. Fonow und Cook (1991) sind der Ansicht, dass das Selbst aus der männlichen Perspektive über Unterschiede und Abgrenzung von anderen definiert wird. Die weibliche Perspektive definiert das Selbst über Beziehungen und Verbindungen. Sie übertragen dies auf die Debatte um quantitative/qualitative Forschung und kommen zu der Schlussfolgerung, dass die weibliche Perspektive der qualitativen Forschung entspricht. Oakley (1993: 245) ist der Ansicht, dass im Rahmen des feministischen Forschungsprozesses, «keine Methoden angewandt werden sollten, die in irgendeiner Form Zeichen der Unterdrückung der ForscherInnen oder der TeilnehmerInnen aufweisen und […] die Forschung sollte so ausgerichtet sein, dass die Ergebnisse den Frauen dienen». Allerdings sagt sie auch, dass diese Kriterien letztlich für jede gute Forschung gelten.

Zur Datenerhebung können kontrollierbare Methoden, wie zum Beispiel ein strukturierter Fragebogen, verwendet werden. Nun ist Kontrolle ein Konzept, bei dem die Geschlechterfrage eine Rolle spielt. Qualitative Methoden wie das Interview können ebenfalls als männlich betrachtet werden. Oakley (1981) sieht die Befragung von Frauen im Rahmen eines Interviews als einen Widerspruch in sich. Sie ist der Ansicht, dass die Frauen hierbei unter der Kontrolle der Interviewerin/

des Interviewers stehen, da die Fragen von ihm oder ihr kommen und nicht von den Frauen. So gesehen entsprechen qualitative Methoden der Datenerhebung nicht notwendigerweise dem feministischen Ansatz und sind für die Frauen nicht immer dienlich. Oakley ist der Meinung, dass sie als feministische Forscherin die Aufgabe hat, alle Fragen hinsichtlich der Forschung und ihrer Person zu beantworten. Das bedeutet andererseits für sie aber nicht, dass alle quantitativen Ansätze automatisch aus der feministischen Forschung auszuschließen sind. Oakley (1993) stellte fest, dass einige ForscherInnen der Ansicht sind, dass der quantitative Forschungsprozess die TeilnehmerInnen dominiert. Sie selbst legte ihrer randomisierten, kontrollierten (und damit quantitativen) Studie zur sozialen Unterstützung (Oakley 1992) jedoch eine feministische Philosophie zu Grunde. Damit zerstörte Oakley (1993) den Mythos, dass alle qualitativen Methoden der Datenerhebung ausschließlich «weiblich» sind und alle quantitativen «männlich». Die Methoden selbst sind zunächst «geschlechtsneutral» – erst die Art und Weise sowie das Ziel, mit dem sie angewandt werden, geben ihnen eine entsprechende Richtung.

Eine sorgfältige Reflexion der Motive für die Durchführung einer Forschung sowie für den Einsatz bestimmter Methoden der Datenerhebung können dazu beitragen, einen Genderbias zu vermeiden. Es sollte bedacht werden, in welcher Beziehung die ForscherInnen zu den TeilnehmerInnen stehen und die Machtstrukturen innerhalb der Studie sollten dargelegt werden. Ein Bewusstsein für das der Studie innewohnende Maß an Kontrolle kann dazu beitragen, eventuelle negative Auswirkungen abzuschwächen. Manchmal werden die Forschungsmethoden von den Auftraggebern vorgeschrieben. Oakley (1993) hatte große Schwierigkeiten mit der Finanzierung ihrer Studie zur sozialen Unterstützung in der Schwangerschaft, weil die für die finanzielle Unterstützung zuständigen Personen mit dem feministischen Ansatz nur wenig vertraut waren.

Die feministische Perspektive gibt es nicht. Stattdessen gibt es viele unterschiedliche, deren Tenor von liberal bis konservativ, von sozial bis radikal reicht. Bei Webb (1993) findet sich eine Zusammenstellung der verschiedenen Charakteristiken feministischer Perspektiven **(s. Kasten 9-3)**.

Bei der Entscheidung für einen feministischen Ansatz sollte damit gerechnet werden, dass die Arbeit möglicherweise, unabhängig von dem untersuchten Gegenstandsbereich, von vornherein als voreingenommen eingeschätzt wird. Der feministische Ansatz ist für die Hebammenforschung sehr gut geeignet (Draper 1997), dennoch fand er bisher nur in wenigen Studien Anwendung. Dies mag daran liegen, dass Forschung allgemein für Hebammen relativ neu ist und die meisten Vorbilder aus der männlichen Wissenschaftsgemeinde *(scientific community)* stammen, mit der Konsequenz, dass Hebammen eher eine männlich geprägte als eine feministische Perspektive wählen. Die Bemühungen um Anerkennung und einen gleichberechtigten Status neben den GeburtshelferInnen können

> **Kasten 9-3: Charakteristika feministischer Forschung nach Webb (1993)**
>
> ▶ Die Forscherin ist eine Frau.
> ▶ Anwendung feministischer Methodologie, d. h. Interaktion mit Subjekten, Ausdruck von Gefühlen und Interesse an Werten.
> ▶ Die Forschung ist für die Subjekte (Frauen) potenziell nützlich.
> ▶ Der Fokus liegt auf den Erfahrungen der Frauen.
> ▶ Die Begriffe Feminismus oder feministisch werden verwendet.
> ▶ Feministische Literatur wird zitiert.
> ▶ Eine sexistische Sprache wird vermieden.

ebenfalls ein Grund sein. Es ist aber auch möglich, dass Hebammen bereits feministische Forschung durchgeführt haben, sie aber entweder nicht als solche erkannt oder benannt haben.

9.6 Aktionsforschung

Die Aktionsforschung geht auf Kurt Lewin zurück, der sie in den 1950er Jahren als Untersuchungsmethode propagierte. Lewin ging von einer symbiotischen Beziehung zwischen Theorie und Praxis aus, und die Aktionsforschung ist darauf ausgelegt, die Distanz zwischen Theorie und Praxis zu überwinden (Lewin 1946).

Aktionsforschung ist in praxisorientierten Disziplinen wie in der Pädagogik oder der Pflege zunehmend beliebter geworden, was an deren Bemühung zur Überwindung des Theorie-Praxis-Gefälles liegen mag. Auch in der Hebammenforschung ist dieses Gefälle in letzter Zeit untersucht worden (Donovan 1994, 1996), allerdings haben sich wenige Studien dabei des Ansatzes der Aktionsforschung bedient.

Elliot (1991: 49) beschreibt das vorrangige Ziel der Aktionsforschung als «die Verbesserung der Praxis und nicht so sehr die Produktion neuen Wissens». Diese Bestrebung zur Verbesserung der Praxis machen den Ansatz daher für die Hebammenforschung sehr geeignet. Die Implementierung der Empfehlungen des *Changing Childbirth Reports* (Department of Health 1993) hätte durchaus im Rahmen einer Aktionsforschung untersucht werden können, andere Ansätze wurden jedoch als effektiver angesehen.

Greenwood (1994) nennt drei Ansätze in der Aktionsforschung, die sich in ihrer philosophischen Untermauerung unterscheiden. Ihnen allen gemeinsam sind aber folgende, von Holter und Schwartz-Barcott (1993) beschriebene Grundsätze:

- gleichberechtigte Zusammenarbeit von ForscherInnen und TeilnehmerInnen
- Lösung praktischer Probleme
- Veränderung der Praxis
- Entwicklung einer Theorie.

Der Zyklus der Aktionsforschung gleicht dem des Pflegeprozesses oder auch jedem anderem Problemlösungsansatz und lässt sich wie folgt darstellen:

Einschätzung – Planung – Aktion – Evaluation.

Dies sieht zunächst nach einem eindeutigen und linearen Ansatz aus. In der Praxis ist es aber häufig so, dass Einschätzung und Planung vor Beginn der Aktion

---

Kasten 9-4: Phasen der Aktionsforschung (Cohen und Manion 1989)

1. Phase – Identifikation des Problems
In dieser Phase wird das im Alltag beobachtete Problem identifiziert, eingeschätzt und genauer definiert. Der Begriff «Problem» kann im Rahmen der Hebammentätigkeit ungeeignet sein, da es sich bei Schwangerschaft und Geburt um physiologische Vorgänge handelt. Er wird daher durch den Begriff «Bedürfnis» (need) ersetzt. Unabhängig von der Terminologie geht es in dieser Phase um die Identifikation des Fokus' der Forschung.

2. Phase – Diskussion
Zwischen den interessierten und betroffenen Gruppen findet eine Diskussion statt und aus ihr hervorgehend wird ein Forschungsplan entwickelt.

3. Phase – Literaturrecherche
Im Rahmen der Literaturrecherche wird nach bereits publizierten Studien zu dem geplanten Untersuchungsgegenstand gesucht. So kann die eigene Forschungsfrage im Licht der Ergebnisse dieser Studien überdacht werden.

4. Phase – Erneute Definition des Bedürfnisses
In dieser Phase kann eine erneute Definition des Bedürfnisses, in gleicher Weise wie in Phase 1, notwendig werden. Dabei sollten die Erkenntnisse aller vorangegangenen Phasen mit einbezogen werden. Es können eine Hypothese oder bestimmte leitende Prinzipien aufgestellt werden. Alle Vorannahmen, die gemacht werden, müssen offen dargelegt werden.

5. Phase – Wahl der Forschungsmethoden
In dieser Phase werden die Methoden ausgewählt, sowie über die Form der Stichprobenziehung und die TeilnehmerInnen entschieden.

6. Phase – Wahl der Evaluationsmethoden
Hier wird darüber entschieden, wie die Aktion oder Veränderung evaluiert werden soll.

7. Phase – Implementierung

8. Phase – Interpretation der Daten

Die letzten beiden Phasen erklären sich von selbst.

nochmals überdacht werden müssen. Cohen und Manion (1989) gehen von acht Schritten aus, was die Realität des Forschungsprozesses eher widerzuspiegeln scheint **(s. Kasten 9-4)**.

Für diese Form von Studie kann es auf Grund der gleichberechtigten Zusammenarbeit zwischen ForscherInnen und TeilnehmerInnen schwierig sein, die Zustimmung eines Ethikkomitees zu bekommen. Diese Komitees sind im Allgemeinen eher mit den klar definierten Richtlinien und Vorgehensweisen quantitativer Methoden vertraut. Eine Studie im Rahmen der Aktionsforschung kann sich im Forschungsverlauf verändern und entwickeln. Die Entwicklung und die Veränderungen werden von den Beteiligten bestimmt. Der Prozess ist daher nur schwer vorherzusagen, was für ein Ethikkomitee problematisch sein kann. Eine dynamische, praxisgeleitete Studie kann möglicherweise zu Zielen und Schlussfolgerungen führen, an die zu Beginn nicht gedacht wurde.

9.7 Evaluationsforschung

Evaluationsforschung als Forschungsansatz gibt es erst seit etwa 25 Jahren. Im britischen *National Health Service* (NHS) ist die Evaluation auf Grund der zunehmenden Legitimierungspflicht hinsichtlich des Managements und Umgangs mit Ressourcen von großer Bedeutung. Die Ziele der Evaluationsforschung sind:

- Anerkennung von Aus-, Fort- und Weiterbildungsprogrammen
- Erleichterung von Entscheidungsfindungsprozessen
- Erkennen funktionierender Strukturen
- Legitimation gesponserter Aus-, Fort- und Weiterbildungsprogramme
- umfassender Erkenntnisgewinn.

Als Konsequenz des britischen *Changing Childbirth Report* (Department of Health 1993) wurde eine Reihe von Pilotprojekten zur kontinuierlichen Betreuung initiiert und evaluiert (Turnbull et al 1995). Ziel der Evaluation war die Überprüfung dieser Projekte hinsichtlich ihrer Effektivität, um über ihre Fortführung entscheiden zu können und sie bei nachgewiesener Effektivität für die Praxis zu empfehlen. Auf diese Weise leistet die Evaluation einen Beitrag zur Entscheidungsfindung bei den Beteiligten und nicht zuletzt auch bei den Auftraggebern. Im Hinblick auf die Konkurrenz um die knappen Ressourcen im Gesundheitswesen stellt die Evaluation ein Mittel zur Rechtfertigung der angebotenen Betreuungsmaßnahmen dar.

MacDonald (1987) unterteilt die Evaluationsforschung in drei Hauptkategorien **(s. Kasten 9-5)**.

> **Kasten 9-5: Kategorien der Evaluationsforschung (MacDonald, 1987)**
>
> ▶ *Bürokratische Evaluation* dient als Instrument zur Aufrechterhaltung oder Erweiterung von Machtstrukturen im Bereich des Managements. Der Evaluierende hat die gleichen Ansichten wie die Personen in den entsprechenden Positionen. Die «Realität der Machtverhältnisse» ist die zu Grunde liegende Philosophie bürokratischer Evaluation – Evaluation gegen Bezahlung.
>
> ▶ *Autokratische Evaluation* dient dem Erhalt und Ausbau von Machtpositionen durch wissenschaftliche Legitimierung der herrschenden Politik im Austausch gegen die Umsetzung der Empfehlungen der Evaluierenden. Die Machtbasis ist hier die akademische Gemeinschaft, die die Rechte an den Empfehlungen behält. Der Abschlussbericht kann an die entsprechenden Stellen der Verwaltung gehen, kann aber auch in Fachzeitschriften erscheinen. Objektivität und Distanz zur Machtbasis werden gewahrt.
>
> ▶ *Demokratische Evaluation* legt die Macht in die Hände der TeilnehmerInnen oder InformantInnen. Sie kontrollieren die zur Evaluation bestimmten Informationen. Während der ganzen Studie wird die Beziehung des Evaluierenden zu den SponsorInnen und den TeilnehmerInnen während des gesamten Studienverlaufs immer wieder neu thematisiert. Zentrale Aspekte dieses Konzepts sind Vertraulichkeit, Verhandlung und Zugänglichkeit.

Die häufigste Form der Evaluation ist die autokratische. Sponsoren und Auftraggeber können zum Beispiel das *English National Board* sein oder auch einzelne *NHS Trusts*, die bestimmte Evaluationsprogramme unterstützen, die vom *Department of Health* in Auftrag gegeben wurden.

Es lässt sich fragen, ob es sich bei der Evaluation um eine eigene Forschungsdisziplin handelt. Evaluation ist normalerweise Teil jedes Lernprozesses, genauso wie sie Teil jedes Pflegeprozesses ist. Alle in der Praxis Tätigen müssen ihre Arbeit evaluieren, unabhängig davon, ob es sich dabei um die Beratung einer Person, eine Unterrichtsstunde oder einen Weiterbildungskurs handelt. Bei systematischer Durchführung der Evaluation, vorzugsweise durch eine außen stehende Person, lässt sich aber durchaus von Forschung sprechen. Es gibt viele Studien, die als Evaluationsforschung bezeichnet werden könnten, die sich jedoch nicht dieses Begriffes bedienen. Viele Studien, in denen bestimmte Rollen untersucht wurden, wie zum Beispiel die von Kinderkrankenschwestern (Redshaw und Harris 1995, Dillon und George 1997) oder auch von Hebammen (Robinson et al 1983) und Studien, die sich mit der Hebammenausbildung beschäftigen (Mander 1989, Fraser 1996) haben alle den Charakter einer Evaluationsforschung. Im Rahmen bürokratischer, autokratischer und demokratischer Evaluationsstudien können Machtstrukturen aufgedeckt werden, die sonst möglicherweise nicht explizit würden.

Murphy-Black (1991) verwendete in ihrer Evaluation einer Fortbildung den dreiteiligen Ansatz **Donabedians** [1966 Anm. d. Hrsg.], der sich in die Schritte

Struktur, Prozess und Ergebnis gliedert. In verschiedenen Hebammenzeitschriften finden sich Beispiele für Evaluationsprojekte, die durch die Publikation des *Changing-Childbirth-Reports* (Department of Health 1993) angeregt wurden. «Teamarbeit von Hebammen», «hebammengeleitete Einrichtungen» sowie «Weiterbildungseinrichtungen für Hebammen» sind alle evaluiert worden (Turnbull et al 1995). Ness (1998) ist der Ansicht, dass AbnehmerInnen und AnbieterInnen verlässliche Informationen hinsichtlich bestehender Dienste benötigen, bevor sie Veränderungen initiieren können. Nur dann können sich die Auswirkungen von Veränderungen wirklich beurteilen lassen.

Evaluationsforschung und Aktionsforschung werden leicht verwechselt. Die Aktionsforschung basiert stärker auf der Zusammenarbeit der beteiligten Parteien und ist dynamischer als die Evaluationsforschung, die ja externe AuftraggeberInnen hat. Ness (1998) hat an einem Projekt teilgenommen, in dessen Rahmen Veränderungen in drei geburtshilflichen Abteilungen untersucht wurden; die Ergebnisse wurden bisher noch nicht publiziert. In dem Bericht werden die finanziellen Beschränkungen betont und einige der Empfehlungen des *Changing-Childbirth-Report* (Department of Health 1993) in Frage gestellt. Dieser bei dem *Department of Health* eingereichte Bericht könnte als bürokratische Evaluation bezeichnet werden, da er auf Grund seiner Kritik an der derzeitigen Politik bisher noch nicht publiziert wurde. Im Rahmen der Hebammentätigkeit gibt es durchaus Raum für demokratische Evaluationsforschung, vorausgesetzt die Auftraggeber nehmen keinen Einfluss auf die Ergebnisse. Soll eine Dienstleistung frauenorientiert sein, dann muss ihre Kontrolle auch in den Händen der Frauen liegen, unabhängig davon, von wem diese Dienstleistung finanziert wird.

9.8 Fallstudien

In Kapitel 3 wurde die Fallstudie im Rahmen des quantitativen Forschungsansatzes kurz besprochen. Fallstudien können aber auch als qualitative Studien durchgeführt werden. Schließlich kann bei Fallstudien auch die Triangulation eingesetzt werden, da sich häufig eine Betrachtung des zu untersuchenden Gegenstandes aus verschiedenen Perspektiven anbietet. Fallstudien unterscheiden sich von anderen qualitativen Ansätzen durch ihren klar determinierten Fokus (Holloway und Wheeler 1996). Dies kann ein Individuum, eine Gruppe oder ein bestimmtes Setting sein. Der Schwerpunkt liegt dabei auf der Untersuchung eines Teilbereichs. Dies kann zum Beispiel eine einzelne Hebamme sein, eine bestimmte Gruppe von Hebammen (wie freiberufliche Hebammen), eine gynäkologische Praxis oder ein Lehrkrankenhaus. Es gibt keine Unterschiede hinsichtlich der Datenerhebung und -analyse und «die Fallstudie ist keine methodologische Entscheidung, sondern eine Entscheidung für einen ganz bestimmten Unter-

> **Kasten 9-6: Fallstudien (Stake 1998)**
>
> ▶ *Intrinsische Fallstudie:* eine Studie, bei der die ForscherInnen ein ganz bestimmtes Interesse verfolgen und ihr Wissen und Verständnis erweitern möchten. Dies sind zum Beispiel Studien, in denen Krankheiten oder Fehlbildungen, die nur sehr selten vorkommen, untersucht werden. Sie entspricht den quantitativen Fallstudien.
>
> ▶ *Instrumentelle Fallstudie:* eine Studie, die dem Verständnis der ForscherInnen für ein anderes Thema dient.
>
> ▶ *Kollektive Fallstudie:* eine instrumentelle Fallstudie, bei der mehrere Fälle untersucht werden.

suchungsgegenstand. Wir entscheiden uns, einen bestimmten Fall zu untersuchen» (Stake 1998: 86). Stake (1998) beschreibt drei Arten von Fallstudien, wobei er allerdings einräumt, dass es noch weitere gibt **(s. Kasten 9-6)**.

Die Ergebnisse einer Fallstudie beziehen sich auf einen typischen oder einen atypischen Fall. Ein typischer Fall weist möglicherweise Merkmale auf, die bei anderen Fällen bereits aufgefallen sind. Dennoch können die Ergebnisse nicht verallgemeinert werden, da sie sich auf einen ganz speziellen Kontext beziehen. Ein atypischer Fall schränkt das Ausmaß, in dem die Ergebnisse anderer Fälle verallgemeinert werden können, ein, da er andere mögliche Ergebnisse aufzeigt (Stake 1998). So gelten Hebammen im Allgemeinen als fürsorglich in der Betreuung der Frauen. Ein atypisches oder negatives Beispiel wäre die Hebamme, die sich Frauen oder Kolleginnen gegenüber autoritär oder einschüchternd verhält. Die Aufdeckung möglicher Variationen oder Dimensionen eines Themas ermöglicht eine Verfeinerung und Differenzierung der Theorie.

9.9 Schlussfolgerung

In diesem Kapitel wurde ein Überblick über Forschungsansätze gegeben, die sich nicht so häufig in der medizinischen, pflegewissenschaftlichen oder der Hebammenforschung finden. Die Aktionsforschung ist auf Grund ihrer kooperativen und dynamischen Natur noch ein in der Entwicklung begriffener Ansatz. Viele dieser Ansätze zielen darauf ab, die zu Grunde liegenden Machtstrukturen aufzudecken, die bei jeder Forschung vorhanden sind, aber nur wenig diskutiert werden. Mit Hilfe der Forschung entwickelt sich das Hebammenwissen stetig weiter, was letztlich auch dazu führen wird, dass Hebammen im Rahmen ihrer Forschungen auch die in diesem Kapitel besprochenen Ansätze anwenden und sich nicht nur auf die beschränken werden, die von anderen Berufsgruppen an sie heran getragen werden.

> **Zusammenfassung**
>
> In diesem Kapitel wurde deutlich, dass die gängigen Forschungsansätze nicht immer den Wünschen und Anforderungen der ForscherInnen oder dem zu untersuchenden Gegenstandsbereich entsprechen. Alternative Ansätze sind:
>
> - historische Forschung
> - Aktionsforschung
> - Evaluationsforschung
> - feministische Forschung
> - Fallstudien.
>
> Zum Erreichen des gewünschten Ziels kann es manchmal notwendig werden, quantitative und qualitative Ansätze zu kombinieren.

Literatur

Barclay L, Andre C, Glover P (1989) Women's business: the challenge of childbirth. Midwifery 5(3): 122–133

Beckett E (1990) History of High Coombe 1950–1986. Council of the Midwife Teachers Training College, Surbiton

Bryman A (1992) Quantitative and qualitative research: further reflections on their integration. In: Brannen J (ed) Mixing methods: qualitative and quantitative research. Avebury, Aldershot, p 57–78

Cohen L, Manion L (1989) Research methods in education, 3rd edn. Croom Helm, Beckenham

Cowell B (1981) Behind the blue door: the history of the Royal College of Midwives. Ballière Tindall, London

Denzin N K (1978) The research act: a theoretical introduction to sociological methods. McGraw-Hill, New York

Department of Health (1992) Maternity Services. Health Committee Second Report. HMSO, London

Department of Health (1993) Changing Childbirth. The report of the Expert Committee, vol 1. HMSO, London

Dillon A, George S (1997) Advanced neonatal practitioners in the United Kingdom: where are they and what do they do? Journal of Advanced Nursing 25(2): 257–264

Donabedian A (1966) Evaluating the quality of medical care. Milbank Memorial Fund Quarterly 44: 166–203 [Anm. d. Hrsg.]

Donnison J (1988) Midwives and medical men, 2nd edn. Historical Publications Ltd., London

Donovan P (1994) A study of practice based education. University of Southhampton, Unpublished MAEd Thesis

Donovan P (1996) The practice theory gap in midwifery. Southhampton University, MPhil Unpublished Thesis
Draper J (1997) Potential and problems: the value of feminist approaches to research. British Journal of Medicine 5(10): 597–600
Elliott J (1991) Action research for educational change. Open University, Milton Keynes
Etzioni A (1969) The semi-professions and their organisations. Free Press, New York
Fonow M M, Cook J A (1991) Beyond methodology: feminist scholarship as lived research. Indiana University Press, Bloomington, IN
Fraser D (1996) Preregistration midwifery programmes: a case study evaluation of the non-midwifery placements. Midwifery 12(1): 16–22
Greenwood J (1994) Action research and action researchers: some introductory considerations. Contemporary Nurse 3: 84–92
Gregory S, McKie L (1996) Negotiation and compromise in researching women's views of the cervical smear test. In: McKie L (ed) Researching women's health: Mark Allen Publications, Salisbury
Gunew S (ed) (1990) Feminist knowledge. Routledge, London
Hallett C (1997) Historical texts. Factors affecting their interpretation. Nurse Researcher 5(2) 61–70
Hannam J (1996) Some aspects of the history of the Royal College of Midwives. In: Robinson S Thomson A (ed) Midwives, research and childbirth, Vol 4. Chapman & Hall, London, ch 2, p 10–33
Hekman S J (1990) Gender and knowledge: elements of a postmodern feminism. Polity Press, Cambridge
Holloway I Wheeler S (1996) Qualitative research for nurses. Blackwell Science, Oxford
Holter I M, Schwartz-Barcott D (1993) Action research: what is it? How has it been used and how can it be used in nursing? Journal of Advanced Nursing 18(2): 298–304
Hughes D (1990) Sarah Gamp – midwife. ARM Midwifery Matters 66: 12
Jones W (1996) Triangulation in clinical practice. Journal of Clinical Nursing 5: 319–323
Kerr J (1986) Historical nursing research. In: Stinson S, Kerr J (ed) International issues in nursing research, vol 1. Croom Helm, London, p 322
Lewin K (1946) Action research and minority problems. Journal of Social Issues 2(4): 34–36
MacDonald B (1987) Evaluation and the control of education. In: Murphy R, Torrance H (ed) Evaluating education: issues and methods, vol 1. Open University, Milton Keynes, p 362
Mander R (1989) «The best laid schemes…»: An evaluation of the extension of midwifery training in Scotland. International Journal Nursing Studies 27(1): 27–41
McGann S (1997) Archival sources for research into the history of nursing. Nurse Researcher 5(2): 19–29
Murphy-Black T (1991) Antenatal education: evaluation of a post-basic training course. In: Robinson S, Thomson A (ed) Midwives, research and childbirth, vol 2. Chapman & Hall, London, ch 7, p 176–199
Ness M (1998) Evaluation of midwifery services – a personal reflection. British Journal of Midwifery 6(1): 53–55
Nolan M, Behi R (1995) Triangulation: the best of all worlds? British Journal of Nursing 4(14): 829–832

Oakley A (1981) Interviewing women: a contradiction in terms. In: Roberts H (ed) Doing feminist research. RKP, London

Oakley A (1992) Social support in motherhood: the natural history of a research project. Blackwell, Oxford

Oakley A (1993) Women, medicine and health. Edinburgh University Press, Edinburgh

Redshaw M, Harris A (1995) Breaking new ground: an exploratory study of the role and education of the advanced neonatal nurse practitioner. Research Reports 4. English National Board, London

Rivers J (1981) Dame Rosalind Paget – a short account of her life and work. Midwives Chronicle, London

Robinson S, Golden J, Bradley S (1983) A study of the role and responsibilities of the midwife. Nursing Education Research Unit, Report No 1. Chelsea College, University of London, London

Stake R E (1998) Case studies. In: Denzin N K, Lincoln Y S (ed) Strategies of qualitative enquiry. Sage Publications, Thousand Oaks, CA, ch 4, p 86–109

Steckler A, McLeroy K, Goodman R, Bird S, McCormick L (1992) Towards integrating qualitative and quantitative methods: an introduction. Health Education Quarterly 19(1): 1–8

Turnbull D, McGinley M, Fyvie H et al (1995) Implementation and evaluation of a midwifery development unit. British Journal of Midwifery 3(9): 465–468

Webb C (1993) Feminist research: definitions, methodology, methods and evaluation. Journal of Advanced Nursing 18(3): 416–423

10. Kritische Beurteilung der Literatur

Rosalind Bluff, Elizabeth Cluett

> **Themen dieses Kapitels**
> - Elemente der kritischen Beurteilung: Titel, AutorInnen, Fachzeitschrift, Abstract, Literaturrecherche, Ansatz und Methode, Ergebnisse, Diskussion und Implikationen
> - Validität, Reliabilität und Glaubwürdigkeit
> - Ethische Aspekte
> - Schlussfolgerungen aus einer kritischen Beurteilung

10.1 Einführung

Die Notwendigkeit, die Hebammenarbeit auf die besten verfügbaren Evidenzen aufzubauen, wurde in diesem Buch bereits mehrfach betont. Nun ist keine Studie perfekt, es kann zum Beispiel Beschränkungen durch das klinische Setting oder auf Grund ethischer Aspekte geben. Die Publikation in einer renommierten Fachzeitschrift bedeutet daher auch nicht automatisch, dass es sich um eine gute Studie handelt. In den vorangegangenen Kapiteln wurden verschiedene Forschungsansätze besprochen. Dieses Kapitel baut auf den Inhalten der vorangegangenen Kapitel auf und wird die Fragen aufzeigen, die für eine effektive Interpretation einer Studie gestellt werden müssen. Es soll deutlich werden, wie bei der kritischen Beurteilung einer Studie vorzugehen ist. Bei Fragen zu möglicherweise unklaren Aspekten des Forschungsprozesses kann auf die vorangegangenen Kapitel zurückgegriffen werden.

Wir haben uns für den Begriff der **kritischen Beurteilung** anstatt dem der Evaluation entschieden. Leininger (1994) differenziert ebenfalls zwischen den beiden Begriffen, auch wenn sie von anderen AutorInnen synonym benutzt werden

(Rees 1994, Parahoo 1997) und sagt, dass das Fehlen fester Kriterien, die ihrer Ansicht nach für eine Evaluation notwendig sind, den Begriff der kritischen Beurteilung geeigneter erscheinen lassen. Die Nähe des Begriffs der kritischen Beurteilung zu dem der Kritik oder des Kritisierens kann den Eindruck erwecken, dass es nur um die Betonung der negativen Aspekte geht. Die kritische Beurteilung meint aber die Durchsicht der Literatur sowohl auf ihre Stärken als auch auf ihre Grenzen hin. Auf diese Weise kann der Wert einer Studie beurteilt werden. Anhand dieser Beurteilung kann dann eine von mehreren Entscheidungen getroffen werden:

- die Evidenz kann genutzt werden, um die Entscheidungsfindung in der klinischen Praxis zu unterstützen
- die Evidenz kann auf Grund gravierender Fehler im Forschungsdesign abgelehnt werden
- man kann sich ein Urteil über den Wert der Ergebnisse vorbehalten bis weitere Evidenzen die Ergebnisse bestätigen oder widerlegen.

Kritisches Lesen ist eine Fertigkeit, die man lernen kann (Price und Price 1996), sie muss aber regelmäßig praktiziert werden. Kritisches Lesen bedeutet alle Aspekte des Forschungsprozesses zu hinterfragen. Bei der Frageformulierung kann es hilfreich sein, mit den Fragewörtern wo, wann, was, warum und wie zu beginnen. Für ein besseres Verständnis der kritischen Beurteilung ist es möglicherweise sinnvoll, parallel zur Lektüre dieses Kapitels eine Studie zur Hand zu nehmen und die hier angesprochenen Schritte direkt anzuwenden. Zu Beginn kann ein wiederholtes Lesen der Studie notwendig sein und das Augenmerk dabei jeweils auf einen anderen Aspekt zu legen.

Die bei der kritischen Beurteilung der Literatur zu hinterfragenden Aspekte werden im Folgenden einzeln aufgeführt und besprochen. In manchen Studien werden sich einige dieser Aspekte zusammengefasst finden.

10.2 Titel

Der Titel einer Studie sollte präzise und klar formuliert sein und den Inhalt der Studie widerspiegeln. «Eine Studie über die Auswirkung niedriger Hämoglobinwerte auf Frauen nach der Geburt» (Patterson et al 1994) gibt einen klaren Hinweis darauf, worum es in dieser Studie geht. Im Gegensatz dazu fehlt es dem Titel «Burnout bei Hebammen und Kontinuität der Betreuung» (Sandall 1997), auch wenn er korrekt ist, an Klarheit. Inhaltlich geht es in diesem Artikel um die kontinuierliche Betreuung durch eine Betreuungsperson als Ursache für einen Burnout bei Hebammen. Auch wenn die kontinuierliche Betreuung durch eine Betreuungsperson *(continuity of carer)* auf eine kontinuierliche Betreuung *(continuity of care)* der Frauen abzielt, sind dies dennoch zwei unterschiedliche Themen. Dies unterstreicht die Bedeutung einer sorgfältigen und eindeutigen Wortwahl, um genau das auszudrücken, was gemeint ist.

10.3 AutorInnen

Die AutorInnen sollten über die notwendigen Fertigkeiten verfügen, die zu einer erfolgreichen Durchführung einer Studie notwendig sind. Aus dem Bericht sollten daher ihre Qualifikationen hervorgehen, um beurteilen zu können, ob sie die zur Durchführung der entsprechenden Studie geeigneten Personen sind. Wenn es in der Studie um die Betreuung während Schwangerschaft und Geburt geht, die ForscherInnen jedoch keine Hebammen sind, ist dies allerdings noch nicht gleichbedeutend damit, dass die ForscherInnen nicht geeignet sind. Ist man sich über die Eignung der AutorInnen/ForscherInnen nicht sicher, fällt eine entsprechende Einschätzung nach der kritischen Beurteilung der Studie möglicherweise leichter. Eine schlechte Planung und gravierende Fehler in der Durchführung können ein Hinweis auf die Unerfahrenheit der ForscherInnen sein, auf ungenügende Unterstützung während der Planung und Durchführung hindeuten, auf mangelhafte Fertigkeiten oder auf fehlendes Fachwissen.

Einige AutorInnen werden bekannt sein, andere nicht. Der Rahmen, in dem sie arbeiten, kann ebenfalls Hinweise auf die potenzielle Qualität der Studie geben. So können die Namen möglicherweise unbekannt sein, wenn aber aus der Studie hervorgeht, dass sie für die *National Perinatal Epidemiology Unit* arbeiten, einer anerkannten *Unit*, die sich auf Forschungen im Bereich der Geburtshilfe spezialisiert hat, lässt sich mit großer Wahrscheinlichkeit eine qualitativ gute Studie erwarten. Die berufliche Qualifikation der einzelnen AutorInnen ist für die Einschätzung möglicherweise ebenfalls interessant. So können StatistikerInnen, EpidemiologInnen und ÖkonomInnen die Qualität einer Studie durch ihre speziellen Fähigkeiten positiv beeinflussen.

10.4 Fachzeitschrift

Es gibt eine ganze Reihe von Fachzeitschriften, die Studien veröffentlichen. Bei der kritischen Beurteilung einer Studie sollte darauf geachtet werden, ob die publizierende Zeitschrift die für die Studie geeignete ist. So konzentriert sich die Fachzeitschrift *Midwifery* auf von Hebammen durchgeführte Studien beziehungsweise auf Studien zu Schwangerschaft, Geburt, Wochenbett und anderen Bereichen der Hebammentätigkeit. [In Deutschland ist es z. B. die Fachzeitschrift *Die*

Hebamme. Anm. d. Hrsg.] Eine Pilotstudie zum Mitdrücken in der Austreibungsperiode (Thomson 1993) wurde im *Journal of Advanced Nursing* veröffentlicht. Man kann sich fragen, ob dies die richtige Zeitschrift für die Publikation einer solchen Studie ist, wenn sie nur von wenigen Hebammen gelesen wird, da sie in dieser Zeitschrift nicht unbedingt hebammenrelevante Artikel erwarten.

Inzwischen werden die in den meisten Fachzeitschriften publizierten Studien von ein oder zwei erfahrenen ForscherInnen aus der gleichen Fachdisziplin wie diejenigen, die die Studie durchgeführt haben, durchgesehen. Dennoch ist dies etwas, worauf man achten muss. Manchmal findet sich diese Information in den Bedingungen der Zeitschrift für die Publikation einer Studie. Wenn die Studie einem solchen *Peer Review* unterzogen worden ist, ist dies ein Hinweis darauf, dass die Studie einen bestimmten Qualitätsstandard erfüllen musste, bevor sie für einen Abdruck in Erwägung gezogen wurde. So werden experimentelle Studien im *British Journal of Obstetrics and Gynaecology* nur dann publiziert, wenn sie ganz bestimmte Kriterien erfüllen (Grant 1995).

10.5 Abstract

Ein Abstract sollte eine Zusammenfassung der wesentlichen Aspekte der Studie geben und dadurch eventuelle Mängel im Titel ausgleichen. Im Abstract sollte das Ziel der Studie genannt sein, die Methoden sowie die wichtigsten Ergebnisse (Parahoo 1997). Bei Abstracts in Datenbanken ist die Genauigkeit noch entscheidender, da der Artikel im Volltext möglicherweise dort nicht zugänglich ist oder nur gegen eine bestimmte Gebühr. Idealerweise sollte er in einer Form geschrieben sein, die zum Weiterlesen anregt und er muss korrekt sein, da einige LeserInnen sich möglicherweise nur auf den Abstract verlassen und nicht die vollständige Studie heranziehen.

10.6 Literaturrecherche und Begründung der Studie

Auf der Basis einer umfassenden Literaturrecherche lässt sich der zu erforschende Gegenstandsbereich und das gewählte Untersuchungsdesign begründen, insbesondere wenn sich das Design auf frühere Studien stützt und entsprechende Anpassungen für die eigene Studie vorgenommen wurden. Eine Studie ist nie isoliert zu betrachten. Sie muss immer in Zusammenhang mit den anderen Studien zu dem entsprechenden Thema gesehen werden. Es sollte eine Zusammenfassung des derzeitigen Forschungsstandes gegeben und in Beziehung zu dem zu untersuchenden Gegenstandsbereich gesetzt werden. Wenn ein Forschungsbericht in Form einer Diplomarbeit, Dissertation oder als Buch vorliegt, sind die Ausführungen zur Literaturrecherche ausführlicher als in einem Artikel. In beiden Fällen sollte aber eine logische Struktur erkennbar sein, sowohl hinsichtlich des Hauptthemas als auch hinsichtlich aller Aspekte, die sich direkt daraus ergeben. Die ForscherInnen sollten die gefundene Literatur kritisch beurteilen und daraus die Bedeutung der eigenen Studie ableiten. Lücken, Widersprüche oder Übereinstimmung in der Literatur wie auch Mängel in früheren Untersuchungsdesigns sollten herausgearbeitet werden, und es sollte dargestellt werden, welchen Beitrag die eigene Studie zu dem Thema leisten kann. Die Literaturrecherche sollte nicht nur hebammenspezifische Literatur umfassen, die ForscherInnen sollten auch geprüft haben, ob Konzepte, Theorien oder Überlegungen aus anderen relevanten Fachdisziplinen wie Pflege, Medizin, Physiotherapie, Soziologie oder Hämatologie für die eigene Forschung von Bedeutung sind.

Um beurteilen zu können, ob eine Studie alle für das Thema relevante Literatur in Betracht gezogen hat, muss eine eigene Literaturrecherche durchgeführt werden. Diese muss nicht so umfassend sein wie bei eigener Durchführung der Studie. Man kann zunächst die angegebene Literaturliste prüfen oder auch eine oder mehrere der in Kapitel 3 genannten Möglichkeiten nutzen. Die von den ForscherInnen verwandte Literatur kann dann selbst noch einmal kritisch beurteilt werden. Es sollte auf das Verhältnis zwischen Primär- und Sekundärliteratur geachtet werden. Idealerweise sollte vorwiegend Primärliteratur verwandt worden sein, es sei denn, der Zugang zu ihr gestaltete sich schwierig. Die Literatur sollte so aktuell wie möglich sein, wobei es in bestimmten Situationen auch sinnvoll sein kann, sich auf ältere Literatur zu beziehen. So würde man zum Beispiel in einer Grounded-Theory-Studie den Einbezug der Arbeit *The discovery of grounded theory* (Glaser und Strauss 1967) erwarten, da dies ein grundlegendes Werk zu diesem Thema ist. Die Arbeit von Pocock (1983) wäre ein klassischer Text, auf den man sich bei der Durchführung klinischer Studien beziehen würde.

Bei der Beurteilung einer Studie ist es unerlässlich, das Forschungsthema auch aus anderen Perspektiven zu beleuchten. Unterstützt die verwendete Literatur nur eine Sichtweise, kann dies möglicherweise auf einen Bias in der Studie hinweisen. Es ist durchaus erlaubt, nur eine Perspektive darzustellen, dies sollte dann aber in der Studie von den ForscherInnen deutlich gemacht werden.

10.7 Das Forschungsthema

Das Ziel und der Zweck einer Studie sollten klar angegeben sein. In einer experimentellen Untersuchung sollte eine Hypothese oder eine Nullhypothese vorhanden sein. Manchmal werden auch mehrere Hypothesen angegeben. Nicht-experimentelle quantitative Studien haben eine Forschungsfrage oder ein Ziel. Allen gemeinsam ist, dass sie den Fokus der Studie deutlich machen sollen. De Jong et al (1997: 567) postulieren in ihrer randomisierten, kontrollierten Studie keine konkrete Hypothese, nennen aber im Abstract das Ziel, «die Auswirkungen aufrechter Gebärpositionen auf Mutter und Kind verglichen mit der Rückenlage zur Geburt anhand definierter Outcomevariablen» prüfen zu wollen. In dieser Studie geht es also eindeutig um die mütterliche Position während der Geburt. Man kann davon ausgehen, dass die Position während der Austreibungsperiode gemeint ist, wobei dies nur im Titel, nicht jedoch in der Formulierung des Ziels benannt wird. Aus dem formulierten Ziel geht ebenfalls nicht hervor, welche Outcomevariablen die ForscherInnen herangezogen haben, ob es sich dabei zum Beispiel um Schmerzempfindung, mütterliche Zufriedenheit oder um physiologische Parameter wie Blutverlust, fetale Herzfrequenz oder Blutgaswerte des Kindes nach der Geburt handelt. Im Hauptteil der Studie gehen die ForscherInnen zwar darauf ein, eine klare Benennung in der Zielformulierung hätte die Überprüfung des Erreichens des Forschungsziels jedoch erleichtert.

Nach Prüfung der Forschungsfragen oder Hypothesen sollte kontrolliert werden, ob die Variablen oder die möglichen Outcomes benannt werden und verständlich sind. Dabei sollte bedacht werden, dass es in quantitativen Studien abhängige, unabhängige und Störvariablen sowie primäre und sekundäre Outcomes geben kann. Es muss geprüft werden, ob sie ausreichend genau untersucht wurden, insbesondere, ob es möglicherweise Störvariablen gibt, die nicht beachtet worden sind.

Die verwendete Terminologie sollte eindeutig sein, insbesondere im Hinblick auf die Variablen. Man sollte nicht zu Vermutungen gezwungen sein. Mit «*waterbirth*» kann einerseits die tatsächliche Geburt im Wasser gemeint sein, möglicherweise aber auch nur das Entspannungsbad in der Eröffnungsperiode. [Entscheidend ist die operationale Definition der einzelnen Phänomene bzw. Variablen. Anm. d. Hrsg.]

Im Rahmen einer qualitativen Studie würde man nicht erwarten, dass die Forschungsfrage in Form einer Hypothese formuliert ist. Dies stünde im Widerspruch zu dem qualitativen Forschungsprozess. Die Absicht der Studie wird als Ziel formuliert, da die Studie normalerweise breiter angelegt ist als eine quantitative Untersuchung. Häufig wird auf eine genaue Auflistung einzelner Ziele verzichtet, um zu vermeiden, im Rahmen der Untersuchung nur das zu erfassen, was den ForscherInnen wichtig erscheint und nicht auch das, was für die TeilnehmerInnen von Bedeutung ist. Dies könnte den für die qualitative Forschung so wichtigen Prozess der Entdeckung behindern.

10.8 Der Forschungsansatz

Bei der kritischen Beurteilung einer Studie muss geklärt werden, ob die ForscherInnen einen quantitativen oder einen qualitativen Ansatz gewählt haben. Es muss geprüft werden, ob der gewählte Ansatz dem untersuchten Thema oder

Phänomen angemessen ist. So wäre für den Vergleich zweier Behandlungsmethoden ein quantitativer Ansatz geeignet, wie dies De Jong et al (1997) in ihrer Studie zum Vergleich aufrechter Gebärpositionen mit der Rückenlage zur Geburt getan haben. Qualitative Ansätze haben ihren Platz in der Erforschung von Ansichten, Gefühlen und Erfahrungen und sind besonders dann geeignet, wenn über das zu untersuchende Thema noch nicht sehr viel bekannt ist (Glaser und Strauss 1967). Die dynamische Natur qualitativer Forschung bringt es mit sich, dass der Ansatz den Anforderungen der Studie angepasst werden muss. Dabei sollte aber, genau wie bei einem quantitativen Ansatz, die Vorgehensweise klar und nachvollziehbar dargelegt und begründet werden. Wie ausführlich dies geschieht, kann von der Fachzeitschrift abhängen, in der der Artikel publiziert wird. *Midwifery* geht zum Beispiel davon aus, dass die LeserInnen bereits über bestimmte Vorkenntnisse hinsichtlich der Forschungsprozessen verfügen, und lassen die AutorInnen den Methodenteil eher kürzer halten als andere Fachzeitschriften dies tun. Die VerlegerInnen geben außerdem einen bestimmten Wortumfang vor. Die AutorInnen müssen also entscheiden, welche Aspekte sie in dem Artikel ausführlicher darstellen wollen, worauf sie verzichten und welche Punkte sie nur anreißen möchten. Dies macht einen Artikel anfälliger für Kritik. Im Rahmen einer Diplom- oder Doktorarbeit ist es ratsam, sich immer mit den Primärquellen zu befassen.

Einige Studien kombinieren quantitative und qualitative Methoden. Dies kann eine umfassendere Betrachtung des zu untersuchenden Themas ermöglichen. Hinsichtlich der Akzeptanz dieser Vorgehensweise herrscht allerdings keine Einigkeit (Holloway und Wheeler 1996). Es kann hilfreich sein, zu überlegen, welche Informationen durch die Verwendung unterschiedlicher Methoden gewonnen wurden, die durch eine Methode allein nicht hätten erlangt werden können.

10.9 Methode

In Kapitel 2 wurde auf den Unterschied zwischen Methodologie und Methode hingewiesen. Manchmal wird statt dem Begriff *Methode* der Terminus *Forschungsplan* (Pocock 1983) oder *Design* (Polit und Hungler 1997, Arber 1993, Parahoo 1997) verwendet. Die Wahl der Methode sollte begründet werden. Bei der Verwendung eines quantitativen Ansatzes sollten ausreichend Informationen über die Methode gegeben werden, um die Studie für andere ForscherInnen nachvollziehbar und möglicherweise replizierbar zu machen. Bei qualitativen Studien muss immer bedacht werden, dass die ForscherInnen selbst das Messinstrument darstellen. Daher kann eine solche Studie nicht reproduziert werden, aber die Angabe eines Audit Trails (Lincoln und Guba, 1985) kann die Entwicklung der Theorie transparenter machen.

Die gebräuchlichsten quantitativen Methoden sind Surveys, vergleichende Studien und experimentelle Studien. Die entscheidenden Merkmale eines Experiments sind Randomisierung, eine Kontrollgruppe und eine Intervention. Die Validität des experimentellen Forschungsprozesses muss im Rahmen einer kritischen Beurteilung sorgfältig geprüft werden. Studien können **retrospektiv** oder **prospektiv** sein. Qualitative Studien gehen ethnografisch, phänomenologisch oder nach den Kriterien der Grounded Theory vor. All diese Ansätze wurden in den vorangegangenen Kapiteln besprochen.

Im Methodenteil einer Studie sollten das Stichprobenziehungsverfahren (Sampling), die Verfahren der Datenerhebung und -analyse, Validität, Reliabilität oder Glaubwürdigkeit der Daten sowie ethische Aspekte angesprochen sein. Sie werden nun im Einzelnen besprochen.

10.9.1 Stichprobe

Die Ziehung der Stichprobe ist ein zentraler Aspekt, der bei fehlerhafter Durchführung die äußere Validität und Glaubwürdigkeit einer Studie negativ beeinflusst. Bei der Stichprobenziehung müssen die Größe, die Merkmale, die Art der Population, die Partizipationsrate und die Art der Selektion der Stichprobe bedacht werden. Die Art der Stichprobenziehung richtet sich danach, ob es sich um eine quantitative oder eine qualitative Studie handelt. Techniken für Stichprobenziehungen in quantitativen Studien sind für qualitative Studien nicht geeignet (Morse 1991). In englischsprachigen Studien kann die Bezeichnung der Elemente einer Stichprobe einen Hinweis auf die «Herkunft» der ForscherInnen geben. In quantitativen Studien wird eher von *subjects* gesprochen, während in qualitativen Studien eher von *participants* und *respondents* die Rede ist. Ein fehlerhafter Gebrauch dieser Termini kann ein Hinweis für die LeserInnen sein, dass die AutorInnen möglicherweise noch unerfahren im Umgang mit diesem Ansatz oder mit der korrekten Terminologie nicht vertraut sind.

10.9.2 Stichprobengröße

Quantitative Studien arbeiten normalerweise mit großen Stichproben. Der Grund hierfür liegt in dem Ziel einer solchen Studie, eine Hypothese zu verifizieren oder zu widerlegen oder die Ergebnisse für die gesamte Population zu generalisieren. Bei der kritischen Beurteilung einer quantitativen Studie muss geprüft werden, ob die Stichprobengröße für den gewählten statistischen Signifikanztest angemessen ist. Dies kann durch eine Powerkalkulation geschehen sein. Eine kleinere Stichprobengröße kann ein Hinweis auf eine Pilotstudie sein. Weitere Informa-

> **Kasten 10-1: Bei der kritischen Beurteilung einer Stichprobe zu berücksichtigende Merkmale**
>
> ▶ *Global:* zum Beispiel Ethnie, Land, in dem die Studie durchgeführt wurde, Gesundheitssystem
> ▶ *National:* zum Beispiel regionale Variationen im sozioökonomischen Status, Bildung
> ▶ *Regional:* zum Beispiel ländliches oder urbanes Setting, Arbeitsplatzchancen
>
> Zusätzlich zu diesen sehr weit gefassten Kriterien werden im Rahmen der Ein- und Ausschlusskriterien normalerweise noch weitere spezifiziert, wie zum Beispiel Parität oder geburtshilfliches Risiko.

tionen zum Thema Stichprobengröße finden sich in Kapitel 3. In qualitativen Studien sind die Stichproben üblicherweise klein, aber es gibt auch Ausnahmen. Der Grund für den geringen Umfang liegt in der zeit- und arbeitsaufwändigen Datenerhebung und -analyse, sowie darin, dass die erhobene Datenmenge bereits bei kleinen Stichproben beträchtlich sein kann. Das Ziel qualitativer Forschung liegt aber auch nicht in der Generalisierbarkeit der Ergebnisse, sondern darin, einen Einblick in und ein Verständnis über ein bestimmtes Phänomen oder bestimmte Phänomene zu gewinnen. In einer Grounded-Theory-Studie sollte die Stichprobe ausreichend groß sein, um eine Datensättigung der theoretischen Kategorien zu erreichen.

10.9.3 Stichprobenmerkmale

Die Merkmale einer Stichprobe müssen klar sein. Sie sollten in der Interventions- und in der Kontrollgruppe gleich sein, um einen Bias zu vermeiden. Die Art der Studie entscheidet darüber, welche Merkmale unabdingbar, welche von Interesse und welche unbedeutend sind. Um beurteilen zu können, ob alle wesentlichen Merkmale berücksichtigt wurden und sie, falls überhaupt, mit der eigenen Praxis vergleichbar sind, ist das eigene klinische Wissen notwendig. Zur Beurteilung der Merkmale einer Stichprobe können die in **Kasten 10-1** genannten Aspekte hilfreich sein, wobei die einzelnen Punkte in der Praxis ineinander übergehen können.

Morse (1991) weist darauf hin, dass die Stichprobe einer qualitativen Studie für das Forschungsziel geeignet sein muss. Die Merkmale einer Stichprobe sind von Interesse, da zum Beispiel der sozioökonomische Status und die ihn beeinflussenden Faktoren bei der Wahl des Geburtsortes und für die Geburtserfahrung eine Rolle spielen kann. Es wäre allerdings nicht korrekt, die Stichprobe nach ihren Merkmalen auszusuchen. Um Einblick in ein Phänomen zu gewinnen, ist das Wissen der TeilnehmerInnen über dieses Thema wichtig. Das bedeutet, dass die Stichprobe bewusst ausgewählt werden muss. Bei den Elementen einer Stichprobe muss es sich nicht notwendigerweise um Personen, es kann sich auch um Ereignisse, Situationen oder Konzepte handeln. Die Ausschlusskriterien sollten auch in einer qualitativen Studie dargelegt und begründet werden. So ließe sich bei einer Stichprobe, die nur Frauen mit einer Spontangeburt umfasst, nicht aber diejenigen mit einem Kaiserschnitt, ein Bias vermuten (Bluff und Holloway 1994).

Die Zahl derer aus der gezogenen Stichprobe, die dann tatsächlich an der Studie teilnehmen, das heißt im Fall eines Fragebogens die Partizipationsrate beziehungsweise die Rücklaufquote, muss ebenfalls berücksichtigt werden. Es kann viele Gründe geben, warum die ausgewählte Stichprobe nicht erreicht werden kann. So können einzelne Personen es ablehnen, an der Studie teilzunehmen. Unabhängig davon, ob es sich um eine quantitative oder eine qualitative Studie handelt, ist es hilfreich, die Gründe für die Ablehnung zu kennen. Aufzeichnungen können verloren gehen und wenn die Anzahl der TeilnehmerInnen kleiner ist als geplant, besteht die Möglichkeit eines Bias. Diese Angaben gehören aus Gründen der Vollständigkeit in den Methodenteil einer Studie, sie finden sich aber auch häufig in der Diskussion der Ergebnisse. Es ist immer ratsam, die geplante Stichprobe mit all ihren Merkmalen mit der zu vergleichen, die tatsächlich ausgewertet werden konnte.

10.9.4 Stichprobenauswahl

Die Art der Stichprobenauswahl ist von großer Bedeutung. Das einzelne Element einer Stichprobe kann ein Individuum sein, aber auch eine Organisation, eine Sammlung von Aufzeichnungen oder ein Ereignis. Die wichtigsten Arten der Stichprobenauswahl für quantitative und qualitative Studien sind in **Tabelle 10-1** zusammengefasst.

Die AutorInnen sollten ihre Wahl klar dargelegt und begründet haben. Gelegentlich werden mehrere Arten der Stichprobenauswahl in einer Studie verwendet.

10.9.5 Das Setting

Der Kontext, in dem die Forschung statt findet, sollte beschrieben sein. In qualitativen Studien beeinflusst der Kontext die Wahrnehmung der TeilnehmerInnen des zu untersuchenden Phänomens. In quantitativen Studien kann die physische Umgebung die zu messenden biophysikalischen Parameter beeinflussen. Es wäre zum Beispiel schwierig, den Symphysen-Fundus-Abstand zu messen, wenn es zu dunkel wäre, um das Maßband erkennen zu können. In der qualitativen Forschung werden Feldnotizen zur Aufzeichnung kontextueller Daten als hilfreich empfunden. Wenn eine gute Beschreibung des Settings vorliegt, kann oft davon ausgegangen werden, dass solche Aufzeichnungen vorgenommen wurden.

Tabelle 10-1: Methoden der Stichprobenauswahl in quantitativen und qualitativen Ansätzen

quantitativer Ansatz	qualitativer Ansatz
probabilistisches Stichprobenziehungsverfahren: alle Elemente haben eine bekannte Chance in die Stichprobe gezogen zu werden: • einfach • geschichtet • systematisch • Cluster	**bewusste Auswahl:** • Gelegenheitsstichprobe • offen (Open Sampling) • Schneeballverfahren • theoriegeleitet (Grounded Theory)
nicht-probabilistisches Stichprobenziehungsverfahren: Die Chance eines Elementes, in die Stichprobe gezogen zu werden, ist nicht bekannt: • Gelegenheitsstichprobe	

10.9.6 Datenerhebung

Zur Beurteilung der Eignung der Datenerhebungsmethoden müssen sie von den AutorInnen dargelegt werden. So sollten in dem Bericht Angaben über biophysikalische Messungen oder Ereignisparameter wie zum Beispiel Geburtsdauer zu finden sein, sowie zu strukturierten Fragebögen oder Interviews in quantitativen Studien. Dabei sollten auch Angaben über die Validität und Reliabilität der Messinstrumente gemacht worden sein, möglicherweise auch darüber, ob die Datenerhebungsmethode schon in anderen Studien eingesetzt wurde und gut bekannt ist, wie zum Beispiel die *Edinburgh Postnatal Depression Scale* (Cox et al 1987). Im Rahmen einer qualitativen Studie sollten Hinweise auf unstrukturierte oder teilstrukturierte Interviews oder teilnehmende bzw. nicht-teilnehmende Beobachtung oder eine Kombination dieser Methoden zu finden sein. Davies (1996) erhob die Daten für ihre Studie zu den Erfahrungen von Hebammenschülerinnen in den ersten 18 Wochen ihrer Ausbildung mittels teilnehmender Beobachtung, Einzelinterviews, Gruppendiskussionen, von Hebammenschülerinnen geführten Tagebüchern und Unterlagen wie Handouts, die an die Schülerinnen verteilt worden waren. Die Verwendung verschiedener Methoden zur Datenerhebung bezeichnet man auch als Triangulation (Denzin 1978). Die Verwendung mehrerer Methoden kann zu tiefergehenden und detaillierteren Daten führen und damit zu einem besseren Verständnis eines bestimmten Phänomens. Die Glaubwürdigkeit der Daten wird mit großer Wahrscheinlichkeit auch erhöht, die AutorInnen sollten jedoch ihre Wahl der unterschiedlichen Methoden begründen. So können sie zum Beispiel damit der Situation begegnen wollen, dass die Aussagen und Handlungen der TeilnehmerInnen mit der Praxis nicht immer übereinstimmen.

Zur kritischen Beurteilung der Datenerhebung muss der Zeitpunkt der Datenerhebung bekannt sein. Einige Studien erstrecken sich über eine längere Zeitspanne. Diese Zeitspanne sollte spezifiziert sein. Quantitative Daten werden idealerweise aktuell erhoben. Die Methode der Aufzeichnung der Daten ist ebenfalls von Bedeutung. Bluff und Holloway (1994) haben ihre Interviews auf Tonband aufgenommen, Beobachtungen können beispielsweise auf Video aufgezeichnet werden. Die Auswirkungen der Aufzeichnungsmethoden auf die Ergebnisse müssen bedacht und diskutiert werden. Die Art und Weise, in der quantitative wie qualitative ForscherInnen verbal und nonverbal kommunizieren, kann die TeilnehmerInnen und damit die erhobenen Daten beeinflussen. Die ForscherInnen sollten daher jeden Effekt, den sie meinen auf die TeilnehmerInnen gehabt zu haben, darlegen. Sie sollten außerdem erwähnen, ob sie mit dem Kontext, in dem die Forschung stattfand, vertraut waren. Diese Angaben finden sich möglicherweise in dem Abschnitt zu den Beschränkungen der Studie. Insbesondere bei qualitativen Studien kann der Grad des Erkenntnisgewinns eingeschränkt sein, wenn die forschende Hebamme vorher bereits mehrere Jahre in dem Setting gearbeitet hat. Vertrautheit mit dem Setting kann dazu führen, dass Vorannahmen gemacht werden, die dann unangemessenerweise in die Studie integriert werden. Wird ein Forschungstagebuch geführt, bietet dies die Möglichkeit zur Reflexion, wie solche Probleme minimiert werden können. Ein Tagebuch wird häufig in Verbindung mit qualitativer Forschung gesehen, es lässt sich aber durchaus fragen, ob es nicht sinnvoll wäre, ein solches Tagebuch auch im Rahmen einer quantitativen Forschung zu führen.

10.9.7 Datenanalyse

In der quantitativen Forschung werden Daten in Form statistischer Maßzahlen ausgedrückt, während die Daten in der qualitativen Forschung in Textform vorliegen. Die Datenanalyse hängt daher von dem gewählten Ansatz ab. Die statistische Analyse wurde in Kapitel 5 besprochen. Es sollte darauf geachtet werden, ob es sich um deskriptive Statistik oder um Inferenzstatistik handelt. Im letzteren Fall müssen außerdem die statistischen Tests geprüft werden. Die meisten Hebammen werden hierfür auf ein gutes Statistikbuch zurückgreifen müssen. Es ist nicht notwendig, die statistischen Berechnungen selbst durchzuführen, aber es ist wichtig, die Bedeutung von p-Werten, Signifikanzniveaus, Konfidenzintervallen und der zunehmend häufiger auftauchenden Odds Ratio zu verstehen. Da in den meisten Arbeiten keine Rohdaten präsentiert werden und die meisten in der Praxis Tätigen die statistischen Berechnungen nicht verifizieren können, sollte man prüfen, ob unter den AutorInnen ein Statistiker oder eine Statistikerin ist, was die Validität und Reliabilität der statistischen Analyse erhöhen würde. Es sollte ebenso geprüft werden, ob im Rahmen des Forschungsplanes Unterstützung von in Statistik erfahrenen Personen vorgesehen war. Einige Fachzeitschriften überprüfen die statistische Analyse quantitativer Studien. Zwar ist eine solche Überprüfung noch nicht selbstverständlich, aber renommierte Fachzeitschriften nehmen sie immer häufiger vor, was die Vertrauenswürdigkeit der Angaben für die LeserInnen erhöht. Aus der Studie sollte hervorgehen, welches Statistikprogramm zur Auswertung angewendet wurde, da die Programme etwas unterschiedlich sind.

Die Analyse qualitativer Daten dient dem Verständnis des untersuchten Phänomens. Die Datenanalyse im Rahmen der gängigen qualitativen Methoden wurde in den Kapiteln 6, 7 und 8 besprochen. Man kann erwarten, dass die diesen Methoden zu Grunde liegenden Prinzipien berücksichtigt wurden. Wurde der Ansatz an die Erfordernisse der Erforschung des in der Studie untersuchten Phänomens angepasst, sollte dies klar dargelegt werden oder ein Audit Trail (Lincoln und Guba 1985) angegeben sein, um das Vorgehen der ForscherInnen nachvollziehbar zu machen. Einige Aspekte sind allen qualitativen Studien gemeinsam. Interviews und Beobachtungen werden immer transkribiert. Aus dem Text sollte hervorgehen, wer die Transkription vorgenommen hat. Die Transkripte werden mehrmals gelesen bzw. die Tonbänder mehrmals abgehört und Vergleiche werden angestellt. Sich wiederholende Themen und Muster werden kodiert oder benannt. Werden Beispiel für Kodierungen genannt, kann dies die vorgenommene Zusammenfassung bedeutungsgleicher Aussagen zu Kategorien nachvollziehbar machen. In einer Grounded-Theory-Studie sollte die Schlüsselkategorie deutlich werden (Strauss und Corbin 1998). Ethnograph und Atlas sind Computerprogramme zur Unterstützung der Auswertung qualitativer Studien.

10.10 Ergebnisse, Diskussion und Implikationen für die Praxis

In einer qualitativen Studie werden diese drei Punkte normalerweise in einem Abschnitt zusammengefasst. In quantitativen Studien werden sie eher getrennt abgehandelt. Im Ergebnisteil quantitativer Studien sollten einige Rohdaten angeführt werden, wobei dies in einem Artikel in einer Fachzeitschrift aufgrund der limitierten Wortzahl eher selten der Fall sein wird. Zur Darstellung quantitativer Daten werden häufig Tabellen und Grafiken verwendet. Cluett et al (1995) setzten in ihrer Studie eine ganze Reihe von Tabellen und Graphen zur Darstellung der Rohdaten und der auf diesen Daten basierenden Analyse ein. Es sollte geprüft werden, ob die Aussagen der grafischen und tabellarischen Darstellungen mit denen im Text übereinstimmen. Ebenso sollte auf auffällige Ergebnisse, die im Text nicht erwähnt werden, geachtet werden. In der Studie von Thomson (1993) findet sich eine Tabelle, in der die Spannweite für den Nabelschnur-pH mit 6,9 bis 7,3 angegeben wird. In einer kleinen Stichprobe von Frauen mit geringem Risiko ist aber selbst das einmalige Auftreten eines pH-Wertes von 6,9 eindeutig außerhalb der normalen Parameter und muss daher in der Diskussion aufgegriffen werden. In einer experimentellen Studie sollte die aufgestellte Hypothese angenommen oder abgelehnt werden. Wenn andere Forschungsansätze gewählt wurden, sollte geprüft werden, ob die angestrebten Ziele erreicht worden sind.

Eine Reihe von Formulierungen kann nützliche Hinweise geben, wie die AutorInnen die Zuverlässigkeit ihrer Ergebnisse sowie deren mögliche Relevanz für die Praxis einschätzen:

- es wurde gezeigt, dass [...]
- wichtige Ergebnisse waren [...]
- es wird empfohlen, [...]

Grob interpretiert ist damit gemeint, dass die Ergebnisse signifikant waren und die LeserInnen deren Anwendung in der eigenen Praxis in Erwägung ziehen sollten. Andere Formulierungen können lauten:

- die Daten der Studie weisen darauf hin, dass [...]
- die Studie zeigt, dass möglicherweise [...]
- eine Schlussfolgerung könnte sein, [...]
- es lässt sich sagen, dass [...]

Diese Formulierungen weisen darauf hin, dass die AutorInnen auf einige interessante Outcomes gestoßen sind, die aber weiterer Untersuchung bedürfen, möglicherweise in größeren Studien mit umfangreicheren Stichproben oder spezieller Datenanalyse. Der Grund hierfür kann sein, dass in der vorliegenden Studie nur eine Perspektive berücksichtigt wurde und es weitere gibt, die noch untersucht werden sollten.

Unerwartete Ergebnisse sollten erwähnt werden, wobei deutlich werden sollte, ob sie aus der Primär- oder Sekundäranalyse der Daten stammen. Unvollständige Ergebnisse sollten ebenfalls benannt werden. Zusammen mit den unerwarteten Ergebnissen oder denjenigen aus der Sekundäranalyse werfen sie oft Fragen für weitere Studien auf. In der Diskussion der Ergebnisse sollte in quantitativen Studien auf die Stärken und Einschränkungen der Studie, sowie auf entstandene Schwierigkeiten und interessante Nebenaspekte hingewiesen werden. Dabei sollten entsprechende Hinweise auf relevante Literatur gegeben werden.

Aus qualitativen Studien sollte hervorgehen, dass die Literatur in die Ergebnisse mit einbezogen wurde. Aus diesem Grund werden die Ergebnisse und die Diskussion der Ergebnisse zusammengefasst. In der Diskussion sollte auf Beispiele aus der Literatur, die die Ergebnisse entweder stützen oder ihnen entgegen stehen, hingewiesen werden. Bei der kritischen Beurteilung kann es an dieser Stelle sinnvoll sein, sich den Kontext, in dem die Studie stattgefunden hat, in Erinnerung zu rufen.

Die Verwendung von Zitaten (aus den Befragungen) unterscheidet die qualitative klar von der quantitativen Studie. Sie sind normalerweise leicht verständlich, machen den Artikel «lebendig» und sollten die Interpretation der Daten untermauern. Es sollte klar sein, ob es sich um eine deskriptive Studie handelt oder ob es, im Falle einer Grounded-Theory-Studie, eine Theorie zur Erklärung des Phänomens gibt. Möglicherweise finden sich Illustrationen in Form von Diagrammen. Beck (1993) gibt in ihrer Studie eine klare Darstellung, wie sie die kodierten Daten zu Kategorien zusammengefasst hat. Wie in quantitativen Studien auch sollten die Aussagen der grafischen Darstellung mit denen im Text übereinstimmen.

10.10.1 Validität und Reliabilität

Validität und Reliabilität sind in den Kapiteln 3 und 4 sowie im Abschnitt Datenerhebung besprochen worden. Im Rahmen der kritischen Beurteilung einer Studie ist es sinnvoll, diese Gütekriterien sowohl im Hinblick auf das gesamte Forschungsdesign wie auch auf die einzelnen Aspekte des Designs zu prüfen.

10.10.2 Glaubwürdigkeit (trustworthiness) der Daten

Die Begriffe Validität und Reliabilität werden für die qualitative Forschung als ungeeignet angesehen (Leininger 1985). Unter den Anhängern quantitativer Forschung steht die qualitative Forschung in dem Ruf, weniger streng und genau zu sein, da die zu erforschenden Sichtweisen und Wahrnehmungen, die Menschen von ihrer Welt und Realität haben, immer subjektiv sind, genauso wie die Interpretation dieser Sichtweisen durch die ForscherInnen (Hutchinson 1986). Dennoch ist man auch in der qualitativen Forschung bestrebt, den «Wahrheitsgehalt» oder die Glaubwürdigkeit *(trustworthiness)* der Daten sicher zu stellen. Die Glaubwürdigkeit der Daten sollte begründet werden. Die Angabe eines Audit Trails (Lincoln und Guba 1985) und auch die Nachvollziehbarkeit der Ergebnisse unterstützen die Glaubwürdigkeit. Es sollte darauf geachtet werden, ob eine Sättigung der Kategorien erreicht wurde (Glaser und Strauss 1967, Strauss und

Corbin 1985). Die Ergebnisse qualitativer Studien können nicht auf die Population übertragen werden, es kann aber geprüft werden, ob sich die Ergebnisse auf eine vergleichbare Stichprobe in einem vergleichbaren Setting übertragen lassen (Lincoln und Guba 1985). Morse (1992) ist der Ansicht, dass sich einige Ergebnisse durchaus verallgemeinern lassen, wenn die verfügbare Literatur gleiche Ergebnisse aufweist. Dies gilt in der Regel für abstrakte Konzepte. So kann zum Beispiel das Konzept des «Hineinpassens/Anpassens», das ein zentrales Thema in einer derzeit laufenden Studie zum Thema der Hebamme als Rollenvorbild für Schülerinnen ist (Bluff, laufende Studie), auf eine ganze Reihe von Situationen angewendet werden.

10.10.3 Ethische Aspekte

Möglicherweise beschränkt sich die Diskussion ethischer Aspekte nur auf einen bestimmten Abschnitt der Studie. Da sich aber in jeder Phase des Forschungsprozesses ethische Fragen stellen, kann dies etwas aus dem Zusammenhang gerissen erscheinen. Eine andere Möglichkeit wäre, die ethischen Aspekte in jedem und für jeden Abschnitt zu diskutieren. So kann im Methodenteil die Frage aufkommen, ob es ethisch vertretbar ist, besonders vulnerable Frauen für eine Studie zu rekrutieren, wie zum Beispiel Frauen während der Geburt. Auch die Frage des *Informed Consent* (Informierte Zustimmung) wäre hier zu diskutieren.

Es sollte darauf geachtet werden, ob das Einverständnis eines Ethikkomitees für die Durchführung der Studie vorliegt. Jede Studie, an der von Hebammen betreute Frauen teilnehmen, muss durch ein Ethikkomitee abgesegnet werden. Die Aufgabe dieser Komitees ist es, den Forschungsplan sorgfältig zu prüfen und die TeilnehmerInnen vor eventuellem Schaden zu schützen. Aus der Studie sollte hervorgehen, dass die ForscherInnen die Erlaubnis für den Zugang zum Setting eingeholt und erhalten haben. Es sollte ein *Informed Consent* vorliegen. In der quantitativen Forschung lassen sich diese Forderungen erfüllen, in der qualitativen Forschung kann es dabei zu Schwierigkeiten kommen. So kann sich die Richtung der Studie im Verlauf der Durchführung mit dem Auftreten eines neuen wichtigen Aspektes ändern. Es sollte geprüft werden, wofür das Einverständnis eingeholt wurde. Transparenz, Sorgfalt und Genauigkeit sind bei der Durchführung einer Studie von großer Bedeutung (Couchman und Dawson 1995).

Vertraulichkeit und Anonymität werden mitunter synonym verwendet, stellen jedoch zwei unterschiedliche ethische Kriterien dar. In der Studie sollte dargelegt werden, wie beides gewährleistet wurde, insbesondere wie die Verwahrung der Tonbänder und Videoaufzeichnungen vorgenommen wurde. In der qualitativen Forschung sollten für Personen und Orte Pseudonyme verwendet werden, wobei kleine Stichproben die Gewährleistung der Anonymität noch dringlicher machen. Bei der nicht-teilnehmenden Beobachtung sollten die ForscherInnen in keiner Weise in die zu beobachtenden Ereignisse eingreifen. Auch hierbei handelt es sich um eine ethische Frage. Kann das Nicht-Eingreifen nicht gewährleistet werden, können die Ereignisse dadurch beeinflusst worden sein und damit auch die erhobenen Daten. Die Kriterien für eine Intervention sollten dargelegt werden, genauso ob und wann eine Intervention stattgefunden hat.

10.10.4 Schlussfolgerungen

Schlussfolgerungen sollten klar und präzise sein und sich aus den Ergebnissen der Studie ergeben. Zur Beurteilung der Schlussfolgerungen ist das eigene professionelle Urteilsvermögen gefordert. Ergebnisse sind nicht immer schlüssig, weswegen in einem solchen Fall nur Vermutungen oder mögliche Empfehlungen im Licht der verfügbaren Ergebnisse angestellt beziehungsweise gegeben werden können. In einem solchem Fall würde man eine Empfehlung für weitere Forschung erwarten.

10.10.5 Implikationen und Empfehlungen für die Praxis

Die Empfehlungen für die Praxis sollten die Ergebnisse und die Diskussion widerspiegeln. Sollen die Ergebnisse in der eigenen Praxis Anwendung finden, sollte die kritische Beurteilung gezeigt haben, dass die Studie methodisch gut angelegt war und die Methode für das zu untersuchende Phänomen geeignet war. Die Studie sollte dabei immer im Zusammenhang mit anderer Literatur zu dem Thema beurteilt worden sein. Nur so kann eine Entscheidung getroffen werden, ob die Ergebnisse in der eigenen Praxis umgesetzt werden sollen. Bei quantitativen Studien ist es besonders wichtig, darauf zu achten, dass die Stichprobe die gleichen Charakteristiken aufweist wie die Personen, auf die die Ergebnisse in der Praxis angewandt werden sollen. Das Thema der Generalisierbarkeit oder Übertragbarkeit von Ergebnissen qualitativer Studien ist bereits besprochen worden. Wurde die Studie von Hebammen durchgeführt, können die Implikationen für die Praxis im Allgemeinen von ihnen diskutiert und Empfehlungen gegeben werden. Sind die ForscherInnen keine Hebammen, werden sie möglicherweise nicht in der Position sein, dies zu tun und werden es den LeserInnen überlassen. Implikationen und Empfehlungen können sich auf Frauen, Ungeborene und Neugeborene, ihre Familien, Hebammen und andere im Gesundheitsbereich Tätige beziehen, ebenso wie auf Gesundheitsdienstleistungen, was finanzielle Implikationen haben kann.

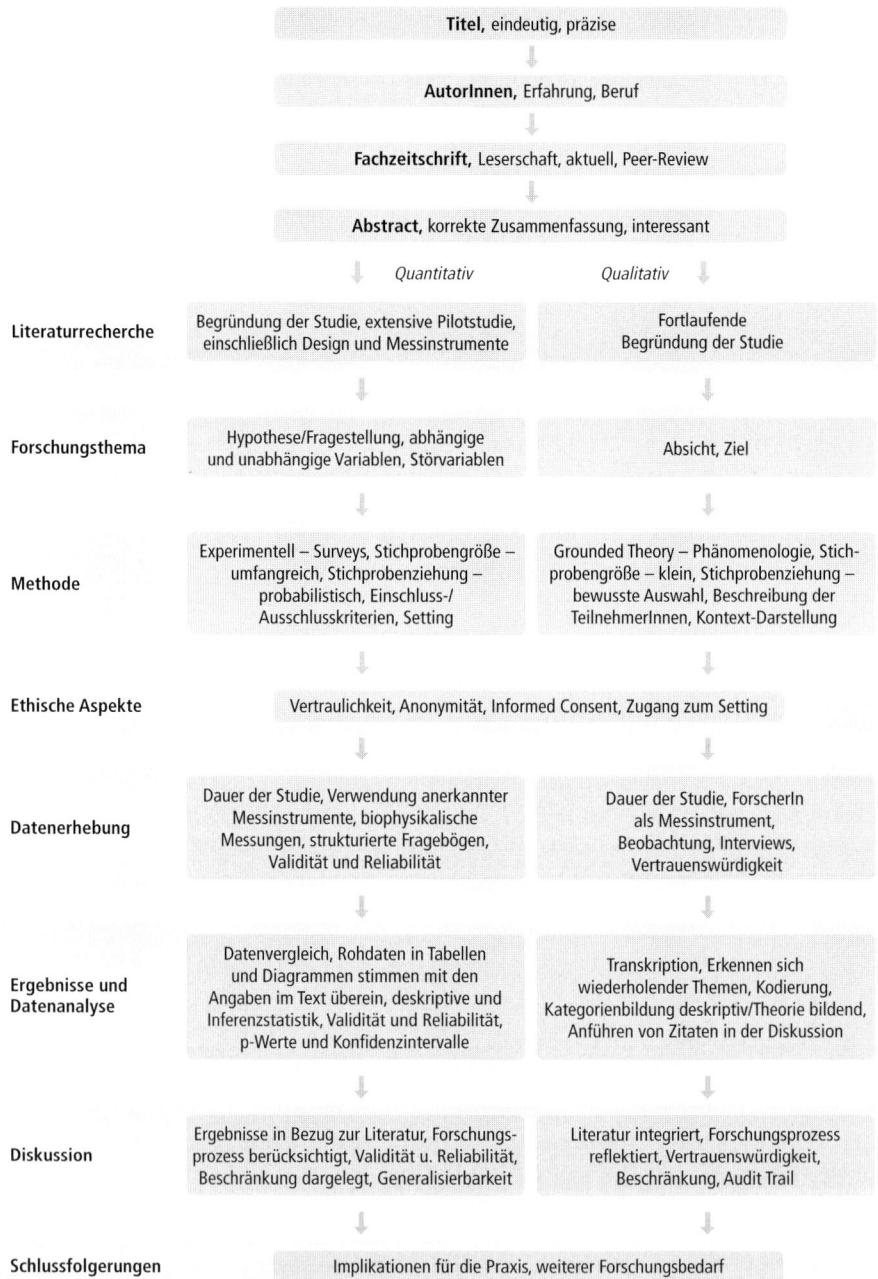

Abbildung 10-1: Flussdiagramm zu den wichtigsten Aspekten im Prozess der kritischen Beurteilung eines Forschungsberichts

10.11 Schlussfolgerung

Es ist von großer Bedeutung, dass Hebammen sich auf dem aktuellen Wissensstand halten. Dies bedeutet auch, sich mit der aktuellen Literatur zu beschäftigen. Bei der Lektüre sollte die Literatur sowohl evaluiert als auch ihre Implikationen für die Praxis bedacht werden. Die kritische Beurteilung der Literatur ist eine Fähigkeit, die sich mit der Zeit entwickelt und geübt werden muss. Man sollte keine Scheu davor haben, sondern sich einfach eine interessante Studie vornehmen und mit der Beurteilung beginnen. Man sollte dabei durchaus der eigenen klinischen Erfahrung und den eigenen Instinkten trauen. Erscheint eine Studie verwirrend oder unklar, dann ist sie es wahrscheinlich auch. Wir schließen dieses Kapitel nicht mit einer Zusammenfassung, sondern mit einem Flussdiagramm **(s. Abb. 10-1)**, das die wesentlichen Punkte im Prozess der kritischen Beurteilung zusammenfasst. Es muss nicht rigide befolgt werden, sondern soll als Richtschnur dienen, die den eigenen Bedürfnissen und der zu beurteilenden Studie angepasst werden kann.

Literatur

Arber S (1993) The research process. In: Gilbert N (ed) Researching social life. Sage Publications, ch 3, p 32–51

Beck C T (1993) Teetering on the edge: a substantive theory of postpartum depression. Nursing Research 42(1): 42–48

Bluff R (Ongoing Study) Fitting in and staying out of trouble: the influence of midwives on student learning. Ongoing research.

Bluff R, Holloway I (1994) «They know best»: Women's perceptions of midwifery care during labour and childbirth. Midwifery 10(3): 157–164

Cluett E R, Alexander J, Pickering R M (1995) Is measuring postnatal symphysis-fundal distance worthwhile? Midwifery 11(4): 174–183

Couchman W, Dawson J (1995) Nursing and health care research. Scutari Press, London

Cox J L, Holden J, Sagovsky R (1987) Detection of postnatal depression: development of the 10-item Edinburgh Postnatal Depression Scale (EPDS). British Journal of Psychiatry 150: 782–786

Davies R M (1996) «Practitioners in their own right»: an ethnographic study of the perceptions of student midwives. In: Robinson S, Thomson A M (ed) Midwives, research and childbirth, vol 4, Chapman & Hall, London, ch 5, p 85–107

DeJong P R, Johanson R B, Baxen P et al (1997) Randomized trial comparing the upright and supine positions during the second stage of labour. British Journal of Obstetrics and Gynaecology 104(5): 567–571

Denzin N (1978) The research act. McGraw-Hill, New York

Glaser B, Strauss A L (1967) The discovery of grounded theory strategies for qualitative research. Aldine Press, Chicago, IL

Grant J M (1995) Randomized trials and the British Journal of Obstetrics and Gynaecology minimum requirements for publications. British Journal of Obstetrics and Gynaecology 102(11): 849–850

Holloway I, Wheeler S (1996) Qualitative research for nurses. Blackwell Scientific, Oxford

Hutchinson S (1986) Grounded Theory: the method. In: Munhall P L, Oiler C J (ed) Nursing research: a qualitative perspective. Appleton-Century-Crofts, Norwalk, CT, ch 6, p 111–130

Leiniger M (1985) Qualitative research methods in nursing. Grune Stratton, Orlando, FL

Leiniger M (1994) Evaluation criteria and critique of qualitative research studies. In: Morse J M (ed) Critical issues in qualitative research methods. Sage Publications, Thousand Oaks, CA, ch 6, p 95–115

Lincoln Y S, Guba E G (1985) Naturalistic inquiry. Sage publications, Newbury Park, CA

Morse J M (1991) Strategies for sampling. In: Morse J M (ed) Qualitative nursing research a contemporary dialogue. Sage Publications, Newbury Park, CA, ch 8, p 127–145

Morse J M (1992) The power of induction. Qualitative Health Research 2: 3–6

Parahoo K (1997) Nursing research: principles, process and issues. Macmillan, Basingstoke

Paterson J A, Davis J, Gregory M et al (1994) A study of the effects of low haemoglobin on postnatal women. Midwifery 10(2): 77–86

Pocock S J (1983) Clinical trials: a practical approach. John Wiley, Chichester

Polit D F, Hungler B (1996) Nursing research principles and methods. JB Lippincott, Philadelphia, PA

Price A, Price B (1996) Critical reading. Modern Midwife 7(5): 26–29

Rees C (1994) Evaluating a research article. British Journal of Midwifery 2(12): 596–601

Sandall J (1997) Midwives' burnout and continuity of care. British Journal of Midwifery 5(2): 106–111

Strauss A L, Corbin J (1998) Basics of qualitative techniques and procedures for developing grounded theory. Sage Publications, Thousands Oaks, CA

Thomson A M (1993) Pushing techniques in the second stage of labour. Journal of Advanced nursing 18(1): 171–177

11. Von der Forschung zur Praxis

Rosalind Bluff, Elizabeth Cluett

> **Themen dieses Kapitels**
> - Dissemination der Forschungsergebnisse
> - Evidenzbasierte Praxis
> - Traditionelle Praxis
> - Eine neue Arbeitsweise
> - Forschung als Strategie für Veränderungen

11.1 Einführung

Zu Beginn dieses Buch wurde gezeigt, wie sich Forschungsfragen aus der Praxis heraus entwickeln. Nun soll der Kreis geschlossen werden, indem dargelegt wird, wie die Forschungsergebnisse in die klinische Praxis Eingang finden können. Das Ziel der Hebammenforschung ist es, die Qualität der Betreuung von Mutter und Kind zu verbessern. Forschung ist daher nur sinnvoll, wenn ihre Ergebnisse auch in der Praxis Anwendung finden.

In diesem Buch wurden das quantitative und qualitative Forschungsparadigma besprochen, sowie die verschiedenen Ansätze im Rahmen dieser Paradigmen. Diese wurden entsprechend ihrer Charakteristiken auf einem Kontinuum angeordnet. Einige Hebammen werden selbst Studien durchführen wollen. Dieses Buch soll sie auf ihrem Weg unterstützen und ihnen ein Grundwissen vermitteln, sie sollten aber dennoch den Rat und die Unterstützung erfahrener ForscherInnen suchen. Es wäre sicher nicht sinnvoll, wenn alle Hebammen selbst Studien durchführen würden und sicher wollen dies auch nicht alle. Dennoch wird von allen Hebammen erwartet, dass sich ihre tägliche Arbeit auf verfügbare Forschungsergebnisse stützt (Department of Health 1993a). Das bedeutet, dass diejenigen, die Forschungen durchführen, auch den letzten Schritt tun und ihre Ergebnisse veröffentlichen müssen.

11.2 Dissemination der Information

Viele Hebammen stellen ihre Ergebnisse auf regionalen oder nationalen Studientagen vor, wie es von ihren Kolleginnen erwartet wird (Robinson et al 1988). Die Ergebnisse können aber auch bei einer Fachzeitschrift zur Veröffentlichung eingereicht werden. Viele Hebammen scheuen jedoch davor zurück (Hicks 1993), was möglicherweise an der geringen Wertschätzung der Forschung von Hebammen durch die eigenen Kolleginnen liegen könnte (Hicks 1992).

Forschungsberichte sollten gut lesbar und verständlich sein. Einige Hebammen sind der Ansicht, dass Studien oft in einer schwer verständlichen Sprache geschrieben sind (Robinson et al 1988, Meah et al 1996) und dass die Interpretation statistischer Darstellungen der Ergebnisse häufig nicht einfach ist (Meah et al 1996). Diplom- und Doktorarbeiten sind sehr umfangreich und manchmal ist es schwierig, Zugang zu ihnen zu bekommen. Die aus ihnen (oder anderen Studien) hervorgehenden Artikel können in verschiedenen Fachzeitschriften erscheinen, die unterschiedliche Vorkenntnisse der LeserInnen voraussetzen. In einem Artikel in einer Zeitschrift wie *Midwifery* [oder *Die Hebamme*, Anm. d. Hrsg.] findet sich möglicherweise mehr Fachterminologie, da diese Zeitschrift davon ausgeht, dass die LeserInnen über ein bestimmtes Vorwissen verfügen. Artikel im *British Journal of Midwifery, Midwives, Practising Midwife* und in der *Nursing Times* sind bei geringeren Kenntnissen über den Forschungsprozess zunächst möglicherweise leichter zu lesen. Es liegt jedoch in der Verantwortung jeder Hebamme, sich ein bestimmtes Basiswissen über den Forschungsprozess anzueignen. Die vollständige oder teilweise Lektüre dieses Buches ist diesbezüglich sicher ein Anfang. Will man aber eine eigene Studie durchführen, wird man sich mit weiterführender Literatur beschäftigen müssen. Kapitel 3 kann hier lediglich eine Einführung sein.

Unabhängig davon, ob Hebammen selbst Studien durchführen möchten oder nicht, müssen sie zur Evaluation von Studien in der Lage sein, wenn Forschung Einfluss auf die Praxis nehmen soll (Hicks 1994). Vielen Hebammen fehlt hierfür das entsprechende Wissen (Milne und Hundley 1998). Wenn derzeit Forschungsergebnisse in die Praxis umgesetzt werden, geschieht dies häufig nicht in angemessener Form (Harris 1992). In Kapitel 10 haben wir einen Leitfaden zur kritischen Beurteilung von Studien entwickelt, der bei der Entscheidung über die Eignung der jeweiligen Evidenzen zur Umsetzung in der eigenen Praxis helfen soll. Mit etwas Übung wird eine kritische Beurteilung von Studien zunehmend leichter fallen. Nur wenn Forschung verstanden und beurteilt wird, kann sie zu einer qualitativ hochwertigen Betreuung der Frauen beitragen. Eine Teilnahme an einer Fortbildung zur kritischen Beurteilung von Studien kann hier sinnvoll sein.

MitarbeiterInnenfortbildungen können das Selbstvertrauen und die Fähigkeit zur kritischen Beurteilung von Studien signifikant beeinflussen und damit die

Chance der Umsetzung von Evidenzen in die Praxis erhöhen (Hicks 1994). In einer Untersuchung von Meah et al (1996) gaben einige Hebammen zu bedenken, dass sie von ihrem Arbeitgeber keine Unterstützung bekämen und Fortbildungen dieser Art in ihrer Freizeit wahrnehmen und selbst finanzieren müssten. Es kann tatsächlich ein gewisses Maß an Eigeninitiative notwendig sein, um an die entsprechende Literatur heranzukommen und sich die notwendigen Fähigkeiten zur kritischen Beurteilung anzueignen. Die personelle Besetzung am Arbeitsplatz und die Arbeitsbelastung können es erforderlich machen, hierfür einen Teil der Freizeit aufzuwenden. In Großbritannien verlangt der UKCC (1994) einen Nachweis, dass Hebammen sich fachlich auf dem aktuellen Wissensstand halten, wobei dies nicht notwendigerweise den Besuch von Fortbildungen bedeutet. Man kann zum Beispiel auch eine eigene Literaturrecherche zu einem für die Praxis relevanten Thema durchführen. In der Buchreihe *Research Based Practice* von Alexander et al haben dies einige Hebammen für ihre Kolleginnen getan. Das *Royal College of Midwives* gibt in seinem Stillhandbuch (Royal College of Midwives 1991) einen umfassenden Literaturüberblick, der es Hebammen ermöglichen soll, Frauen konsistente Informationen zum Thema Stillen zu geben. Solche Initiativen haben den Zugang zu relevanter Literatur mittlerweile erleichtert.

Parker (1994) meint, dass hebammenrelevante Fachzeitschriften möglicherweise nicht gelesen werden. Fachzeitschriften können aber Einfluss auf die klinische Praxis nehmen, indem sie einen Beitrag zur persönlichen Weiterentwicklung der einzelnen und des Berufsstandes sowie zur Erweiterung des Wissensstandes leisten. Alle oben genannten Fachzeitschriften sind in Bibliotheken einzusehen oder im Abonnement erhältlich. Sie sind relativ teuer, aber ein Abonnement kann man sich zum Beispiel auch mit mehreren Kolleginnen teilen. Milne und Hundley (1998) schlagen die Bildung eines Journal Clubs oder einer regelmäßigen Diskussionsrunde vor. Auf diese Weise können Artikel gemeinsam besprochen und beurteilt werden und die notwendigen Fertigkeiten gemeinsam erlernt werden. Artikel, in denen KlientInnen zu Wort kommen, bieten die Möglichkeit, mehr über die Ansichten und Perspektiven der Frauen zu erfahren, sowohl hinsichtlich der Faktoren, die für sie generell von Bedeutung sind als auch in der ihnen angebotenen Hebammenbetreuung. Eine frauenzentrierte Betreuung muss diese Faktoren berücksichtigen. Der Einfluss, den die Medien auf das Wissen der Frauen haben, darf nicht unterschätzt werden (Page 1998). Falschen Informationen und möglicherweise dadurch verursachten unerwünschten Auswirkungen muss durch ein entsprechend fundiertes Wissen begegnet werden.

Der *Midwives Information and Ressource Service* (MIDIRS) veröffentlicht regelmäßig ein *Midwifery Digest*, das Fachartikel, Abstracts und Zusammenfassungen hebammenrelevanter Literatur enthält. Diese Informationen sind auch in Form einer Datenbank erhältlich. Die *Cochrane Database of Pregnancy and Childbirth* ermöglicht allen einen Zugang zu den aktuellen Evidenzen hinsichtlich effektiver und sicherer Betreuung während Schwangerschaft, Geburt und der Zeit danach. Der *Guide to Effective Care in Pregnancy and Childbirth* (1995) fasst in leicht verständlicher Form die über die Datenbank erhältlichen Informationen in einem Taschenbuch zusammen. [Es gibt auch eine deutsche Ausgabe dieses Buches: *Effektive Betreuung während Schwangerschaft und Geburt* (Enkin et al 1998). Anm. d. Hrsg.] Als Buch kann es allerdings nie auf dem gleichen aktuellen Stand sein wie die Datenbank, die vierteljährlich aktualisiert wird. Die Evidenzen stammen aus systematischen Reviews randomisierter, kontrollierter Studien, wobei in den Schlussfolgerungen auch Bezug auf Evidenzen aus anderen Studien genommen wird. Andere Datenbanken wären Medline, Sociofile, Psyclit, CINAHL, CARELIT und das World Wide Web.

MIDIRS bietet außerdem einen *Enquiry Service* an, der auf Wunsch eine Suche in der eigenen Datenbank durchführt. Trotzdem empfiehlt es sich, sich das Wissen und die Fertigkeiten zur selbstständigen Literatursuche anzueigen. Es ist anzunehmen, dass Kliniken in Zukunft über Computerprogramme zur Durchführung von Literaturrecherchen verfügen werden. Meah et al (1996) haben festgestellt, dass Hebammen auf Grund mangelnder Computerkenntnisse vor Literaturrecherchen in Datenbanken zurückschrecken. Möglicherweise lässt sich am eigenen Arbeitsplatz eine Mitarbeiterfortbildung zu diesem Thema organisieren, wie dies zum Beispiel in der Initiative von Littler und Weist (1998) der Fall war.

Der Zugang zu bestimmten Forschungsergebnissen ist nicht immer einfach, was notwendigerweise Konsequenzen hinsichtlich des Wissens über diese Erkenntnisse hat (Meah et al 1996). Die Zusammenlegung von Hebammen- und Pflegeschulen, sowie deren Angliederung an die Universitäten hat an einigen Stellen möglicherweise dazu geführt, dass der Zugang zu Informationen über eine Bibliothek am Arbeitsplatz nur eingeschränkt oder gar nicht möglich ist. Weitere Hinderungsgründe für eine Informationsbeschaffung können zu wenig Zeit zur Literatursuche (Milne und Hundley 1998) und zur Reflexion der Literatur (Hurley 1998) sein, sowie die Tatsache, dass der Zugang zu bestimmter Literatur kostenpflichtig ist (Milne und Hundley 1998). Lernen ist keine Einbahnstrasse und Hebammen können sich gegenseitig helfen. Auch von Hebammenschülerinnen kann man lernen. Aus unserer eigenen Erfahrungen können wir sagen, dass die Schülerinnen von den Hebammen Unterstützung in der praktischen Ausbildung erwarten. Sie möchten außerdem ihr Wissen (mit-) teilen und das Angebot bestimmter Betreuungsformen diskutieren, insbesondere wenn diese nicht auf Evidenzen basieren, von denen sie wissen, dass sie verfügbar sind. Das bedeutet für Hebammen, auf das Hinterfragen ihrer Arbeit vorbereitet zu sein, was nicht immer angenehm ist. Es kann letztlich eine Auseinandersetzung mit der Tatsache bedeuten, dass die von ihnen angebotene Betreuung möglicherweise nicht auf dem aktuellen Wissensstand beruht. Die ständige Weiterentwicklung des zur Verfügung stehenden Wissens macht es erforderlich, sich immer wieder neu zu informieren. Ebenso wichtig ist Offenheit gegenüber Kritik und neuen Erkenntnissen.

11.3 Evidenzbasierte Praxis

Das Ziel des Qualitätssicherungsprogramms *Clinical Governance* ist ein effektives und qualitativ hochwertiges Leistungsangebot im Gesundheitswesen (Department of Health 1998 b). Ein zentraler Aspekt dieses Programms ist die evidenzbasierte Praxis. Hebammen sind für ihre Arbeit selbst verantwortlich (UKCC 1992, 1998) und verpflichtet, immer im Interesse der KlientInnen zu handeln (UKCC 1992). Anhand von Forschungsergebnissen lässt sich ersehen, welche Betreuungsmaßnahmen sinnvoll sind und welche nicht. Die Fähigkeit, das eigene Wissen über Forschungsergebnisse zur Entscheidungsfindung über geeignete Betreuungsmaßnahmen zu nutzen, hat daher einen wesentlichen Einfluss auf die Betreuung, die den Frauen angeboten wird. Das *Department of Health* (1996) bietet eine Klassifikation von Evidenzen an, die für die Entscheidungsfindung hinsichtlich der anzubietenden Betreuungsmaßnahmen zu Hilfe genommen werden kann. An erster Stelle stehen hier die Ergebnisse aus randomisierten, kontrollierten Studien, gefolgt von anderen experimentellen Studien. Ergebnisse aus qualitativen Studien werden nicht als Evidenzen klassifiziert. Dies ist nicht unbedingt überraschend, wenn man bedenkt, dass der größte Einfluss in der Krankenhaushierarchie über lange Zeit in den Händen der ÄrztInnen lag (Freidson 1975), die Ergebnissen aus qualitativen Studien nur wenig Bedeutung beimaßen. Sollen jedoch im Rahmen einer umfassenden und individuellen Betreuung die sozialen, psychologischen, emotionalen, spirituellen und kognitiven sowie die physischen Bedürfnisse der Frauen berücksichtigt werden, sind Erkenntnisse aus qualitativen Studien zur Entscheidungsfindung notwendig.

Wir wissen inzwischen, dass Frauen aktiv in die Gestaltung ihrer Betreuung einbezogen werden möchten (Department of Health 1993). Das *Department of Health* (1993 a) setzt sich daher auch für eine partnerschaftliche Zusammenarbeit zwischen den Angehörigen der Gesundheitsberufe und ihren KlientInnen ein. Informationen über Forschungsergebnisse und Betreuungsoptionen ermöglichen es den Frauen, gemeinsam mit den sie betreuenden Hebammen informierte Entscheidungen auf der Grundlage verlässlicher Evidenzen zu treffen und für ihre Interessen einzutreten. Diese Form der Entscheidungsfindung wurde von MIDIRS unterstützt, und in Zusammenarbeit mit dem englischen *NHS Centre for Reviews and Dissemination* haben sie bisher 10 *Informed Choice Leaflets* herausgebracht, in je einer Version für die Frauen und einer für die sie betreuenden Hebammen und ÄrztInnen. Themen der Leaflets sind u. a. «Unterstützung während der Geburt» (MIDIRS 1996 a, 1996 b), «Ultraschall» (MIDIRS 1996 c, 1996 d), «Antenatales

Screening auf angeborene fetale Fehlbildungen» (MIDIRS 1997 a, 1997 b) und «Stillen und Flaschenfütterung» (MIDIRS 1997 c, 1997 d). Britische Hebammen sollten diese Leaflets kennen und wissen, dass es zwei sprachlich unterschiedliche Versionen für die Frauen und für Hebammen und ÄrztInnen gibt. In den für die Frauen bestimmten Leaflets wird darauf hingewiesen, dass sie die Version für Hebammen und ÄrztInnen anfragen können. Sie sind allerdings nicht überall erhältlich.

Verbraucherorganisationen setzen sich dafür ein, dass die Dienstleistungen im geburtshilflichen Bereich evidenzbasiert sein sollen. Der *National Childbirth Trust* ist mit Hilfe seiner *Research and Information Group* bestrebt, unangemessene Arbeitsweisen zu erkennen, die verfügbare Literatur nach entsprechenden Informationen zu sichten und aktuelle Informationen zu diesen Arbeitsweisen zu veröffentlichen. Der Erfolg des Auffindens und Verbreitens solcher Informationen hängt dabei stark von der Zusammenarbeit der Beteiligten ab (Gyde 1994).

Hebammen sollten darauf vorbereitet sein, dass ihre Arbeit von den Frauen möglicherweise hinterfragt wird, wenn sie nicht den Informationen entspricht, die den Frauen zur Verfügung stehen. Dabei sollten auch die möglichen Auswirkungen, die dies auf die Beziehung zu den Frauen haben kann, bedacht werden. Das Zugrundelegen des biomedizinischen Modells in der Betreuung von Schwangeren und Gebärenden hat zu einer Beziehung geführt, in der die Frauen passive Rezipientinnen der ihnen angebotenen Betreuung sind (Szasz und Hollander 1956). Dies entspricht nicht der partnerschaftlichen Beziehung, von der im *Changing Childbirth Report* (Department of Health 1993 a) die Rede ist. Wenn die Frauen die Möglichkeit haben, in Zusammenarbeit mit Hebammen informierte Entscheidungen zu treffen, wird sich das Verhältnis zwischen professionellen Betreuungspersonen und Frauen zu einer auf Gegenseitigkeit und Gleichberechtigung beruhenden Beziehung verändern (Szasz und Hollander 1956). Einige Frauen erwarten möglicherweise, dass die Hebamme die Entscheidungen für sie trifft. Bei Raphael-Leff (1991) findet sich eine Beschreibung der Frauen, die von Hebammen und ÄrztInnen Entscheidungen hinsichtlich ihrer Betreuung erwarten. Wenn die Hebamme Entscheidungen für die Frau trifft, sollte dies immer auf dem entsprechenden Wunsch der Frau beruhen und nicht auf der Annahme der Hebamme, dass die Frau dies möchte. Die Veränderungen in der geburtshilflichen Landschaft bringen es mit sich, dass eine paternalistische Behandlung der Frauen nicht länger akzeptabel ist. Auch wenn Frauen ihre eigenen Entscheidungen treffen möchten, kann es immer noch sein, dass sie die Unterstützung der Hebamme benötigen, insbesondere wenn sie Wehen oder andere Schmerzen haben, müde sind oder unter Medikamenteneinfluss stehen. In solchen Situationen kann es auch für die selbstbewussteste Frau schwierig sein, eigene Entscheidungen zu treffen. Die Frauen vertrauen der betreuenden Hebamme und gehen davon aus, dass diese weiß, welche Betreuungsoption für die Frau am besten ist

(Bluff und Holloway 1994). Die Entscheidungen, die Hebammen treffen, sollten daher nach Möglichkeit immer auf Forschungsergebnissen beruhen, anderenfalls würde dies einen Vertrauensmissbrauch bedeuten. Gelegentlich kann es vorkommen, dass Frauen Erkenntnisse aus Forschungen ablehnen oder sie in unangemessener Weise zur Beförderung ihrer eigenen Wünsche interpretieren. Möglicherweise ist auch die Hebamme mit den von der Frau getroffenen Entscheidungen nicht glücklich. Vom rechtlichen Standpunkt betrachtet, ist eine Hebamme aber immer zur Betreuung der Frauen verpflichtet. Für Fragen dieser Art ist in Großbritannien die oder der *Supervisor of Midwives* zuständig. Dieser Themenbereich wurde erst kürzlich erforscht (Kirkham 1996).

Bei der Erstellung von Leitlinien sollten Forschungsergebnisse Eingang finden (Department of Health 1993 b). Die Leitlinien können zu Standards weiterentwickelt werden. Nach Ansicht von Milne und Hundley (1998) sollten sie nicht nur auf den aktuellen verfügbaren Evidenzen beruhen, es sollte auch aus ihnen hervorgehen, dass die Frau im Zentrum der Betreuung steht. Des Weiteren sollten sie fortlaufend überarbeitet werden, um sie auf dem aktuellsten Kenntnisstand zu halten.

Das *Department of Health* (1993 b) empfiehlt evidenzbasierte Betreuungsstandards in den Verträgen zwischen Nutzern und Anbietern von Gesundheitsdienstleistungen. Auf diese Weise kann die Qualität der Betreuung der KlientInnen explizit gemacht werden. Hebammen können durch ihr eigenes evidenzbasiertes Arbeiten einen entscheidenden Einfluss auf die Einhaltung und Gestaltung dieser Standards nehmen.

Die klinische Arbeit sollte regelmäßigen Audits unterzogen werden (Department of Health 1993 a, 1993 b). Dies ist ein weiteres Element des britischen *Clinical-Governance*-Programms (Department of Health 1998 b), von dem auch die Arbeit der Hebammen dort betroffen ist. Audits können die Qualität der Arbeit verbessern, indem sie für eine Integration aktueller Evidenzen in die tägliche Arbeit sorgen (Hundley und Graham 1997). So kann zum Beispiel aus der Literatur hervorgehen, dass ein bestimmtes Nahtmaterial zur Versorgung von mütterlichen Geburtsverletzungen empfehlenswert ist. Wird dies bisher in der eigenen Klinik nicht eingesetzt, kann im Rahmen eines Audits festgestellt werden, welche Nahtmaterialien benutzt werden. Outcomes wie Infektionen, Dehiszenzen, Schmerzen im Dammbereich und Unwohlsein bei der Verwendung des einen Nahtmaterials können mit den Outcomes bei der Verwendung des empfohlenen Nahtmaterials verglichen werden. So kann der Nutzen des empfohlenen Materials mit dem des in Gebrauch befindlichen verglichen werden. Wenn sich herausstellt, dass die Evidenzen nicht in die Praxis integriert werden, sollten Anstrengungen unternommen werden, die Praxis zu ändern.

11.4 Traditionelle Praxis

Bei den bisherigen Überlegungen ging es darum, wie Forschung zu einer Verbesserung der täglichen Arbeit der Hebamme und der Betreuung, die die Frauen und ihre Kinder erhalten, beitragen kann. In den Untersuchungen von Harris (1992), dem *Department of Health* (1993 a), von Hicks (1994) und Hurley (1998) hat sich herausgestellt, dass es trotz der Anerkennung und des Wissens um die Notwendigkeit einer evidenzbasierten Praxis nach wie vor Hebammen gibt, die ihre Arbeit auf traditionellem Wissen aufbauen. Hierfür sind eine ganze Reihe von Gründen denkbar. So kann es Fragen geben, für deren Beantwortung keine Evidenzen vorhanden sind. In manchen Fällen sind die Forschungsergebnisse nicht eindeutig und die AutorInnen machen lediglich Vorschläge, die dann mit Blick auf die eigene Situation abgewogen werden müssen. Ein mangelhaftes Studiendesign oder falsche Schlussfolgerungen können zu unzuverlässigen oder unbrauchbaren Evidenzen führen.

Es kann Fälle geben, in denen noch kein Urteil über die vorliegenden Ergebnisse abgegeben werden kann und weitere Forschung abgewartet werden muss, um die Ergebnisse entweder zu bestätigen oder zu widerlegen. In all diesen Fällen wird man darauf angewiesen sein, Entscheidungen auf andere Wissensquellen zu gründen. Hierfür können Kenntnisse im Bereich der Epistemologie oder über Wissenstheorien hilfreich sein, mit anderen Worten Kenntnisse über verschiedene Quellen und Formen des Wissens, sowie über deren Eignung zur Entscheidungsfindung. Die verschiedene Formen von Wissen sind in Kapitel 2 besprochen worden.

Hicks (1994) ist zu dem Ergebnis gekommen, dass Hebammen das Gefühl haben, ihnen fehle die notwendige Autonomie, um eine evidenzbasierte Betreuung anbieten zu können. Besonders im Krankenhaus gibt es eine Vielzahl von Standards, die die Hebammenarbeit bestimmen. Diese Standards basieren normalerweise auf dem biomedizinischen Modell, wurden im Wesentlichen von ÄrztInnen erarbeitet (Garcia und Garforth 1989) und schränken die Arbeit der Hebammen oftmals ein (Robinson et al 1983, Bluff, laufende Studie). Nicht alle Standards entsprechen dem neuesten medizinischen Kenntnisstand. Einige Hebammen sehen Forschung und ihren Einfluss auf die Praxis mit sehr skeptischem Blick (Hicks 1993), was wiederum Hebammen, die der Implementierung von Forschungsergebnissen offen gegenüber stehen, negativ beeinflussen kann. Trotz der gesetzlichen Verpflichtung, die eigene Arbeit am aktuellen Forschungsstand auszurichten (UKCC 1998), gibt es nach wie vor Hebammen, die dieser Forderung nicht nachkommen und ihre Arbeit auf traditionelles Wissen gründen (Bluff, laufende Studie). Die Erwartung an andere Kolleginnen, in der gleichen Weise zu arbeiten, führte dazu, dass diese sich eingeschüchtert fühlten, was einige von der Integration der Forschungsergebnisse in ihre Arbeit abhielt.

11.5 Eine neue Arbeitsweise

Hebammen, die evidenzbasiert arbeiten, stützen sich bei Entscheidungen über eine angemessene Betreuung auf ihr professionelles Urteil. So können sie ihre Arbeit begründen, autonom handeln und sind nicht darauf angewiesen, dass ÄrztInnen die Entscheidungen für sie treffen. Der UKCC (1986) betont in seiner Beschreibung der neuen Arbeitsweise diese Autonomie und die Rolle der Hebamme als «wissende Handelnde» als Ergebnis einer neuen Philosophie und eines neuen Ausbildungsansatzes. Evidenzbasiertes Wissen ermöglicht Hebammen eine gleichberechtigte Kommunikation mit dem ärztlichen Personal, was wiederum eine effektivere Zusammenarbeit, wie sie der VKCC (1992) gefordert hat, befördert. So können Hebammen, wenn nötig, als Advokatinnen der Frauen agieren. Sie können ihr Handeln flexibel gestalten, da sie die verfügbaren Optionen kennen und damit die Betreuung an die individuellen Bedürfnisse der Frauen anpassen können. Das Wissen um die vorhandenen Evidenzen zwingt außerdem zur Reflexion der eigenen Praxis und der anderer im Gesundheitswesen Tätiger. Dies kann das Selbstvertrauen stärken und die Berufszufriedenheit erhöhen. Reflexion «über» die und «während» der Arbeit (Schön 1987) verbessert die Fähigkeit, aus Erfahrung zu lernen und diese Erkenntnisse mit denen aus der kritischen Beurteilung der Literatur zu vergleichen.

11.6 Forschung als Strategie für Veränderungen

Die Empfehlungen des *Department of Health* (1993 a) geben Hebammen den Spielraum, das gesamte Spektrum der Rolle der Hebamme auszufüllen und selbstständig zu arbeiten. Rowan und Steele (1995) sehen darin eine Gelegenheit, Einstellungen, die tägliche Praxis sowie Verhaltensweisen zu ändern. In **Abbildung 11-1** ist eine Strategie für Veränderung dargestellt, die den Forschungs-Praxis-Zyklus vervollständigt.

Die eigene Praxis zu verändern ist eine Sache, Einfluss auf die Arbeit anderer zu nehmen und sie zu verändern, kann sehr viel schwieriger sein. Man wird die Rolle eines *Change Agent* übernehmen müssen und der Erfolg wird vom Wissen um die Theorie über Veränderungen und von guten Fähigkeiten im Umgang mit anderen Menschen abhängen. Um eine Implementierung von Forschungsergebnissen zu erreichen, benötigen Hebammen die Unterstützung der Führungsebene und den für Aus-, Fort- und Weiterbildung Zuständigen (Harris 1992). Ist diese Unterstützung nicht vorhanden, bedeutet dies allerdings nicht, dass eine Integration der Forschungsergebnisse in die eigene Arbeit nicht möglich ist. In der eigenen Arbeit findet stets eine Interaktion mit den Frauen statt. Damit bietet sich die Möglichkeit, die Frauen zu informieren und sie in ihrer eigenen Entscheidungs-

11. Von der Forschung zur Praxis

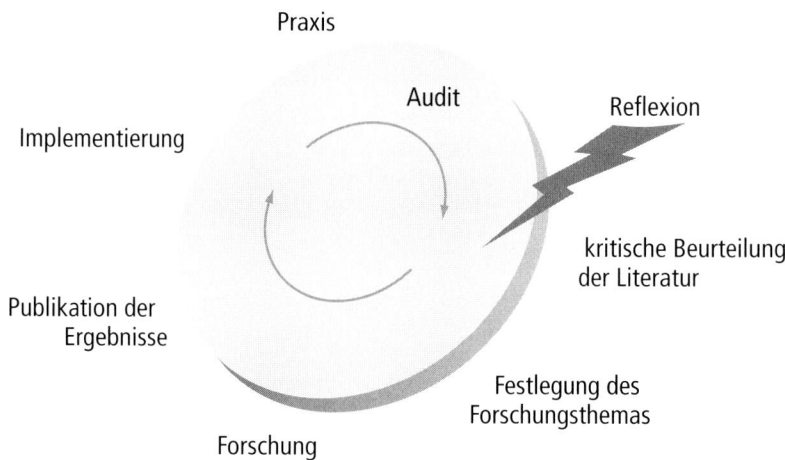

Abbildung 11-1: Eine Strategie für Veränderung

findung zu unterstützen. Diese Arbeitsweise kann dann wiederum als gutes Beispiel für andere dienen.

11.7 Schlussfolgerung

Um Forschungsergebnisse in die Praxis umsetzen zu können, benötigen Hebammen Zugang zu der entsprechenden Literatur und die Fähigkeit, diese Literatur kritisch beurteilen zu können, sowie die Fähigkeit, Strategien für Veränderungen anzuwenden. Die Hebammentätigkeit ist in Veränderung begriffen und Hebammen können sich gegenseitig in der Durchführung von Forschung und der Integration der Ergebnisse in den Arbeitsalltag unterstützen. «Die Integration von Hebammenforschung und -praxis soll gefördert werden» (Department of Health 1998 a: 4). Auf diese Weise können Hebammen dafür sorgen, dass alle Frauen eine qualitativ hochwertige und evidenzbasierte Betreuung erfahren.

Zusammenfassung

- Hebammen, die Forschung durchführen, haben eine Verantwortung, anderen die Ergebnisse zugänglich zu machen.
- Eine Praxis, die ausschließlich auf traditionellem Wissen aufbaut, ist nicht länger akzeptabel.
- Alle Hebammen tragen eine Verantwortung, ihre tägliche Praxis auf Evidenzen zu gründen, wenn dies angemessen ist.
- Um eine qualitativ hochwertige Betreuung zu fördern, sollten Richtlinien und Standards anhand der besten verfügbaren Evidenzen entwickelt werden.
- Hebammen, Hebammenschülerinnen und Studentinnen können sich durch gegenseitigen Austausch von Wissen in ihrer Arbeit unterstützen.
- Forschung kann mit einem Zyklus verglichen werden, der mit aus der Praxis generierten Fragen beginnt und mit der Integration der Ergebnisse in die Praxis schließt.

Literatur

Bluff R, Holloway I (1994) «They know best»: women's perceptions of midwifery care during labour and childbirth. Midwifery 10(3): 157–164

Bluff R (ongoing study) Fitting in and staying out of trouble: The influence of midwives on student learning.

Department of Health (1993 a) Report of the Expert Maternity Group: changing childbirth. HMSO, London

Department of Health (1993 b) Research for Health. Department of Health, London

Department of Health (1996) Promoting clinical effectiveness: a framework for action in and through the NHS. National Health Service Executive, Leeds

Department of Health (1998 a) Midwifery: delivering our future. Report by the Standing Nursing and Midwifery Advisory Committee. Department of Health, London

Department of Health (1998 b) Clinical governance: key points. Press release 98/141. Department of Health, London

Enkin M, Keirse M J N C, Renfrew M, Neilson J (1995) A guide to effective care in pregnancy and childbirth. Oxford University Press, Oxford

Enkin M, Keirse M J N C, Renfrew M, Neilson J (1998) Effektive Betreuung während Schwangerschaft und Geburt. Ullstein Medical, Wiesbaden [Anm. d. Hrsg.]

Freidson E (1975) Profession of medicine: a study of the sociology of applied knowledge. Dodd, Mead & Co, New York

Garcia J, Garforth S (1989) Labour and delivery routines in English consultant units. Midwifery 5: 155–162

Gyte G (1994) Putting research into practice in maternity care. Modern Midwife 4(8): 19–20

Harris M (1992) The impact of research findings on current practice in relieving postpartum perineal pain in a large district general hospital. Midwifery 8(3): 125–131

Hicks C (1992) Research in midwifery: are midwives their own worst enemies? Midwifery 8(1): 12–18

Hicks C (1993) A survey of midwives' attitudes to, and involvement in research: the first stage in identifying the needs for a staff development programme. Midwifery 9: 51–62

Hicks C (1994) Bridging the gap between research and practice: an assessment of the value of a study day in developing critical reading skills in midwives. Midwifery 10(1): 18–25

Hundley V Graham W (1997) Research and audit in midwifery: does the difference matter? British Journal of Midwifery 5(11): 664–668

Hurley J (1998) Midwives and research-based practice. British Journal of Midwifery 6(5): 294–297

Kirkham M (editor) (1996) Supervision of midwives. Books for Midwives Press, Cheshire

Littler C, Weist A (1998) Front-line evidence-based midwifery. Midwives 1(9): 282–284

Meah S, Luke K A, Cullum N A (1996) An exploration of midwives attitudes to research and perceived barriers to utilization. Midwifery 12(2): 73–84

MIDIRS/NHS Centre for Reviews and Dissemination (1996 a) Support in labour. Informed choice for women. Midwives' Information and Research Service, Bristol

MIDIRS/NHS Centre for Reviews and Dissemination (1996 b) Support in labour. Informed choice for professionals. Midwives' Information and Research Service, Bristol

MIDIRS/NHS Centre for Reviews and Dissemination (1996 c) Ultrasound scans: should you have one? Informed choice for women. Midwives' Information and Research Service, Bristol

MIDIRS/NHS Centre for Reviews and Dissemination (1996 d) Ultrasound screenings in the first half of pregnancy: is it useful for everyone? Informed choice for professionals. Midwives' Information and Research Service, Bristol

MIDIRS/NHS Centre for Reviews and Dissemination (1997 a) Looking for Down's Syndrome and spina bifida in pregnancy. Informed choice for women. Midwives' Information and Research Service, Bristol

MIDIRS/NHS Centre for Reviews and Dissemination (1997 b) Antenatal screening for congenital abnormalities: helping women to choose. Informed choice for professionals. Midwives' Information and Research Service, Bristol

MIDIRS/NHS Centre for Reviews and Dissemination (1997 c) Feeding your baby – breast or bottle? Informed choice for women. Midwives' Information and Research Service, Bristol

MIDIRS/NHS Centre for Reviews and Dissemination (1997 d) Breastfeeding or bottle feeding: helping women to choose. Informed choice for professionals. Midwives' Information and Research Service, Bristol

Milne J, Hundley V (1998) A strategy for raising research awareness among midwives. British Journal of Midwifery 6(6): 374–375

Page L (1998) Evidence-based practice – or trial by newspaper. British Journal of Midwifery 6(8): 497

Parker C (1994) Breastfeeding: research and quality assurance issues. Midwifery, British Journal of Midwifery 2(2): 56–60

Raphael-Leff J (1991) The psychological process of childbirth. Chapman & Hall, London

Robinson S, Golden J Bradley S (1983) A study of the role and responsibilities of the midwife. NERU Report No.1. Nursing Education Research Unit, King's College, London

Robinson S, Thompson A, Tickner V (1988) Midwives' views on directions and developments in midwifery research. In: Robinson S Thompson A Tickner V (eds) Research and the Midwife Conference proceedings for 1988, Department of Nursing, University of Manchester, Manchester

Rowan M, Steele R (1995) Effective change through vision, attitude, reflection and innovation. In: 'Changing childbirth': an educational resource for midwives. Section 5: The challenge of change. English National Board, London, p 8–20

Royal College of Midwives (1991) Successful breastfeeding. 2nd edn., Royal College of Midwives in conjunction with Churchill Livingstone, London

Schön D A (1987) Educating the reflective practitioner. Jossey-Bass, San Francisco, CA

Smith J P (1996) The role of nursing journals in the advancement of professional nursing. Journal of Advanced Nursing 23 (1): 12–16

Szasz T S, Hollender M H (1956) A contribution to the philosophy of medicine. The basic models of the doctor patient relationship. Archives of Internal Medicine 97: 585–592

UKCC (1986) Project 2000: a new preparation for practice. United Kingdom Central Council for Nursing, Midwifery and Health Visiting, London

UKCC (1992) Code of professional conduct.. United Kingdom Central Council for Nursing, Midwifery and Health Visiting, London

UKCC (1994) The future of professional practice. The council's standards for education and practice following registration. United Kingdom Central Council for Nursing, Midwifery and Health Visiting, London

UKCC (1998) Midwives' rules and code of practice. United Kingdom Central Council for Nursing, Midwifery and Health Visiting, London

Hinweise zur Hebammenforschung

Friederike zu Sayn-Wittgenstein, Katja Stahl

Dieses Kapitel enthält eine Auswahl von Hinweisen, die eine hilfreiche Quelle für forschungsinteressierte Hebammen sein können. Die folgende Auflistung versteht sich als eine Orientierung und erhebt keinen Anspruch auf Vollständigkeit.

Bibliotheken

Informationen über die Fachgebiete Hebammenkunde, Geburtshilfe, Gynäkologie, Neonatologie und Pädiatrie finden sich in jeder medizinischen und/oder pflegewissenschaftlichen Bibliothek jeder Universität und Fachhochschule. Hierbei ist zu beachten, dass Bücher und Fachzeitschriften so gut wie immer getrennt aufgestellt sind. Ist man mit der Bibliothek nicht vertraut, sollte man sich an das Bibliothekspersonal wenden. Dort erhält man auch oft wertvolle Hilfe bei der Literatursuche. Hebammenschulen verfügen oft auch über eigene kleine Bibliotheken.

Zentralbibliothek der Medizin
Joseph Stelzmann Straße 9
50924 Köln
Tel: 0049 (0) 221 478 5600
Fax: 0049 (0) 221 478 5607
E-Mail: zbmed.zbmed@uni-koeln.de

Hebammenbibliothek
Die so genannte «Hebammenbibliothek» wurde ursprünglich von den Lehrerinnen für Hebammenwesen Martina Freff und Irmengard Huhn mit einer Sammlung von hebammenrelevanten Arbeiten gegründet. Diese Arbeiten stellen primär Qualifikationsarbeiten studierender Hebammen dar: Das Spektrum reicht von Haus-, Staatsexamens-, Magister-, Diplomarbeiten bis zu einzelnen Doktorarbeiten. Es sind Arbeiten aus den Fachbereichen Geschichte, Soziologie, Psy-

chologie, Pädagogik, Ethnologie, Pflegemanagement, -pädagogik und -wissenschaft, Medizinpädagogik sowie Gesundheitswissen vertreten. 1998 wurde die Sammlung – damals aus 56 Arbeiten bestehend – an Frau Prof. Dr. med. Beate Schücking, Universität Osnabrück, übergeben. Der derzeitige Bestand umfasst ungefähr 120 Arbeiten.

Die Sammlung wird von der Bibliothek der Universität Osnabrück verwaltet. Sie ist als Präsenzbestand nur in den Räumen der Universität Osnabrück einsehbar und dort kopierbar. Informationen zu den Öffnungszeiten können unter «http://www.ub.uni-osnabrueck.de» bezogen werden. Bei Fragen kann man sich an die Informationstelle der Universitätsbibliothek unter der Rufnummer ++49 (0) 541 969 25 43 oder per E-Mail an «infon@ub.uni-osnabrueck.de» wenden.

Datenbanken und Literaturdienste

Es gibt verschiedene Literaturdatenbanken, die zur Recherche herangezogen werden können. Die meisten Literaturdatenbanken sind über das Internet erreichbar, wobei einige dieser Literaturdatenbanken nur gegen eine Gebühr bzw. mit einer Lizenz zu benutzen sind. Folgende Literaturdatenbanken sind zu empfehlen:

CareLit

Diese Datenbank umfasst 56 000 Fachartikel zu Kranken- und Altenpflege sowie Krankenhaus- und Heimmanagement in *deutscher* Sprache. Die Artikel stammen zu 97 Prozent aus 157 Fachzeitschriften; Managementliteratur wurde bis in die 60er Jahre, Pflegeliteratur bis in die 50er Jahre zurückgehend bibliographiert. Die restlichen drei Prozent fallen auf allgemeine Berichte, Kongressberichte, Firmenpublikationen, Verbandsnachrichten, Examensarbeiten, Broschüren etc. Die Nutzung der Datenbank ist nur gegen eine Gebühr möglich.
URL: http://www.easysoft-info.de/CareLit.html

Cochrane Library

Die Cochrane Library enthält systematische Reviews, Meta-Analysen und Literaturzitate von kontrollierten klinischen Studien seit 1948. Sie wird vierteljährlich aktualisiert und besteht hauptsächlich aus den folgenden vier Datenbanken:

1. The Cochrane Database of Systematic Reviews (Reviews, Meta-Analysen und Protocols zu kontrollierten klinischen Studien) (2 300);
2. The Database of Abstracts of Reviews of Effectiveness (3 300);
3. The Cochrane Review Methodology Database (eine Bibliographie von Artikeln und Büchern über die Wissenschaft der Forschungssynthese) (3 600); und
4. The Cochrane Controlled Trials Register (336 000 kontrollierte klinische Studien aus Medline und Embase).

Die Benutzung dieser Datenbank ist kostenpflichtig, sie ist auch im Abonnement vierteljährlich auf CD-Rom erhältlich. Einige Universitätsbibliotheken verfügen über eine Lizenz.
URL: http://cochrane.redi-fr.belwue.de/

The Cochrane Pregnancy and Childbirth Database
Diese Literaturdatenbank ist eine rein geburtshilfliche Literaturdatenbank und umfasst Artikel zu den Themenbereichen Schwangerschaftsbegleitung durch Hebammen, Auswirkungen von sozialer Unterstützung in der Schwangerschaft, Betreuung während der Geburt, Wochenbettbetreuung von Mutter und Kind, nicht pharmazeutische Methoden der Schmerzbekämpfung sowie Unterstützung des Stillens. Diese lizenzpflichtige Datenbank wird halbjährlich aktualisiert und ist als CD-ROM erhältlich.
URL: http://www.cochrane.de/cochrane/revabstr/g010index.htm

CINAHL (Cumulativ Index Nusing And Health Literature)
Diese englischsprachige Literaturdatenbank umfasst pflegewissenschaftliche Texte. Seit 1982 werden Artikel aus über 700 Fachzeitschriften ausgewertet. Die Datenbank wird vierteljährlich aktualisiert.

Der Zugang ist kostenpflichtig. Um einen Eindruck zu bekommen, bietet CINAHL einen kostenfreien, aber eingeschränkten Testzugang an.
URL: http://www.cinahl.com

Medline
MEDLINE ist die weltweit größte und wichtigste medizinische Literaturdatenbank und stellt das elektronische Pendant zu Index Medicus, Index to Dental Literature und International Nursing Index dar. Sie wird von der National Library of Medicine (USA) hergestellt und enthält über 11 Mio. Aufsatzzitate seit 1966 aus circa 4000 laufenden biomedizinischen Zeitschriften. Auf den Bestand der Datenbank kann über verschiedene Benutzeroberflächen zugegriffen werden. Eine deutschsprachige Benutzeroberfläche wird zum Beispiel vom DIMDI (Deutsches Institut für medizinische Dokumentation und Information) angeboten.
URL: http://www.dimdi.de

Die National Library of Medicine bietet auch weitere Literaturdatenbanken an. Diese sind entweder über PubMed recherchierbar oder über das NLM Gateway.
URL: http://www.nlm.nih.gov/databases/databases.html

Midwifery Research Database (MIRIAD)
Diese englischsprachige Datenbank wurde 1988 gegründet und 1999 geschlossen. Sie umfasste Forschungsstudien, die mehrheitlich von Hebammen in Großbri-

tannien durchgeführt wurden. Nach Schließung dieser Datenbank wurde 74 Prozent des Bestandes (entspricht 344 Studien) dem National Research Register (NRR) zugeführt (Renfrew, 2000). Weitere Informationen unter
URL: http://www.leeds.ac.uk/miru/miriad/home.htm

PubMed
Diese englischsprachige Datenbank umfasst biomedizinische Texte. Auch hier lassen sich viele hebammenrelevante Studien, sofern sie einen englischen Abstract haben, finden. Die Nutzung dieser Literaturdatenbank ist kostenlos.
URL: http://www.ncbi.nlm.nih.gov/entrez/query.fcgi

Midirs (Midwives Information and Resource Service) Midwifery Digest
Vierteljährlich erscheinendes, englischsprachiges Journal mit Zusammenfassungen von hebammenrelevanten Studien aus über 500 Fachzeitschriften.
URL: www.midirs.org

MIDIRS bietet seit einiger Zeit zusätzlich zum ausschließlichen Abonnement der Zeitschrift das Abonnement der Zeitschrift plus des Zugangs zur elektronischen MIDIRS-Datenbank mit über 83 000 hebammenrelevanten Artikeln an.

HebammenLiteraturDienst (HeLiDi)
Um nach britischem Vorbild (MIDIRS) auch für den deutschsprachigen Raum eine Forschungsgrundlage in Form einer Bibliographie für Hebammen zu schaffen entstand im Oktober 1992 die Idee zum Hebammenliteraturdienst *(HeLiDi)*, der erstmalig 1993 erschien. Gründerinnen sind die Hebammen Dr. Mechthild Groß, Gabriele Merkel und Britta Schlieper. Hier werden von Hebammen für Hebammen aktuelle, hebammenrelevante Studien, oft aus den englischen Fachzeitschriften, in Deutsch zusammengefasst. Diese Zusammenfassungen erscheinen jeweils in der März- und Oktoberausgabe der Fachzeitschriften *Die Hebamme, Hebammenforum, Österreichische Hebammenzeitung* und *Schweizer Hebamme*.

Fachzeitschriften

Die Hebamme
Fortbildungszeitschrift für Hebammen
Redaktion:
Dr. Renate Reutter
Hippokrates Verlag in MVS Medizinverlage Stuttgart GmbH & Co. KG
Postfach 30 05 04
D-70445 Stuttgart
Tel: ++49 (0) 711 8931-0
Fax: ++49 (0) 711 8931-706

Das Hebammenforum
Magazin des Bund Deutscher Hebammen e.V.
Rigotti-Klarhorst GmbH
Redaktion:
Katharina Kerlen-Petri
Telramundweg 12
D-12167 Berlin
Tel: ++49 (0) 30 76 90 35 12
Fax: ++49 (0) 30 76 90 35 26
E-Mail: petri@hebammenforum.de
URL: www.hebammen-forum.de

Deutsche Hebammenzeitung
Fachmagazin für Hebammen
Elwin Staude Verlag
Postfach 51 06 60
D-30636 Hannover
Tel Vertrieb: ++49 (0) 511 65 10 03
Fax: ++49 (0) 511 65 17 88
E-Mail: info@staudeverlag.de
URL: http://www.staudeverlag.de/dhz

Österreichische Hebammenzeitung
Herausgegeben von der Geschäftsstelle des Österreichischen
Hebammengremiums
E-Mail: oehg@hebammen.at
URL: http://www.zeitung.hebammen.at

Redaktion:
Dorothea Rüb
E-Mail: zeitung@hebammen.at

Schweizer Hebamme
Zeitschrift des Schweizerischen Hebammenverbandes
Deutschsprachige Redaktion:
Gerlinde Michel
Flurstrasse 26
CH-3000 Bern 22
Tel: ++41 (0) 31 331 35 20
Fax: ++41 (0) 31 331 35 20
E-Mail: sh.redaktion@hebamme.ch

Zeitschrift für ärztliche Fortbildung und Qualitätssicherung
Organ des Deutschen Netzwerkes Evidenzbasierte Medizin, des Deutschen Cochrane Zentrums, der Arbeitsgemeinschaft der Wissenschaftlichen Medizinischen Fachgesellschaften und der Ärztlichen Zentralstelle Qualitätssicherung

Redaktion:
Dr. oec. troph. Babette Bürger, Ärztliche Zentralstelle Qualitätssicherung
Aachener Straße 233-237
D-50931 Köln
Tel.: ++49 (0) 221 48 48 915
Fax: ++49 (0) 221 48 48 916
E-Mail: b.buerger@urbanfischer.de

Bücher (Auswahl)

Chalmers I, Enkin M, Keirse M J N C (1989) *Effective Care in Pregnancy and Childbirth.* Oxford University Press, Oxford

Dangel-Vogelsang B, Holthaus E, Kolleck B, Korporal J (1997) *Außerklinische Geburtshilfe in Hessen: wie modern ist die Hebammen-Geburtshilfe?* E.B. Verlag

Enkin M, Keirse M J N C, Neilson J, Crowther C, Duley L, Hodnett E, Hofmeyr J (2000) *A guide to effective care in pregnancy and childbirth.* 3.Aufl., Oxford University Press, Oxford

Enkin M, Keirse M J N C, Renfrew M, Neilson J (1995) *A guide to effective care in pregnancy and childbirth.* 2.Aufl., Oxford University Press, Oxford

Diese Bücher gibt es auch in deutsch:

Enkin M, Keirse M J N C, Renfrew M, Neilson J (1998) *Effektive Betreuung während der Schwangerschaft und Geburt: Handbuch für Hebammen und Geburtshelfer.* Deutsche Ausgabe herausgegeben von Groß M und Dudenhausen JW. Ullstein Medical, Wiesbaden

Greenhalgh T (2000) *Einführung in die Evidence-based Medicine.* Verlag Hans Huber, Bern

Kunz R, Ollenschläger G, Raspe H (2000) *Lehrbuch Evidenzbasierte Medizin in Klinik und Praxis. Schriftenreihe Hans Neusser Stiftung.* Deutscher Ärzte Verlag, Köln

Ollenschläger G. et al. (Hrsg.) (2003) *Kompendium evidenzbasierte Medizin 2003.* Verlag Hans Huber, Bern

Sackett D, Richardson W, Rosenberg W, Haynes R (1996) *Evidenzbasierte Medizin: EBM-Umsetzung und Vermittlung.* Deutsche Ausgabe (Übersetzung der 1. Auflage) herausgegeben von Kunz R, Fritsche L. W. Zuckschwerdt Verlag, München

WHO (1987) *Wenn ein Kind unterwegs ist....Die perinatale Versorgung im europäischen Vergleich.* ICP/MCH 022. Regionalbüro für Europa, Kopenhagen

World Health Organization (WHO) (1996) *Care in Normal Birth: a practical guide.* WHO/FRH/MSM/96.24, Geneva

Dieses Buch gibt es auch in deutscher Übersetzung:

WHO (2001) *Sichere Mutterschaft Betreuung der normalen Geburt: Ein praktischer Leitfaden.* Bund Deutscher Hebammen e.V., Österreichisches Hebammengremium, Schweizerischer Hebammenverband (Hrsg. der deutschen Ausgabe) Gefördert von der Bundeszentrale für gesundheitliche Aufklärung (BzgA)

Weitere Literatur

Dokumentation zur klinischen Geburtshilfe

Die Dokumentation zur klinischen perinatologischen Erhebung erscheint jährlich. Weitere Information ist zu finden unter URL: http://www.zq-aekn.de/

Zentrum für Qualitätsmanagement im Gesundheitswesen (1999) *NPExtra Perinatologischer Basis-Erhebungsbogen.* In: Niedersächsische und Bremer Perinatal- und Neonatalerhebung, Zentrum für Qualitätsmanagement im Gesundheitswesen (Hrsg.). Einrichtung der Ärztekammer Niedersachsen

Dokumentation zur außerklinischen Geburtshilfe

Die Dokumentation zur außerklinischen Geburtshilfe erscheint jährlich. Sie kann von der BDH-Beauftragten für Qualitätssicherung bezogen werden:

Anke Wiemer
Elisabethstraße 1
D-63579 Freigericht
E-Mail: geschäftsstelle@quag.com

Bisher sind erschienen:

Neumeyer E (1998) Qualitätssicherung in der außerklinischen Geburtshilfe. *Kommentierung der bundesweiten Erhebung außerklinischer Geburten 1996 bis 1997.* November 1998. Berlin. Bund Deutscher Hebammen, Berlin, Selbstverlag

Neumeyer E (2000) Qualitätssicherung in der außerklinischen Geburtshilfe. *Kommentierung der bundesweiten Erhebung außerklinischer Geburten 1997 bis 1998.* Juni 2000. Bund Deutscher Hebammen, Berlin, Selbstverlag

Neumeyer E (2001) Qualitätssicherung in der außerklinischen Geburtshilfe. *Kommentierung der bundesweiten Erhebung außerklinischer Geburten 1999.* Bund Deutscher Hebammen, Berlin, Selbstverlag

Loytved Ch (2001) Qualitätssicherung in der außerklinischen Geburtshilfe. *Kommentierung der bundesweiten Erhebung außerklinischer Geburten 2000.* Bund Deutscher Hebammen & Bund freiberuflicher Hebammen Deutschland (Hrsg), Berlin, Selbstverlag

Loytved Ch (i. E.) Qualitätssicherung in der außerklinischen Geburtshilfe. *Kommentierung der bundesweiten Erhebung außerklinischer Geburten 2001.* Bund Deutscher Hebammen & Bund freiberuflicher Hebammen Deutschland (Hrsg), Berlin, Selbstverlag

Information zu den Arbeiten der «Gesellschaft für Qualität in der außerklinischen Geburtshilfe e.V.» (QUAG) findet sich unter URL: http://www.quag.de/

Frauengesundheitsberichte im deutschsprachigen Raum

Magistratabteilung-15 (1996) *Erster Wiener Frauengesundheitsbericht.* Wien, Gesundheitswesen der Stadt Wien

Rásky E (1998) *Frauen und Mädchengesundheitsbericht Graz und Steiermark.* Karl-Franzens-Universität. Graz

Pircher E, Neubauer E (2000) *Frauenbericht: Die Lebens- und Arbeitssituation von Frauen in Südtirol Bozen.* Frauenbüro

Bundesministerium für Familie, Frauen und Jugend (2001) *Bericht zur gesundheitlichen Situation von Frauen in Deutschland.* Stuttgart: Kohlhammer

Schriftenreihe des Bund Deutscher Hebammen e.V.

Informiert Entscheiden wurde in einer Kooperation mit dem BDH und der Beiersdorf AG von 1999 bis 2001 zu den Themen «Wahl des Geburtsortes», «Aktive Geburt, aufrechte Gebärhaltungen», «Stillen oder Flasche?», «Haut und Allergie im Säuglings- und Kleinkindalter», «Effektive Rückbildungsgymnastik» und «Geburtsvorbereitung» herausgegeben. Ziel war es, Hebammen, Ärzten, Schwangeren und Paaren Information auf der Basis von internationalen Forschungsergebnissen anzubieten. Die Schriftenreihe wurde aus finanziellen Gründen 2001 eingestellt. Es gibt nur noch wenige Exemplare über die Geschäftsstelle des BDHs in Karlsruhe.

Forschungshandbuch

Dieses Handbuch wird jährlich neu verlegt. Es beinhaltet eine umfangreiche Auflistung aller öffentlichen und privaten Einrichtungen, die Forschung fördern. Es sind die jeweiligen Themenschwerpunkte und Arbeitsgebiete der Einrichtungen genannt.

Forschungshandbuch (2002) *Hochschul- und wissenschaftsfördernde Institutionen und Programme* Ausgabe 2002 D. Herrmann & K P CH Spath (Hrsg.) Das Buch kann direkt bei ALPHA Informations-GmbH bezogen werden (circa Euro 13,60, Stand Oktober 2002). ALPHA Informations-GmbH, Tel: ++49 (0) 6206 939 240, E-Mail: gfl.vz@alphawerbung.de

Organisationen

Cochrane Collaboration (CC)
Eine internationale Non-Profit-Organisation mit dem Ziel, systematische Übersichtsarbeiten (Systematic Reviews) zu verfassen, zu aktualisieren und zu verbreiten, um eine solide Wissensbasis für medizinische Entscheidungen zu schaffen. Die CC wurde in Großbritannien gegründet.

Deutsches Cochrane Zentrum
Das Deutsche Cochrane Zentrum mit Sitz in Freiburg ist der offizielle Vertreter des internationalen Netzwerkes Cochrane Collaboration (CC) in Deutschland und ist für den deutschen Sprachraum (inklusive Österreich und Schweiz), wie auch für Tschechien und Ungarn Anlaufstelle für Interessenten an der Arbeit der CC.
URL: www.cochrane.de/deutsch

DIMDI (Deutsches Institut für medizinische Dokumentation und Information)
Das DIMDI ist eine nachgeordnete Behörde des Bundesministeriums für Gesundheit (BMG). Eine seiner Aufgaben besteht darin, der fachlich interessierten Öffentlichkeit aktuelle Informationen aus dem gesamten Gebiet der Biowissenschaften einfach und schnell zugänglich zu machen. DIMDI bietet Zugriff auf zahlreiche, teilweise kostenpflichtige, Datenbanken.
URL: www.dimdi.de

German Centre for Evidence-based Nursing
Mitglied im internationalen Netzwerk der Centres for Evidence-based Nursing. Es bietet regelmäßig Workshops zur kritischen Beurteilung von Studien an.
URL: www.ebn-zentrum.de

Veranstaltungen

Hebammenforschungsworkshop
1989 wurde der erste Forschungsworkshop für Hebammen in Tübingen durchgeführt. Gründerinnen dieses Hebammenforschungsworkshops waren die Hebammen Dr. Mechthild Groß und Britta Schlieper. Der Hebammenforschungsworkshop findet jährlich statt. Ziele des Forschungsworkshops sind das Forschungsbewusstsein von Hebammen zu fördern sowie Forschungsvorhaben durch Hebammen zu unterstützen (Fuhr, 2000). Der Workshop richtet sich bundesweit sowohl an studierende als auch an praktizierende forschungsinteressierte Hebammen.

Osnabrücker Frauenforschungswerkstatt
Seit 1997 findet in Osnabrück jährlich ein Osnabrücker Frauenforschungswerkstattstag unter Leitung von Frau Professor Dr. med. Beate Schücking, Universität Osnabrück, statt. Ziel ist es, frauengesundheits- und hebammenrelevante abgeschlossene sowie laufende Forschungsarbeiten einem interdisziplinären Publikum vorzustellen und vor allem Studierenden (Hebammen) die Möglichkeit zu einem informellen, fachlichen Austausch zu geben. Dieser Workshop konzentriert sich primär auf den geographisch nördlichen Raum.

Ethik und Hebammenforschung

Das oberste Gebot ist, dass an der Forschung beteiligte Personen keinen physischen, psychischen oder sozialen Schaden nehmen. In Großbritannien werden durch lokale Ethikkommissionen (Local Research Ethic Committees) auch Forschungsvorhaben von Hebammen innerhalb des National Health Service überprüft. In Deutschland gibt es noch kein einheitliches und verbindliches Vorgehen zur Begutachtung von Forschungsprojekten von Hebammen und Pflegenden. Nur an Universitätskliniken finden sich derzeit medizinische Ethikkommissionen. Sofern sie vorhanden sind, sollten sie zur Begutachtung von geplanten Hebammenforschungsprojekten herangezogen werden.

Literatur

Fuhr C (2000) Hebammenforschung in Deutschland: Eine Untersuchung ihrer historischen Grundlagen und Bestandsaufnahme der ersten 10 Jahre (1988–1998). Magisterarbeit. Universität Hannover, Fachbereich Soziologie

Renfrew MJ (2000) Developing high-quality research in midwifery: lessons learned from the midwifery research database, MIRIAD Midwifery; 16(3): 229–236

Glossar

Abhängige Variable	Das gemessene Outcome oder die Auswirkung in einer experimentellen Studie.
Absolute Risikoreduktion	Ein Prozentsatz, der beschreibt, wie viel weniger Individuen mit der entsprechenden Komplikation/Erkrankung es geben wird, wenn sie die experimentelle Behandlung/Vorgehensweise erhalten, verglichen mit dem Erhalt der Option der Kontrollgruppe oder der Standardoption.
Abstract	Knappe Zusammenfassung einer Studie.
Aktionsforschung	Forschung, die darauf abzielt, Veränderungen in der Praxis zu implementieren und zu evaluieren.
Allgemeingültigkeit (generality)	Sie ist gegeben, wenn die Ergebnisse einer qualitativen Studie als auf andere gleiche Gruppen anwendbar betrachtet werden.
Anthropologie	Das Studium von Menschen in ihrer Kultur; die Disziplin, aus der sich die Ethnographie herleitet.
Äquivalenz	Übereinstimmung unter den BeobacherInnen, die dasselbe Bewertungsinstrument benutzen oder die Konsistenz bei alternierenden Formen eines Instruments [Anm. d. Hrsg.].
Arithmetisches Mittel	Nummerischer Wert, berechnet durch Division der Summe der Messungen/Items durch die Anzahl der Messungen/Items.
Audit	Instrument zur Qualitätskontrolle [Anm. d. Hrsg].
Audit trail	Eine Dokumentation, die es ermöglicht, jeden Schritt qualitativer Forschungsarbeiten nachzuvollziehen.

Ausschlusskriterien	Merkmale, die Individuen für die Teilnahme an einer Studie ungeeignet machen.
Axiales Kodieren	Eine Strategie der Datenanalyse im Rahmen der Grounded Theory, die das Zusammenführen von Kategorien durch Identifizierung ihrer Beziehung zueinander ermöglicht.
Beneficence	Ethisches Prinzip, das darauf abzielt, den potenziellen Nutzen für das Individuum zu maximieren.
Bewusste Stichprobenauswahl	Gezielte Auswahl von TeilnehmerInnen, denen das zu untersuchende Thema bekannt ist.
Bias	Sämtliche Aspekte, die das Potenzial haben, eine Forschung oder Forschungsergebnisse bewusst oder zufällig systematisch zu verzerren.
Blockweise Randomisierung	Ein Randomisierungsprozess, der die gleichmäßige Verteilung der TeilnehmerInnen auf die Untersuchungsgruppen gewährleisten soll.
Bracketing (Ausklammern)	Ein Begriff aus der Phänomenologie; er bezeichnet die Nicht-Berücksichtigung des Wissens und der Meinungen der ForscherInnen, um eine Beeinflussung der Studienergebnisse zu vermeiden.
Bestätigung	Bezieht sich auf die Glaubwürdigkeit einer qualitativen Studie. Sie gilt als gegeben, wenn die Ergebnisse durch den Forschungsprozess und nicht durch einen Forscherbias zu Stande gekommen sind.
Clinical Practice	Praxisausübung [Anm. d. Hrsg.].
Code	Wort oder Worte, die in einem Analyseprozess benutzt werden, um den qualitativen Daten eine Bedeutung zuzuschreiben.
Confounder	siehe konfundierende Variable.
Cross-over-Design	Die ProbandInnen agieren als ihre eigene Kontrollgruppe. Sie werden über einen bestimmten Zeitraum der Intervention ausgesetzt, anschließend gibt es eine Phase ohne Intervention. Sämtliche Veränderungen werden dokumentiert.

Daten	Die im Rahmen einer Studie erhobenen und/oder angewendeten Informationen.
Deduktion, deduktiv	Logischer Schluss oder logische Ableitung vom Allgemeinen auf das Spezielle. Die Vorgehensweise beim Testen einer Theorie.
Design	Forschungsplan, im Allgemeinen ein in Verbindung mit quantitativer Forschung benutzter Begriff.
Deskriptive, statistische Kennziffern	Maßzahlen, die die Interventions- oder Kontrollgruppe beschreiben. Zu diesen Kennziffern gehören die Maße der zentralen Tendenz und die Streuungsmaße.
Deterministisch	Im Allgemeinen im Zusammenhang mit experimenteller Forschung verwendeter Begriff, wenn es das Ziel ist, das Vorhandensein und das Ausmaß von Beziehungen zwischen Subjekten, Ereignissen oder Prozessen zu bestimmen und zu überprüfen, ob es sich dabei um eine Kausalbeziehung handelt.
Diskrete Daten	Daten, die nur endliche (abzählbare) Werte annehmen können.
Donabedian-Ansatz	Festsetzen von Standards anhand der Kriterien Struktur, Prozess und Ergebnis.
Doppelte Hermeneutik	Interpretieren der Interpretation der Erfahrungen der TeilnehmerInnen durch die ForscherInnen.
Einschlusskriterien	Merkmale, die Individuen für die Teilnahme an einer Studie geeignet machen.
Emische Perspektive	Die Sicht der TeilnehmerInnen oder «Insider» auf ihre eigenen Erfahrungen.
Entwurf	Eine Beschreibung des intendierten Forschungsvorhabens, einschließlich Hintergrund, Forschungsprozess und geplanter Analysemethoden; normalerweise erforderlich, um finanzielle Unterstützung oder die Zustimmung eines Ethikkomitees zu erlangen.

Epidemiologie	Die Epidemiologie befasst sich mit der Verteilung der Häufigkeit von Krankheiten, der Identifikation ätiologischer Faktoren in der Pathogenese von Krankheiten. Sie befasst sich ferner mit der Bereitstellung von Daten für die Planung, Durchführung und Beurteilung von Maßnahmen zur Vorbeugung, Bekämpfung und Behandlung von Krankheiten sowie für die Festlegung von Prioritäten zwischen verschiedenen Maßnahmen (Kunz et al 2000) [Anm. d. Hrsg.].
Epistemologie	Lehre vom Wissen.
Ethnografie	Qualitativer Forschungsansatz, der das Ziel verfolgt, eine Kultur oder eine Gruppe von Individuen zu verstehen.
Etische Perspektive	Interpretation der Erfahrungen der TeilnehmerInnen durch die ForscherInnen.
Evaluationsforschung	Ein Forschungsansatz, der sich mit der Evaluation von Auswirkungen von Vorgehensweisen, Entscheidungen u. ä. beschäftigt.
Evidenz	Ein im Rahmen der evidenzbasierten Praxis gebrauchter Begriff, der aus dem englischen stammt (evidence = Nachweis, Beweis) und für Informationen aus wissenschaftlichen Studien, die einen Sachverhalt erhärten (evident machen) oder widerlegen, herangezogen wird. Die Qualität der Evidenzlage hängt dabei wesentlich von der methodischen Qualität der zu Grunde liegenden Studien ab (Kunz et al 2000) [Anm. d. Hrsg].
Existenzialismus	Philosophie, die von der Existenz durch Erfahrung ausgeht.
Experimentelles Design	Ein Forschungsdesign, das durch die Merkmale Manipulation und Kontrolle von Variablen, sowie Randomisierung gekennzeichnet ist, wie zum Beispiel die randomisierte, kontrollierte Studie.
Ex-Post-Facto-Design	Forschungsdesign, das die Beziehungen zwischen Variablen untersucht, nachdem die Veränderungen eingetreten sind, das heißt unter Verwendung bereits verfügbarer Daten.

Faktorielles Design	Design einer randomisierten, kontrollierten Studie, die die Untersuchung von zwei oder mehr Variablen im Rahmen einer Studie ermöglicht.
Fallstudie	Ein Forschungsansatz, bei dem eine einzelne Einheit, zum Beispiel ein Individuum oder eine einzelne Institution, untersucht wird.
Feldnotizen	Schriftliche Dokumentation der Beobachtungen und Gedanken der ForscherInnen, die im Setting oder Feld während der Phase der Datenerhebung im Rahmen qualitativer Studien erfolgt.
Feldtätigkeit	Begriff aus der Ethnografie; Datenerhebung im Rahmen einer Feldstudie.
Feministische Forschung	Ein Forschungsansatz, der die feministische Perspektive betont.
Fragebogen	Messinstrument zur Datenerhebung, in der Regel (aber nicht ausschließlich) zur Erhebung quantitativer Daten.
Gate-Keeper	Personen, die den ForscherInnen den Zugang zu einem Forschungsfeld oder Setting ermöglichen.
Gelegenheitsstichprobe	Nicht nach den Regeln der Wahrscheinlichkeitserhebung durchgeführte Selektion der TeilnehmerInnen; normalerweise diejenigen, die gerade gut zu erreichen sind.
Geschichtete Stichprobe	Für diese Stichprobe wird die Population hinsichtlich relevanter Variablen in möglichst homogene Subgruppen (Schichten) eingeteilt. Aus diesen Schichten werden dann jeweils Zufallsstichproben gezogen, die vom Umfang her die prozentualen Anteile der Merkmalsverteilung in der Population widerspiegeln können (z. B. Alter oder Geschlecht).
Glaubwürdigkeit (credibility)	Eine qualitative Studie gilt als glaubwürdig, wenn die TeilnehmerInnen und diejenigen, die mit dem Forschungsthema vertraut sind, die Ergebnisse als richtig anerkennen.

Glaubwürdigkeit (trustworthiness)	Das Ausmaß in dem eine qualitative Forschung der Wahrheit entspricht – ein Begriff der in der qualitativen Forschung an Stelle von Validität und Reliabilität benutzt wird.
Going native	Annehmen der kulturellen Identität der zu untersuchenden Gesellschaft oder Gruppe.
Grounded Theory	Ein qualitativer Forschungsansatz, der durch fortwährenden Vergleich der Daten miteinander die Generierung einer Theorie sowohl induktiv als auch deduktiv ermöglicht.
Grundgesamtheit	siehe Population.
Hawthorne Effekt	Das Auftreten von Veränderungen bedingt durch den Forschungsprozess selbst und nicht durch die Intervention.
Hermeneutik	griech.: »Auslegekunst«; befasst sich mit der Interpretation von Phänomenen.
Historische Forschung	Forschung, die sich mit Ereignissen der Vergangenheit beschäftigt.
Humanistischer Ansatz	personenzentrierter Ansatz.
Hypothese	Annahme über die Beziehung zwischen der Intervention (der unabhängigen Variablen) und dem Outcome (der abhängigen Variablen).
Induktion, induktiv	Schluss oder logische Ableitung vom Speziellen auf das Allgemeine. Vorgehensweise bei der Generierung einer Theorie aus den erhobenen Daten.
Inferenzstatistik	Auswertungsverfahren für nummerische Daten, schließende Statistik; will Aussagen machen über die Generalisierbarkeit der Ergebnisse aus einer Stichprobe auf die Grundgesamtheit aus der sie stammt oder auf eine gleiche Gruppe.
InformantInnen	TeilnehmerInnen einer qualitativen Studie.
Inhaltsanalyse	Prozess zur Quantifizierung qualitativer Daten.
Inhaltsvalidität	Das Maß, in dem ein Test/eine Messung/ein Instrument alle erforderlichen Aspekte des zu untersuchenden Gegenstandes erfasst.

Interpretatives Paradigma	Qualitatives Forschungsparadigma, bei dem es um die Interpretation von Daten geht.
Interrater-Variabilität	Das Ausmaß an Übereinstimmung bzw. Nicht-Übereinstimmung, das auftritt, wenn mehrere Personen die gleiche Messung vornehmen.
Intersubjektivität	Begriff aus der Phänomenologie, der die Ansicht bezeichnet, dass eine gemeinsam geteilte Erfahrung existiert.
Intervallskalierte Daten	Daten auf dem Intervallmessniveau; sie weisen eine Rangfolge auf und zusätzlich sind die Intervalle zwischen den Zahlen gleich (Äquidistanz der Intervalle).
Intrarater-Variabilität	Das Ausmaß, in dem eine Person bei wiederholten Messungen zu dem gleichen Ergebnis gelangt.
Inzidenz	Epidemiologische Maßzahl. Die Inzidenz misst die innerhalb eines bestimmten Zeitraums neu auftretenden Krankheitsfälle in einer definierten Gruppe von Personen, die zu Beginn des Beobachtungsfreiraums frei von der zu untersuchenden Krankheit waren. Die initial krankheitsfreie Gruppe wird auch Population unter Risiko genannt. In aller Regel bedeutet Inzidenz die kumulative Inzidenz. Diese gibt an, bei welchem Anteil von Personen, die über einen bestimmten Zeitraum hinweg beobachtet werden, die Krankheit neu auftritt (Kunz et al 2000) [Anm. d. Hrsg].
Kategorie	Eine Anzahl von Kodierungen mit gleicher Bedeutung, die zusammen gruppiert werden.
Kausal	ursächlich, das heißt A verursacht B; experimentelle Studien versuchen kausale Zusammenhänge zwischen den zu untersuchenden Variablen zu ermitteln.
Kodieren	Der Prozess des Benennens oder Bezeichnens qualitativer Daten, um ihnen eine Bedeutung zuzuschreiben und die Themen und Muster zu ermitteln.

Konfidenzintervall	Ein statistischer Kennwert zur Schätzung von Populationsparametern. Es kennzeichnet denjenigen Bereich eines Merkmals, in dem sich 95 Prozent (99 Prozent) aller möglichen Populationsparameter befinden, die den empirisch ermittelten Wert für das Merkmal der Stichprobe erzeugt haben können. Es wird mit Hilfe des arithmetischen Mittels und der Standardabweichung der Stichprobe ermittelt.
Konfundierende Variable (confounder)	Störgröße, das heißt eine bzw. mehrere Faktoren, die außerhalb der Kontrolle der Studie liegt oder unerwartet auftritt und das Potenzial zur Beeinflussung der Ergebnisse hat [oft ist die Kontrolle der Störvariablen durch die Anwendung bestimmter statistischer Verfahren bei der Analyse der Daten möglich, zum Beispiel durch multivariate Verfahren. Anm. d. Hrsg.].
Konstruktvalidität	Das Maß, in dem ein korrekt angewandter Test/eine Messung/ein Instrument den zu untersuchenden Gegenstand erfasst.
Kontinuierliche Daten	Der nummerische Wert dieser Daten ist kontinuierlich, das heißt er kann jeden Wert annehmen, der zwischen zwei beliebigen Werten liegt. Dies ist zum Beispiel bei Messungen in Litern oder in Gramm möglich.
Kontrollgruppe	Die Gruppe, die die Standard- oder die derzeit übliche Behandlung oder keine Behandlung erhält und dem Vergleich mit der Interventions- oder Studiengruppe dient.
Konzept	Eine konkrete oder abstrakte Idee.
Konzeptuelle Dichte	Bezieht sich auf eine Theorie, in der Konzepte in klarer Beziehung zueinander stehen und die Variationen in den Phänomenen benannt sind.
Korrelation	Bezeichnung für eine Beziehung zwischen den zu untersuchenden Variablen; wenn zum Beispiel bei einer Steigerung von A eine Steigerung von B folgt, es aber keine Belege dafür gibt, dass A die Ursache

	für die Steigerung von B ist – es wäre vorstellbar, dass eine unbekannte Größe C für die Steigerung A und B verantwortlich ist.
Kriteriumsvalidität	Sie ist gegeben, wenn ein Test/eine Messung/ein Instrument vergleichbare Daten liefert wie ein anderes zu dem selben Thema.
Kritische Beurteilung	Durchsicht einer Studie auf ihre Stärken und Schwächen hin.
Lebenswelt	Wahrnehmung der eigenen Erfahrung.
Likert-Skala	Eine Bewertungsskala, die mit Hilfe vorgegebener Statements die Einstellung der TeilnehmerInnen zu beliebigen Themen untersucht.
Manipulation	Eine Intervention, in der Regel durch die ForscherInnen bestimmt, deren Auswirkungen untersucht werden sollen.
Matched Pairs	Zwei Elemente, die auf Grund ihrer ähnlichen Merkmale zu einem Paar zusammengefasst werden.
Median	Ein Maß der zentralen Tendenz; Wert, der eine Verteilung in zwei gleich große Hälften teilt.
Memos	Aufzeichnungen über den Auswertungsprozess im Rahmen der Grounded Theory.
Metaanalyse	Forschungsprozess, bei dem im Rahmen eines systematischen Reviews die Ergebnisse aus den verfügbaren Studien (publiziert oder nicht publiziert) zu dem zu untersuchenden Thema mit Hilfe komplexer statistischer Verfahren zusammengefasst werden. Die daraus abgeleiteten Schlussfolgerungen sollen der Verbesserung der täglichen Praxis dienen.
Method slurring	Unschärfe in der Abgrenzung zwischen Forschungsansätzen, bedingt durch die Kombination verschiedener Methoden.
Methode	Die Instrumente und Techniken, die im Rahmen einer Studie eingesetzt werden, oder alle erforderlichen Informationen, um eine Replikation der Studie durch andere Personen zu ermöglichen.

Methode des fortwährenden Vergleichs	Eine Vorgehensweise im Rahmen der Grounded Theory, bei der jede neue Messung immer mit den bereits erhobenen Daten verglichen wird.
Methodologie	Die Theorie oder die Überzeugungen, auf der eine Studie basiert.
Metrische Daten	Daten auf dem Intervall- oder Ratiomessniveau. Auf diese Daten können die meisten statistischen Verfahren angewandt werden.
Modus	Ein Maß der zentralen Tendenz; der in einer Verteilung am häufigsten vorkommende Wert.
Nicht-experimentell	Ein nicht-experimenteller Forschungsansatz oder eine nicht-experimentelle Methode nimmt keine Manipulation der Variablen vor, wie zum Beispiel ein Survey.
Nicht-parametrischer Test	Statistisches Verfahren für kategoriale Daten oder solche, die die Kriterien für parametrische Tests nicht erfüllen.
Nicht-probabilistische Stichprobe	Jede Stichprobe, die nicht randomisiert gezogen wurde, wie zum Beispiel die Gelegenheitsstichprobe oder die bewusste Auswahl.
Nominalskalierte Daten	Daten, denen eine Zahl zur Identifizierung zugeschrieben wird, die jedoch keinen mathematischen Wert darstellt.
Nonmaleficience	Ethisches Prinzip, das das Bestreben meint, den TeilnehmerInnen einer Studie keinen Schaden zuzufügen.
Normalverteilung	Verteilungstyp der zu untersuchenden Variablen, der, in einem Graphen aufgetragen, eine charakteristische Glockenform ergibt, die um einen Mittelwert herum symmetrisch ist. Arithmetisches Mittel, Median und Modus entsprechen alle diesem Mittelwert.
Nullhypothese	Eine Aussage, die angibt, dass es keinen Unterschied zwischen der Interventions- und der Kontrollgruppe gibt.

Numbers needed to treat	Zahl der Individuen, die die Intervention erhalten müssten, um ein unerwünschtes Outcome zu vermeiden.
Objektivität	Allgemeines Gütekriterium wissenschaftlicher Aussagen. Der Versuch, den Forschungsprozess, die Daten und die Auswertung aus einer distanzierten Perspektive zu betrachten, so dass die Daten/Ergebnisse nicht durch die am Forschungsprozess Beteiligten beeinflusst werden.
Odds	Verhältnis der Wahrscheinlichkeit, dass ein Ereignis eintritt, zu der Wahrscheinlichkeit, dass dieses Ereignis nicht eintritt.
Odds Ratio	Eine zusammenfassende statistische Maßzahl, definiert als das Verhältnis zweier Odds für ein bestimmtes Ereignis. Die Odds Ratio vergleicht die Chance (odds) von TeilnehmerInnen mit dem Outcome y, die der Intervention a ausgesetzt waren oder nicht, mit den Chancen von TeilnehmerInnen ohne das Outcome y, die der Intervention a ausgesetzt waren oder nicht.
Open Sampling	Bei dieser Stichprobenziehung sind die ForscherInnen völlig frei in der Wahl der TeilnehmerInnen, der zu beobachtenden Ereignisse oder der zu untersuchenden Dokumente, die möglicherweise Aufschluss über das im Rahmen der Studie zu untersuchende Phänomen geben können.
Ordinalskalierte Daten	Daten auf dem ordinalen Messniveau; ordinale Daten weisen eine Rangordnung auf, wobei die »Abstände« bzw. Intervalle zwischen den einzelnen Zahlen oder Aussagen nicht unbedingt gleich sein müssen.
Outcome	Im klinischen Kontext Endpunkt oder Ergebnis der Behandlung einer Krankheit. Im weiteren Sinne versteht man unter Outcome das Ergebnis einer medizinischen Behandlung oder spezifischer Versorgungsstrukturen. (Kunz et al 2000) [Anm. d. Hrsg].

Paradigma	Eine bestimmte Sichtweise oder Perspektive.
Parametrischer Test	Statistisches Verfahren zur Auswertung normalverteilter, metrischer Daten.
Peer Review	Die Überprüfung eines Forschungsberichtes durch VertreterInnen der entsprechenden Disziplin, die über das erforderliche Wissen verfügen, um die Qualität der Studie vor der Veröffentlichung zu beurteilen.
Phänomen	Der zu untersuchende Prozess oder das zu untersuchende Konzept.
Phänomenologie	Eine Philosophie und ein Forschungsansatz, mit dem die Lebenswelt von Individuen untersucht wird.
Pilotstudie	Studie mit dem gleichen Design wie die eigentliche Studie, wird vor Beginn der eigentlichen Studie durchgeführt, um die Messinstrumente und Techniken zu testen, auch die Durchführbarkeit, die Rekrutierung der TeilnehmerInnen und die Outcomes können damit getestet werden.
Population	Alle potenziellen Untersuchungsobjekte einer Studie, über die etwas ausgesagt werden soll.
Positivismus	Eine Forschungsperspektive, in deren wissenschaftlichem Verständnis der Schwerpunkt auf Logik und Objektivität liegt; steht im Zusammenhang mit quantitativer Forschung.
Powerkalkulation	Statistisches Verfahren zur Berechnung der für statistisch signifikante Ergebnisse hinsichtlich der Outcomes erforderlichen Stichprobengröße.
Prävalenz	Epidemiologische Maßzahl. Die Prävalenz bezeichnet die zu einem bestimmten Zeitpunkt in einer definierten Population vorhandenen Krankheitsfälle bzw. Ereignisse [Anm. d. Hrsg].
Primärquelle	Wissenschaftliche Literatur, die von einer Person verfasst wurde, die die Theorie entwickelt oder die Forschungsarbeit durchgeführt hat.
Probabilistische Stichprobe	siehe Zufallsstichprobe.

Prognostische Validität	Ist gegeben, wenn der Test/die Messung/das Instrument einen zukünftigen Wert, der mit einem bereits validierten Instrument gemessen wird, korrekt vorhersagt.
Prospektive Studie	Eine Studie, bei der die Datenerhebung im Verlauf der Studie erfolgt, im Gegensatz zu einer retrospektiven Studie, bei der bereits vorhandene Daten untersucht werden.
Kontinuierliche Daten	Der nummerische Wert dieser Daten ist kontinuierlich, das heißt er kann jeden Wert annehmen, der zwischen zwei beliebigen Werten liegt. Dies ist zum Beispiel bei Messungen in Litern oder in Gramm möglich.
Primärstudie	Studie auf der Grundlage von Original-PatientInnendaten [Anm. d. Hrsg].
Proxemik	Verhalten von Personen im und zum umgebenden Raum
Quantitative Forschung	Forschung, die nummerische Daten erhebt, die mathematisch ausgewertet werden können, und die das Ziel hat, Ereignisse/Merkmale sowie ihre Beziehung untereinander in objektiver Weise nummerisch zu beschreiben und zu erklären.
Quartilsabstand	Streuungsmaß, das im Zusammenhang mit dem Median benutzt wird; es bezeichnet die Distanz zwischen der 25. und 75. Perzentile.
Quasi-experimentelle Studie	Studie, bei der eine der drei Voraussetzungen für ein Experiment nicht erfüllt ist, normalerweise liegt keine Randomisierung vor.
Quotenauswahl	Aus der Population werden willkürlich nach einem vorgegebenen Schlussel »passende« TeilnehmerInnen ausgewählt; findet sich in der Regel in der Marktforschung und bei Surveys.
Randomisierung	Zufällige Zuordnung der TeilnehmerInnen zur Interventions- und Kontrollgruppe; in der Regel werden hierzu per Computer generierte Zufallszahlen verwendet.

Ratioskalierte Daten	Daten auf dem Ratiomessniveau; es besteht eine Äquidistanz der Intervalle und es gibt einen absoluten Nullpunkt.
Reflexionsfähigkeit	Fähigkeit, den Forschungsprozess und den eigenen Einfluss auf diesen Prozess zu reflektieren.
Regressionslinie	Grafische Darstellung einer linearen Regressionsgleichung, mit der vorhergesagt werden kann, wie sich eine Variable verändert, wenn sich eine andere Variable verändert.
Relative Risikoreduktion	Relative Senkung der Rate an unerwünschten Ereignissen; gibt das Verhältnis an zwischen dem Anteil der Interventionsgruppe, der das unerwünschte Ereignis aufwies, und dem Anteil der Kontrollgruppe, der das unerwünschte Ereignis aufwies.
Reliabilität	Gütekriterium eines Messinstruments; Zuverlässigkeit; Konsistenz oder Unveränderlichkeit der mit einem Messinstrument ermittelten Ergebnisse bei der Verwendung durch verschiedene Personen.
Retrospektive Studie	Studie, die bereits vorhandene Daten untersucht.
Review	Systematische Übersichtsarbeit [Anm. d. Hrsg].
Sampling Frame	Grundgesamtheit, aus der die Testpersonen einer Stichprobe gezogen werden; Definition der Grenzen der zu untersuchenden Gesamtmenge.
Sättigung	Zeitpunkt in einer qualitativen Studie, wenn sich keine neuen Erkenntnisse aus den hinzukommenden Daten mehr ergeben.
Schlüsselkategorie	Der zentrale Aspekt, der aus den Daten einer Grounded-Theory-Studie hervorgeht, der die Geschehnisse in dem Setting erklärt.
Schneeballverfahren	Eine Form der bewussten Stichprobenauswahl bei dem ein/e TeilnehmerIn eine weitere Person empfiehlt, die bereit ist, an einer qualitativen Studie teilzunehmen.
Selektives Kodieren	Der Prozess der Identifikation der Schlüsselkategorie, die in Beziehung zu allen anderen Kategorien gesetzt wird.

Signifikanz	Im Zusammenhang mit Statistik ist sie ein Indikator für die Verlässlichkeit der Ergebnisse. Sie besagt, in welchem Maß die Ergebnisse auf Zufall anstatt auf der Intervention beruhen können.
Spannweite	Der Abstand zwischen dem höchsten und dem niedrigsten Wert einer Messreihe.
Standardabweichung	Gebräuchlichstes Streuungsmaß, das angibt, wie die Messungen um den Mittelwert streuen.
Standardfehler	Die Standardabweichung, die man erhalten würde, wenn man die Mittelwerte einer Vielzahl von Stichproben derselben Studie kennen würde; er berechnet sich aus der Stichprobengröße und der Standardabweichung dieser Stichprobe.
Statistik	Menge von Auswertungsverfahren für nummerische Daten.
Stichprobe	Gruppe von Individuen, die aus der Zielpopulation ausgewählt wurden und diese Population repräsentieren sollen.
Störvariable	siehe konfundierende Variable.
Streuungsmaße	Statistische Kennziffern, die beschreiben, wie stark die Messungen um den Mittelwert streuen, zu ihnen gehören die Spannweite und die Standardabweichung.
Strukturiertes Interview	Form des Interviews in der quantitativen Forschung, in dem allen TeilnehmerInnen exakt die gleichen Fragen in genau der gleichen Reihenfolge gestellt werden.
Studienpopulation	Die Menge potenzieller TeilnehmerInnen, die die Einschlusskriterien der Studie erfüllen.
Subjekt	Individuum, das an einer quantitativen Studie teilnimmt.
Survey	Ein nicht-experimenteller, quantitativer Forschungsansatz, der das Ziel hat, deskriptive oder korrelative Daten über eine Population zu erheben.

Symbolischer Interaktionismus	Soziologische Theorie, die besagt, dass die Beziehungen zwischen Individuum und Gesellschaft ein fortlaufender Prozess symbolischer Kommunikation sind, in dessen Verlauf das Individuum sich seine soziale Wirklichkeit schafft.
Systematischer Review	Studie, in deren Rahmen alle verfügbaren Evidenzen zu einem Thema ermittelt und evaluiert werden, um daraus Schlussfolgerung für Empfehlungen für die Praxis zu ziehen.
Systematische Stichprobe	Wenn jede n-te Person einer Zielpopulation um die Teilnahme an der Studie gebeten wird.
TeilnehmerIn	Das Individuum oder Subjekt einer Forschung.
Teilstrukturiertes Interview	Eine Form des Interviews in der qualitativen Forschung; es werden offene Fragen gestellt, die sich auf das zu untersuchende Thema konzentrieren.
Theoretical Sampling	Hierbei werden die TeilnehmerInnen danach ausgesucht, ob sie zur Erweiterung des Wissens über den Untersuchungsgegenstand und damit zur Theorieentwicklung geeignet sind oder nicht.
Theoretische Sensibilität	Begriff aus der Grounded Theory, der die Fähigkeit der ForscherInnen meint, die erhobenen Daten mit Bedeutung zu füllen.
Triangulation	Kombination von Methoden zur Beantwortung einer Forschungsfrage.
Typ-I-Fehler	Fälschliche Ablehnung einer richtigen Nullhypothese.
Typ-II-Fehler	Fälschliche Annahme einer falschen Nullhypothese.
Übereinstimmungsvalidität	Grad der Korrelation zwischen zwei Bewertungen desselben Konzepts zu etwa der gleichen Zeit.
Übertragbarkeit	Möglichkeit der Übertragung der Ergebnisse einer qualitativen Studie auf andere Kontexte mit gleichen Gruppen.
Unabhängige Variable	Die zu untersuchende Intervention oder die Ursache in einer experimentellen Studie.

Unstrukturiertes Interview	Eine Form des Interviews in der qualitativen Forschung, in dem nur ein bis zwei offene Fragen gestellt werden.
Validität	Gütekriterium eines Messinstruments; Gültigkeit; das Maß, in dem ein Messinstrument das misst, was es messen soll.
Variabilität	Das Ausmaß, in dem die Daten streuen.
Variablen	Charakteristika, die entweder untersucht oder kontrolliert werden oder die zufällig auftreten und das Potenzial haben, die Ergebnisse zu beeinflussen.
Varianz	Streuungsmaß; wird aus der Standardabweichung berechnet und in Varianzanalysen (ANOVA) verwendet.
Varianzanalyse (ANOVA)	Ein Verfahren, mit dem die Signifikanz der Mittelwertsdifferenzen zwischen Gruppen in einer experimentellen Studie überprüft wird, wobei die Varianz als Indikator für diese Differenz dient, wenn drei oder mehr Gruppen untersucht werden.
Verblindung	Wenn die TeilnehmerInnen nicht wissen, ob sie in der Experimental- oder Kontrollgruppe sind (einfache Verblindung); bei doppelter Verblindung kennen weder die TeilnehmerInnen noch die ForscherInnen die Gruppenzuordnung.
Verlässlichkeit	Ist gegeben, wenn andere ForscherInnen in der Lage sind bei der Verfolgung des Audit Trails die gleichen Ergebnisse zu erzielen.
Visuelle Analog-Skala	Eine Skala zur Messung von Merkmalen wie Schmerz oder Angst; die TeilnehmerInnen werden gebeten, ihre Einschätzung auf einer geraden Linie zu markieren, wobei die Extremwerte im Allgemeinen jeweils an den Enden der Linie aufgetragen sind.
Vollerhebung	Bei der Vollerhebung entspricht die Stichprobe der Grundgesamtheit.
Wahrscheinlichkeit	Die Chance, dass ein Ereignis eintritt, im Verhältnis zu den insgesamt möglichen Malen, die das Ereignis eintreten kann.

Wahrscheinlichkeits-auswahl	Ein Stichprobenziehungsverfahren, bei dem alle Elemente der Zielpopulation eine bekannte Chance haben, in die Stichprobe gezogen zu werden.
Zensus	Vollständige Erfassung der Bevölkerung eines geografischen Gebiets zu einem bestimmten Zeitpunkt [Anm. d. Hrsg.].
Zentrale Tendenz	Merkmal einer Verteilung. Die Maße der zentralen Tendenz charakterisieren das «Zentrum» der Verteilung bzw. die Position besonders typischer oder häufiger Werte; das arithmetische Mittel, der Median und der Modus sind Maße der zentralen Tendenz.
Zielpopulation	siehe Studienpopulation.
Zufallsstichprobe	Stichprobe, in der jedes Element aus der Population eine bekannte Wahrscheinlichkeit hat, hineinzugelangen.

Literatur

Kunz R, Ollenschläger G, Raspe H, Jonitz G, und Kolkmann FW (2000) Lehrbuch Evidenzbasierte Medizin in Klinik und Praxis. Deutscher Ärzte-Verlag Köln [Anm. d. Hrsg.]

Sachwortverzeichnis

A

Aktionsforschung 233
– Phasen 234
Analog-Skala, visuelle 109
Auswahlkriterien 73

B

Beobachtertriangulation 228
Bibliotheken 277
Briggs Report 30
Bücher 282

C

Chi-Quadrat-Test 146
confounder 67
convenience sampling 76

D

Datenauswertung 91, 216, 254
Datenbanken 278
Datenerhebung 90, 123, 170, 213, 253
Datentriangulation 228
Delphi-Methode 115
– Ursprung/Ziel 116
– Vorteil/Nachteil 117
Design 50, 69
–, experimentelles 78
–, faktorielles 82
–, nicht-experimentelles 97
–, quasi-experimentelles 83
Differential, semantisches 108

E

Ein-Gruppen-Design 86
Einschlusskriterien 73
Erfahrung, klinische 45

Ethik/Phänomenologie 219
Ethik/Statistik 125
Ethikkomitee 88
Ethnografie 185
– Beobachtung, nicht-teilnehmende 193
– Beobachtung, teilnehmende 193
– Bericht 201, 203
– Daten, emische/etische 190
– Datenanalyse 201
– Datenerhebung 199
–, deskriptive 202
– Einteilung 188
– Feldidentifikation 192
– Feldphase 197
– Feldphase/Vorbereitung 191
– Feldzugang 195
– Inhaltsanalyse 202
– Integration/Sprache 197
–, kognitive 201
– Literatur 204
– Merkmale 188
– Reflexivität 189
– Themenwahl 191
– Ursprung 186
– Vorgehensweise 191
– Wesen, holistisches/
 kontextbezogenes 188
– Zeitplanung 198
– Ziele 187
Evaluationsforschung 235
– Kategorien 236
Experiment, natürliches 85
Ex-post-Facto-Design 85

F

face-to-face interviews 113

Fachzeitschriften 280
Fallstudien 237
–, experimentelle 86
–, instrumentelle 238
–, intrinsische 238
–, kollektive 238
Forschung/Ausland 19
– Literatur 26
– Professionalisierung 24
– Rahmenbedingungen, strukturelle 23
Forschung/Definition 34, 48
–, experimentelle 61
– Literatur 58
– Paradigmen 49
–, qualitative 49, 52, 207
–, quantitative Ansatz 48, 52, 63, 97
–, quasi-experimentelle 64
Forschung/Deutschland 15
– Literatur 25
– Stand 16
Forschung, experimentelle 61
– Aufgabe/Wesen 63
– Literatur 94
– Merkmale 70
–, quasi-experimentell 64
– Designs 78
– Ursprünge 62
– Vorgehen 64
Forschung, feministische 230
– Merkmale 223
Forschung, historische 228
Forschungsfrage 64
Forschungsprozess 53
Fragebogen 103
– Begleitschreiben 110
– Formulierung 105
– Konstruktion 103
– Rücklaufquote 112
– Skalen 107
– Verteilung 110

G
Gelegenheitsauswahl 76
Geschichte 30
Glossar 287
Grounded Theory 165
– Ansatz 169
– Bedeutung 179
– Datenanalyse 172
– Datenerhebung 170
– Diagramme 176
– Ethik 181
– Literatur 183
– Literaturverwendung 179
– Memos 176
– Sättigung, theoretische 175
– Schlüsselkategorie 174
– Sensibilität, theoretische 178
– Stichprobe 169
– Stichprobenbeziehung, theoriegeleitete 177
– Ursprünge 166
– Ziele 168
Gruppen, nicht-äquivalente 84
Guttman-Skala 110

H
Hauptannahmen 52
Hebammenliteraturdienst 31
Hebammentätigkeit 42
Hypothesenbildung 67

I
Ideengenerierung 53
Implementierung 88
Inferenzstatistik 138
– Konfidenzintervall 153
– Korrelation 147
– Korrelationskoeffizient 150
– Literatur 161
– Metaanalyse 159
– Mittelwertdifferenzen/Tests, nicht-parametrische 145
– Mittelwertdifferenzen/Tests, parametrische 143
– Numbers needed to treat 157
– Odds Ratio 154
– Powerkalkulation 158
– p-Wert 138
– Review, systematischer 159
– Risikoreduktion, absolute und relative 157

- Sekundäranalyse 159
- Signifikanz 138
- Signifikanzniveau 140
- Signifikanztests 141
- Varianzanalyse 158
- Wahrscheinlichkeit 138

Informationsumsetzung 264
informed consent 80
Interaktionismus, symbolischer 166
Interview 113, 214
–, persönliches 113
– Telefon 114
Intrarater-/Interrater-Variabilität 87
Intuition 45
Inzidenz 77
Irrtum 45

K

Konfidenzintervall 153
Korrelation/-Korrelationstest 147
- Koeffizient 150
- Pearson's r 151
- Regression 152
- Spearman's p 152
Kontrolle 70
Kumulativskalen 110

L

Langzeitdesign mit Testserien 85
Likert-Skala 107
Literaturbeurteilung, kritische 243
- Abstract 246
- AutorInnen 245
- Datenanalyse 254
- Datenerhebung 252
- Diskussion 255
- Ergebnisse 255
- Ethik 258
- Fachzeitschrift 245
- Flussdiagramm 260
- Forschungsansatz 248
- Glaubwürdigkeit 257
- Implikation 255
- Literatur 261
- Methode 249
- Praxisempfehlungen 259

- Reabilität/Validität 257
- Recherche 65, 246
- Setting 252
- Stichprobe 250
- Stichprobenauswahl 252
- Stichprobengröße 250
- Stichprobenmerkmale 251
- Studienbegründung 246
- Thema 247
- Titel 244
Literaturdienste 278

M

Manipulation 70
Mann-Whitney-Test 145
Matched-Pair-Design 83
Menschenverstand, gesunder 44
Messinstrumente 87
Messung, einmalige 81
Methoden 50, 250
Methodentriangulation 228
Methodologie 50
method slurring 51
Midwifery Information and Resource Service 31
Midwifery Research Database 31
Midwive's Code of Practice 42
Mittel, arithmetisches 130

N

National Epidemiology Unit 31
Nullhypothese 68, 92, 143
Numbers needed to treat/NNT 157

O

Odds Ratio 154
Organisationen 285

P

Paradigmen 49, 50
Pearson's r 161
Phänomenologie 207
- Datenanalyse 216
- Datenerhebung 213
- Ethik 219
- Glaubwürdigkeit 218
- Interview 214

- Klassifikation 212
- Literatur 221
- Literaturrecherche 218
- Merkmale 211
- Stichprobe 213
- Ursprünge 208
- Vorgehen 213, 217
- Ziele 210

Pilotstudie 90, 102
Polaritätsprofil 108
post-test-only design 81
Powerkalkulation 77, 101, 158
Praxis 264
- Arbeitsweise, neue 271
- Dissemination v. Informationen 264
- Literatur 273
-, traditionelle 270
- Veränderungen 271

Praxis, evidenzbasierte 36, 267
- Hebammenfähigkeiten 37
- Stufen 38

Prävalenz 98
pre-and-post-test design 81
probability sampling 74
Publikation 92
p-Wert 138

R
random selection 74
Randomisierung 71
RCT 78
Reabilität 78, 118, 257

S
Salomon-Vier-Gruppen-Design 81
Setting 78, 252
Signifikanz, statistische 138
Statistik 123
-, beschreibende s. Statistik, deskriptive
- Darstellung 126
- Daten, metrische 129
- Daten, qualitative 128
- Einteilung 127
- Ethik 125

- Literatur 161
- Messniveaus/Skalen 128
-, schließende s. Inferenzstatistik

Statistik, deskriptive 130
- Normalverteilung 131
- Perzentilen 137
- Quartilsabstand 137
- Spannweite 132
- Standardabweichung 133
- Standardfehler 136
- Streuungsmaße 132
- Tendenz, zentrale/ Durchschnittswerte 130
- Varianz 134

Stichprobe 73, 169, 213, 250
-, systemische 76
Stichprobengröße 77, 250
Störvariablen 67
Studie, randomisierte kontrollierte 78
-, klassische 79
Studienabbruch 91
Studiendesignplanung 69
Surveys 97
- Datenanalyse 102
- Datenerhebung 100, 102
- Berichterstellung 102
- Forschungsfrage 99
- Instrumente/Methoden 103
- Literatur 120
- Literaturrecherche 99
- Pilotstudie 102
- Planung, initiale 100
- Prozessschritte 99
- Reabilität/Validität 118
- Stichprobe 101
- Vor-/Nachteile 99
- Zweck 98

T
Telefoninterview 114
Theorie 46
time series design 85
Triangulation 227
- Formen 228

t-Tests 143
– Stichproben, abhängige 144
– Stichproben, unabhängige 143

V
Validität 73, 118, 257
Variablen 67
VAS 109
Veränderungsstrategien 271
Veranstaltungen 285
Versuch 45
Vorher-Nachher-Messung 81

W
Wahrscheinlichkeit 138
Wahrscheinlichkeitsauswahl 74, 97
Wilcoxon-Test 146
Wissen 43
–, persönliches 46
–, traditionelles 44

Z
Zielpopulation 73
Zufallsstichprobe 74
Zustimmung, informierte 80

P. Simkin / R. Ancheta

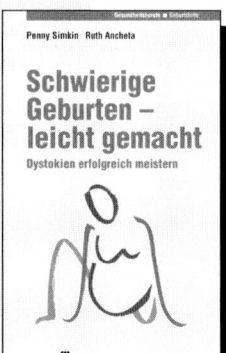

Schwierige Geburten – leicht gemacht

Dystokien erfolgreich meistern

Aus dem Englischen von Angie Dröber.
2001. 288 S., 235 s/w Abb., 12 Tab., Kt
€ 29.95 / CHF 50.00 (ISBN 3-456-83529-9)

Dystokien erfolgreich meistern. Praxishandbuch für eine natürliche und erfolgreiche Geburtsleitung.

Pia Dittrich

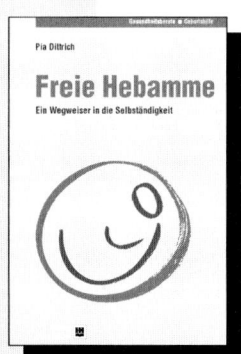

Freie Hebamme

Ein Wegweiser in die Selbständigkeit

2001. 112 S., 5 Abb., Kt € 19.95 / CHF 35.90
(ISBN 3-456-83301-6)

Der erste kompakte und verständliche Wegweiser für eine erfolgreiche selbständige Tätigkeit als Hebamme; damit der Traum von der Selbständigkeit nicht zum Albtraum wird.

«Endlich! Ein längst überfälliges Buch! Mehr bräuchte man eigentlich gar nicht zu diesem Wegweiser in die Selbstständigkeit zu sagen, so gelungen ist er.» Hebammenforum, September 2001

**Verlag Hans Huber
Bern Göttingen Toronto Seattle**

http://Verlag.HansHuber.com

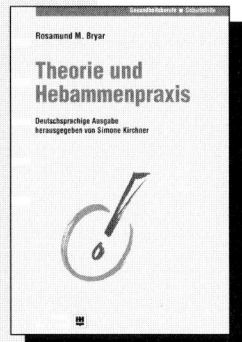

Rosamund M. Bryar

Theorie und Hebammenpraxis

Aus dem Englischen von Elisabeth Brock.
Deutschsprachige Ausgabe herausgegeben von Simone Kirchner.
2003. 272 S., 16 Abb., 4 Tab., Kt € 39.95 / CHF 67.00
(ISBN 3-456-83848-4)

Anschauliche und verständliche Einführung in die theoretischen Grundlagen und Konzepte der Hebammenpraxis.

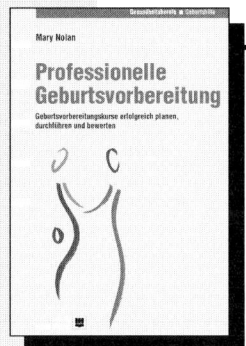

Mary Nolan

Professionelle Geburtsvorbereitung

Geburtsvorbereitungskurse erfolgreich planen, durchführen und bewerten

Aus dem Englischen von Katja Stahl.
2001. 304 S., 13 Abb., 1 Tab., Kt € 34.95 / CHF 59.00
(ISBN 3-456-83401-2)

«Alles in allem: Eine wahre Fundgrube für alle, die sich in der Geburtsvorbereitung engagieren, egal, ob für Anfängerin oder Routinier. Wärmstens zu empfehlen!» *Deutsche Hebammen Zeitschrift*

«Es hat mir Spass gemacht, dieses Buch zu lesen, denn es hat ‹Hände und Füsse› und ist aus echtem Engagement heraus geschrieben. Für alle Hebammen mit Interesse an der Geburtsvorbereitung ist dies ein exzellentes Instrument, das Hilfe anbietet bei der Planung, Durchführung und Evaluation eines Kurses.» *Schweizer Hebamme*

**Verlag Hans Huber
Bern Göttingen Toronto Seattle**

http://verlag.HansHuber.com